DIE SEX-BIBEL
für Frauen

Copyright © des Textes 2008 bei Susan Crain Bakos
Copyright © der Bilder 2008 bei Quiver

Erstveröffentlichung unter dem Titel:
„The sex bible for women" im Verlag Quiver

Umschlaggestaltung: Carol Holtz
Buchgestaltung: Liz Trovato
Fotografie: Jacques Seurat
Alle weiteren Fotos: Harry Hara 15, 16, 26, 31, 33, 35, 39, 55, 56, 83, 86, 90, 92, 101, 116, 118, 129, 138, 162, 179, 180, 194, 208, 217, 219, 221, 227, 228, 230, 234, 239, 244, 246
Übersetzung: Caroline Klima, Marianne Raiding

Genehmigte Lizenzausgabe
tosa GmbH
Fränkisch-Crumbach 2011
www.tosa-verlag.de

ISBN 978-3-86313-705-2

Der Inhalt dieses Buches wurde von Autor und Verlag sorgfältig erwogen und geprüft. Es kann keine Haftung für Personen-, Sach- und/oder Vermögensschäden übernommen werden.

Kein Teil dieses Werkes darf ohne schriftliche Einwilligung des Verlages in irgendeiner Form (inkl. Fotokopien, Mikroverfilmung oder anderer Verfahren) reproduziert oder unter Verwendung elektronischer oder mechanischer Systeme verarbeitet, vervielfältigt oder verbreitet werden.

DIE SEX-BIBEL
für Frauen

ALLES, WAS SIE WISSEN MÜSSEN, UM IHREN KÖRPER
ZU VERSTEHEN, EINE GUTE LIEBHABERIN ZU SEIN
UND DIE LUST ZU ERLEBEN, DIE SIE SICH WÜNSCHEN

SUSAN CRAIN BAKOS
Autorin der *Orgasmus-Bibel*

tosa

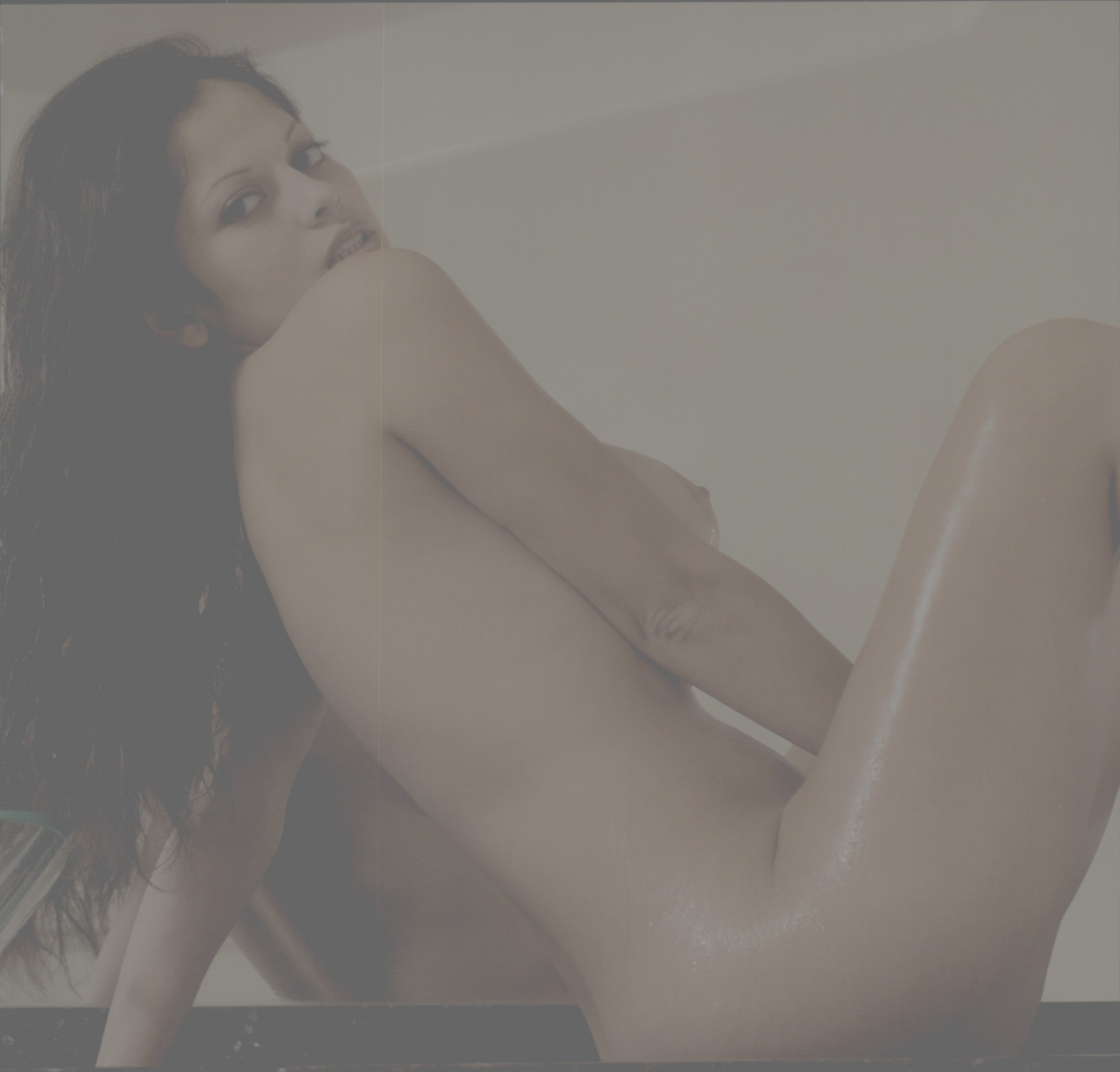

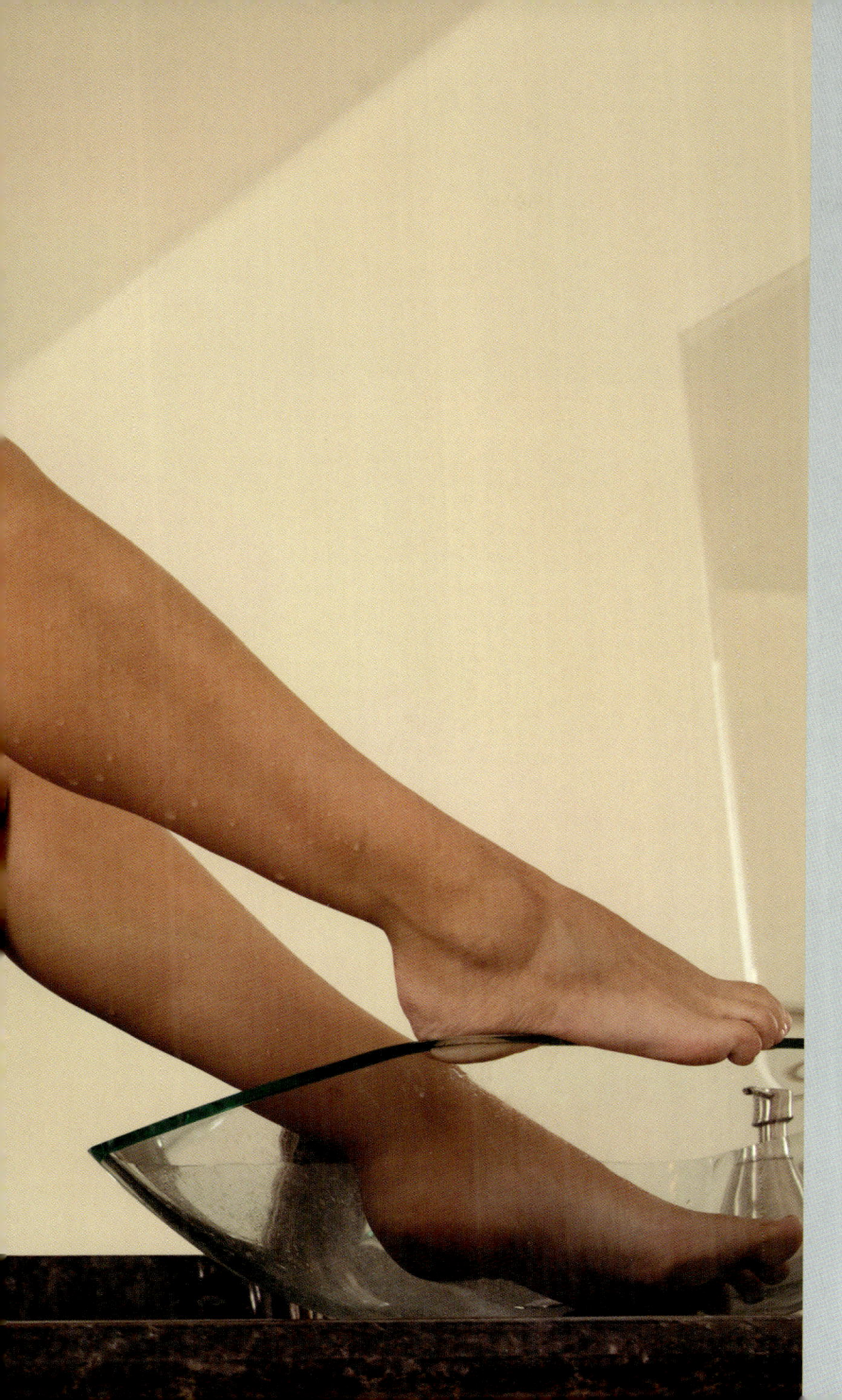

DIESES BUCH *widme ich Marcella und Iva – aber nicht jetzt, sondern für den Moment, in dem sie erwachsen sind. Mögen sie in jedem Aspekt ihres Lebens selbstbestimmt sein, insbesondere auch in ihrer Sexualität.*

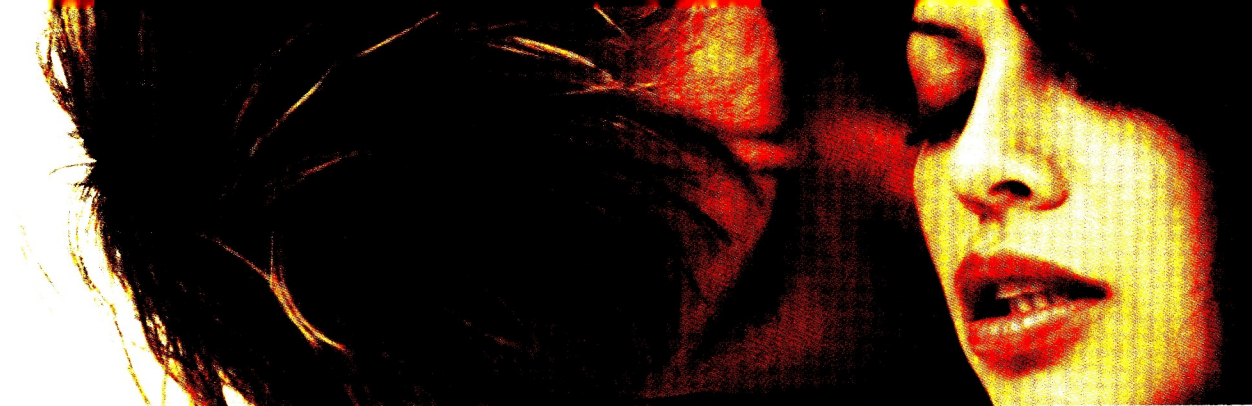

INHALT

EINLEITUNG: Die sexuell selbstbestimmte Frau   11

Welche Frauen sind sexuell selbstbestimmt?   17

1   DIE SEXUELLE REAKTION   19

1: Lust und Erregung   21
2: Die neue Wissenschaft der Lust   29
3: Die wahre Geschichte der Erregung   43
4: Der Orgasmus entschlüsselt   49
5: Wie sich Ihr Orgasmus von seinem unterscheidet   61
6: Die Orgasmus-Schleife   67

2   DIE SEXUALITÄT IHRES KÖRPERS   73

7: Kennen Sie Ihren Körper so gut wie seinen?   75
8: Die Hassliebe zum Körper   87
9: Sex und Physis im Lauf des Lebens   99
10: Die Pathologisierung weiblicher Sexualität   113

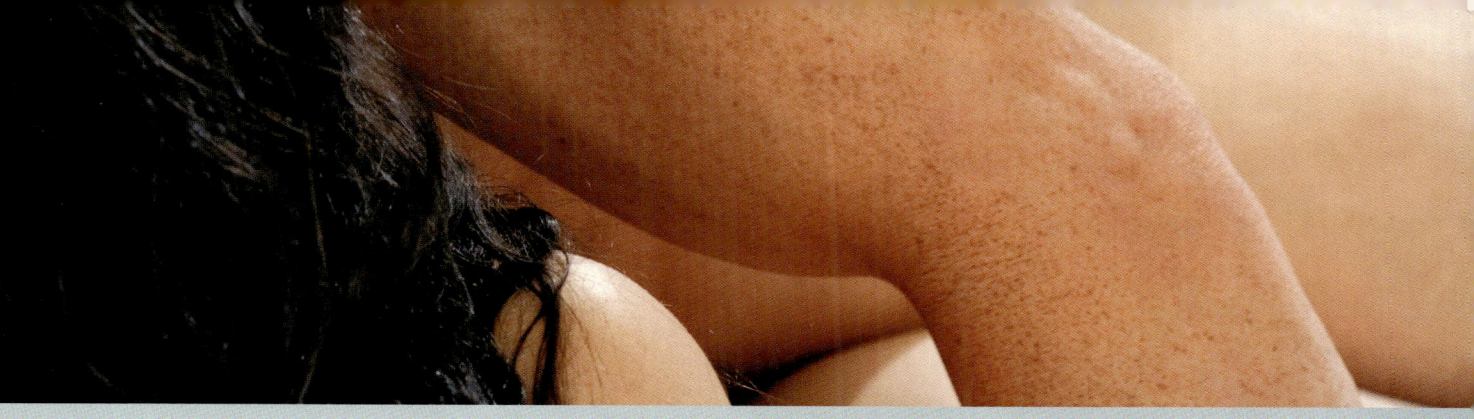

3 SEXUALVERHALTEN 119

11: Vorspiel 123
12: Oralsex 131
13: Verkehr 141
14: Analverkehr 165
15: Sexvarianten: Die Spielarten 169
16: Sexvarianten: Die Partner 183

4 PHASEN DER SEXUALITÄT 189

17: Die frühe Phase 191
18: Die Bindungsphase 197
19: Die mittlere und die späte Phase 205

5 TIPPS 211

20: Wie sich das Sexleben verbessern lässt 213
21: Sexspielzeug 223

SCHLUSS: Sex ist privat 233
Danksagung 243
Über die Autorin 245
Index 249

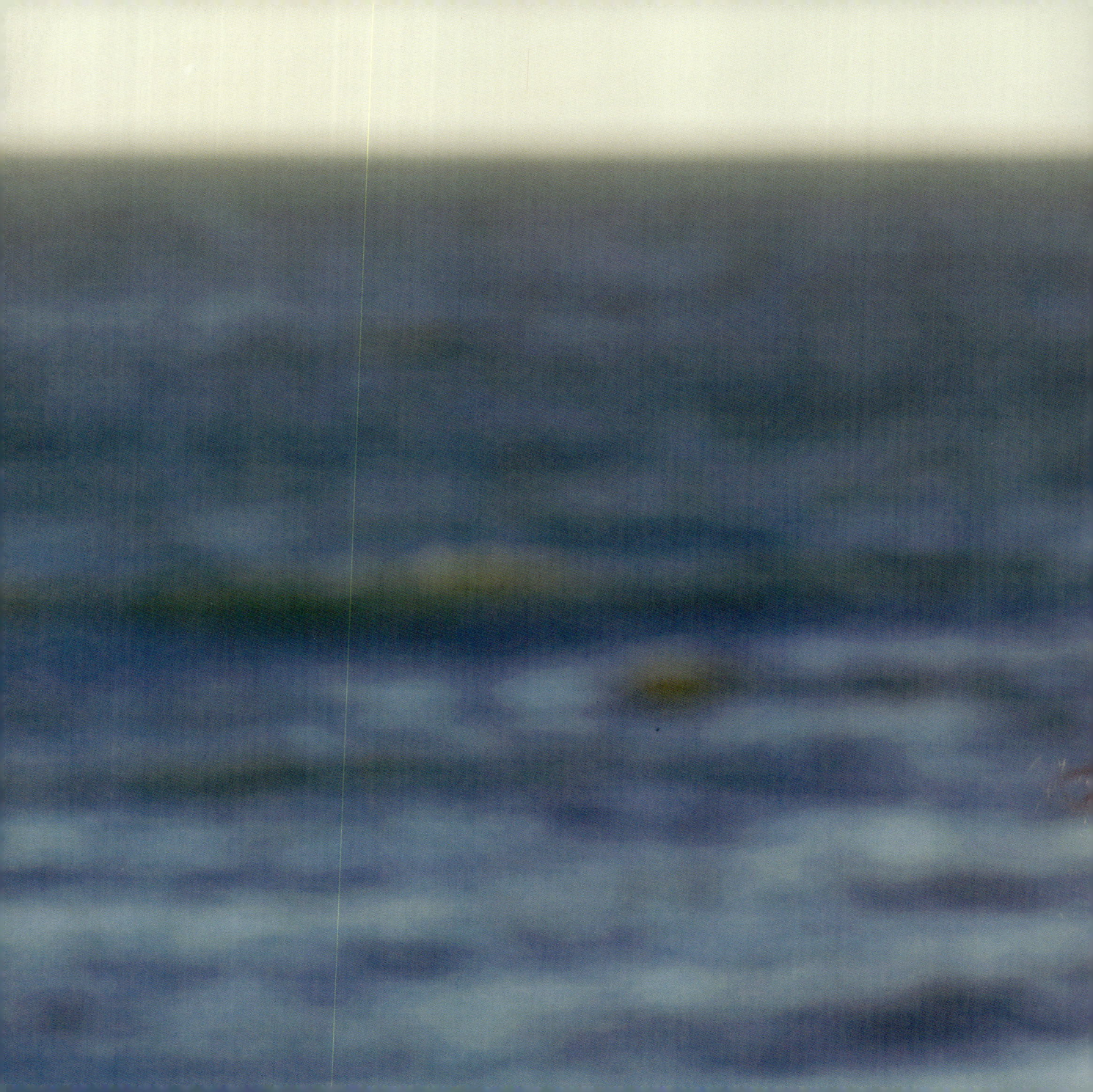

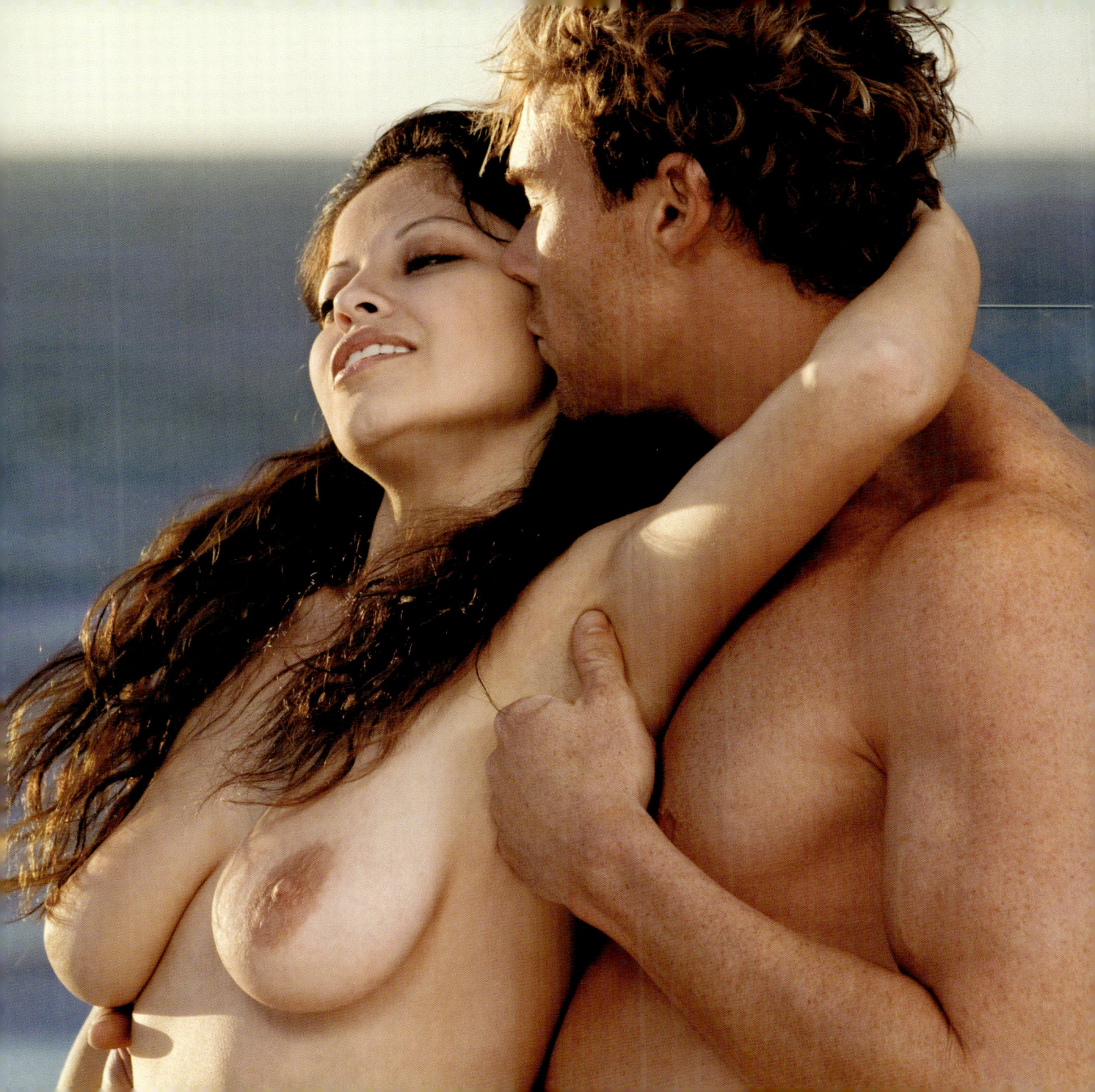

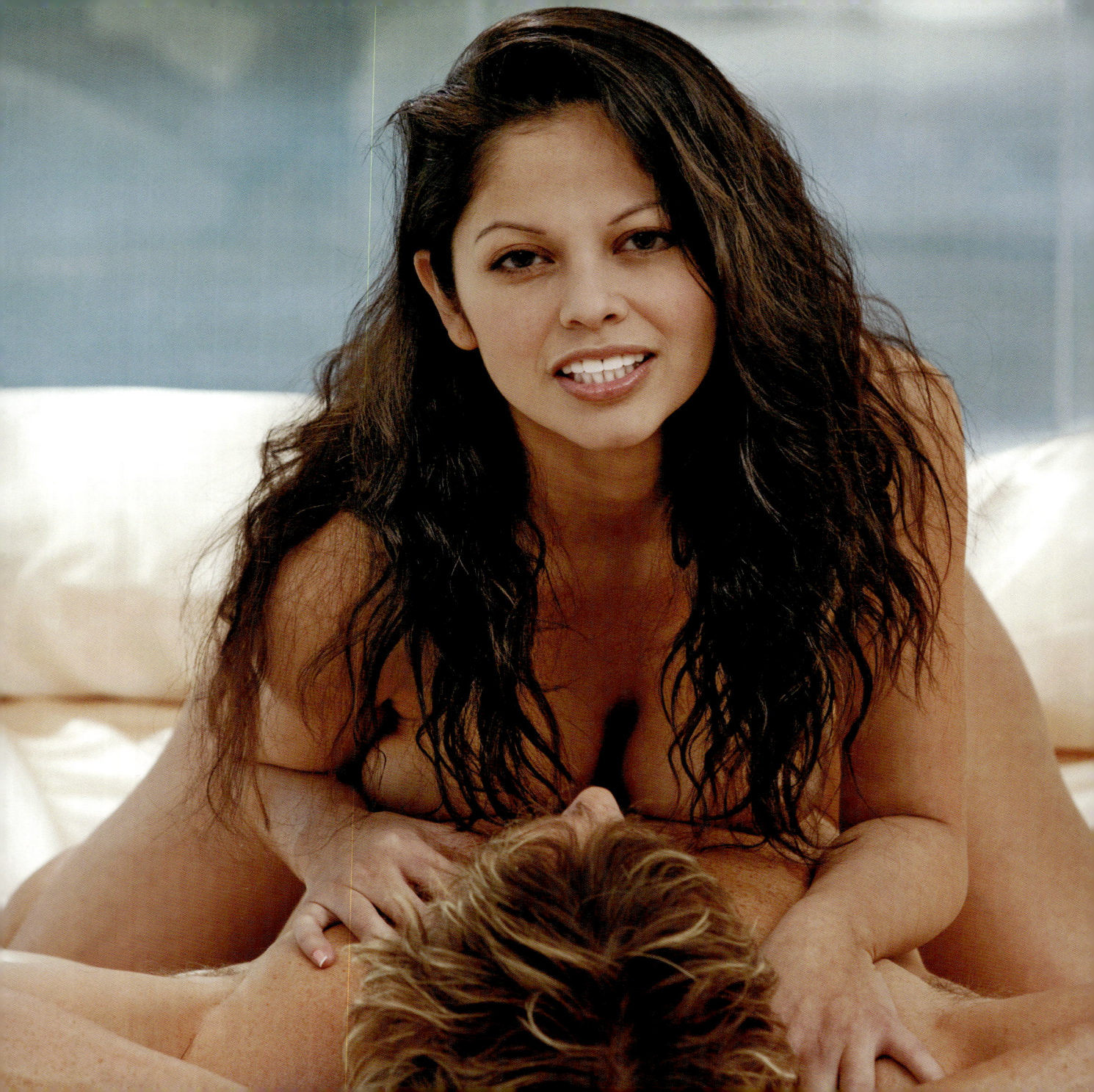

Einleitung
DIE SEXUELL SELBSTBESTIMMTE FRAU

Eine sexuell selbstbestimmte Frau hat in jeder Phase ihres Lebens guten Sex, von der Adoleszenz bis ins hohe Alter, weil sie ihren Genuss einfordert. Unsere Körper verändern sich im Lauf des Lebens, unsere Sexreaktionen entwickeln sich. Eine sexuell selbstbestimmte Frau nimmt jede Entwicklung an und zieht den größten Lustgewinn daraus. Sie weiß, was sie will und braucht, sieht ihre Bedürfnisse erfüllt und genießt ihre zuverlässig und häufig erreichten Orgasmen.

Die Hindernisse auf dem Weg zu ihrer sexuellen Selbstbestimmung sind zahlreich. Schon als kleine Mädchen wurden wir von unseren Müttern, Großmüttern, religiösen Führern und anderen mit Negativem zu Sex überhäuft. Dazu kommen die generelle Ignoranz gegenüber Begehren und Erregung der Frau, gepaart mit den körperlichen Unterschieden der Geschlechter, die den Orgasmus beim Verkehr für ihn, aber nicht für sie, so gut wie unvermeidlich macht. Man hat die weibliche Libido mit der männlichen verglichen und an ihr gemessen, aber sie funktioniert unterschiedlich. Unerbittlich verlangt das Kulturideal nach Monogamie und mystifiziert das perfekte Paar, das gemeinsam glücklich alt wird. Von der Überfrachtung der ersten Sexerfahrungen mit Erwartungen und der Altersdiskriminierung, die so viele Frauen ab vierzig an ihrer Attraktivität zweifeln lässt, ganz zu schweigen.

Sexuell selbstbestimmte Frauen jeden Alters überwinden all dies und geben die Richtung vor. Sie wissen um ihre Wahlmöglichkeiten in Bezug auf Sexpartner, sexuelle Lebensstile und die Gestaltung des Sexlebens in einer monogamen, lebenslangen Beziehung.

Wie lässt sich das machen – für den Rest Ihres Lebens? Es braucht die richtige Einstellung, Wissen über Ihren Körper und seine Reaktionen sowie gute Technik (deren Erlernen mit selbstorganisierten Orgasmen beginnt). Es braucht Weisheit und den Mut, erotische Gelegenheiten zu nützen, ob für zehn Minuten mit dem Ehemann unter der Dusche, eine Affäre mit einer Freundin oder einen neuen, jüngeren Mann, wenn frau in ihren Fünfzigern ist.

Überkommene Einstellungen verwerfen

Es gibt einige veraltete Überzeugungen, die Ihr Sexleben beeinträchtigen können:

- *Masturbation ist vielleicht nicht falsch oder sündig, aber für Frauen mit einem Partner überflüssig.* Verschärfend kommt zu diesem Trugschluss noch die Angst mancher Frauen hinzu, Selbstbefriedigung, zumal mit einem Vibrator, mache derart abhängig, dass sie Sex mit einem Mann nicht mehr genießen können.
- *Frauen dürfen Männern nicht sagen, wie sie geliebt werden wollen, weil deren Ego zu zerbrechlich ist.* Als ob er sich vor einem zweiten Versuch fürchten würde. (Kein Wunder, dass die Klöster halb leer sind.)
- *In den 30ern ist die weibliche Sexualität im Zenit.* Diesem Mythos zufolge geht es bis 30 aufwärts – und ab 39 nur noch abwärts.
- *Frauen brauchen die emotionale Geborgenheit einer gesicherten Beziehung, um sexuell befreit und offen zu sein.* Wenn sie sich seiner sicher ist, kann sie loslassen und den Sex genießen.
- *Monogamie ist scharf, wenn Sie Ihren Seelenpartner heiraten.* Aber wenn Ihr Begehren mit den Jahren nachlässt, haben Sie dann aufgehört, ihn zu lieben?
- *Die Menopause beendet das Sexleben.* Zu diesem Zeitpunkt sind Frauen „ausgetrocknet".
- *Schwangerschaft, Geburt und künstliche Befruchtung töten die Libido.* Es geht nur ums Baby, oder?
- *Frauen sind von Natur aus monogam.* Wir betrügen nur, wenn eine Liebe scheitert und eine neue lockt.
- *Frauen vermögen Männer dazu zu bringen, sie zu lieben (und sich zu ihnen zu bekennen), wenn sie die Spielregeln genau befolgen oder Sextechnik-Virtuosinnen werden oder den neuesten Männer-Manipulations-Plan aus dem Buchladen umsetzen.* Mit anderen Worten: Benutzen oder verweigern Sie Sex, um ihn in die Knie zu zwingen!
- *Frauen sind entweder hetero oder lesbisch, aber nichts dazwischen.* Wenn Sie mit einer Freundin rummachen, sind Sie keine „Männer-Frau" mehr.

Ersetzen Sie diese überkommenen Einstellungen durch neue, sex-positive. Was Sie glauben, beeinflusst Ihr Verhalten. Überzeugungen gleichen Stimmen in Ihrem Kopf, die mahnen oder ermutigen. Sie können Lügen bekräftigen, wie die vom Ende des Sex nach der Geburt oder der Menopause. Oder sie helfen Ihnen, Ihren eigenen sexuellen Pfad zu finden. Sex-positive Haltungen sind stark:

- Ich *verdiene* ein erfülltes Sexleben.
- Ich habe *Anspruch* auf Orgasmen.
- Meine sexuellen Präferenzen sind meine Privatangelegenheit, und ich *stehe zu ihnen*.
- Ich bin für meine Sexualität *verantwortlich*: Ich verhalte mich Partnern gegenüber moralisch richtig und praktiziere Safer Sex.
- Ich werde Sex nicht benutzen, um von Männern (oder Frauen) zu bekommen, was ich will, und mich im Bett zu nichts drängen lassen, das *ich* nicht will.

Dies ist Ihr ganz persönliches Manifest der sexuellen Selbstbestimmung.

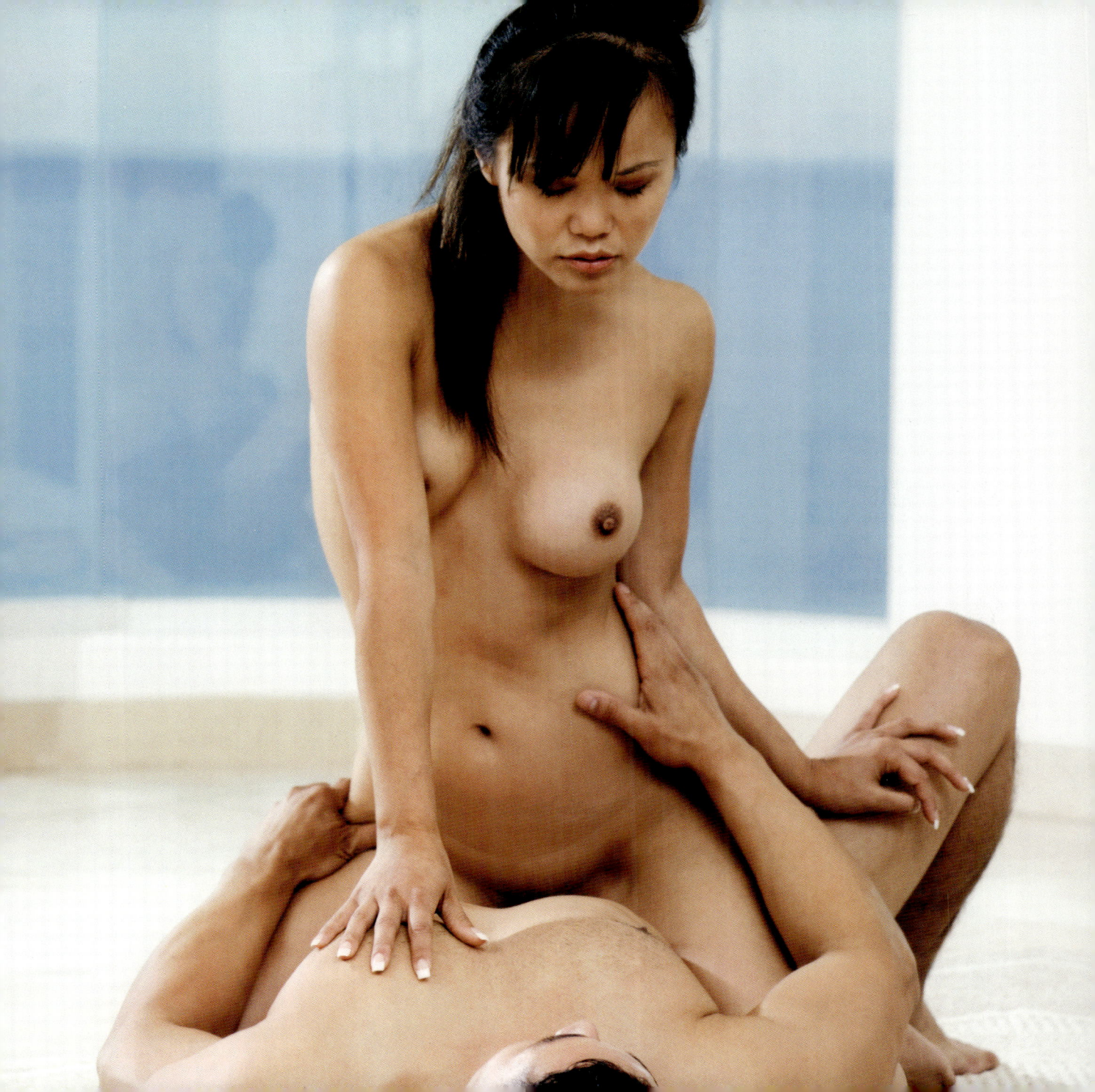

Wie Sie die Kunst der Liebe erlernen

Eine gute Liebhaberin verbindet erotisches Geschick mit einer positiven Einstellung zu Sex – und Leidenschaft. Anaïs Nin schrieb in ihren erotischen Tagebüchern, dass Sex seine Magie verliere, wenn er bloß „mechanisch" sei. Sex brauche „Emotionen, Hunger, Verlangen, Lust, Launen und Capricen, persönliche Bindungen und tiefgehende Beziehungen, deren Charakter und Rhythmus im Fluss der Veränderung bleibt ..."

Sie müssen aber auch wissen, was Sie mit Ihrem eigenen Körper und dem Ihres Partners machen sollen. Emotion, Begehren, Lust und alles andere verdunstet wie Morgentau, wenn es Ihnen an der Fähigkeit mangelt, Reaktionen hervorzurufen.

Sie werden in diesem Buch lesen, was neue Studien über Begierde und Erregung ergeben haben: Es ist möglich, auch ohne Verlangen Erregung zu verspüren. Tatsächlich gibt es zwei Arten von Begehren: spontanes und erwecktes. Wenn Sie bei seinem (oder ihrem) Anblick Verlangen verspüren, ist das spontanes Begehren. Es ist typisch am Anfang einer Beziehung, scheint dann aber zu schwinden, besonders bei Frauen. Sie bleiben aber für sexuelle Erregung empfänglich und verspüren durch Küsse und Zärtlichkeiten wachsende Erregung. Erweckbares Verlangen ist immer noch vorhanden – und wenn Sie eine geschickte Liebhaberin sind, können Sie es in sich und Ihrem Partner hervorlocken.

Erotische Gelegenheiten ergreifen

In den mehr als zwei Jahrzehnten, in denen ich Frauen (und Männer) über ihr Sexleben befragt habe, habe ich hunderte Geschichten von – manchmal verpassten, oftmals genutzten – erotischen Gelegenheiten gehört, die das Potenzial zur Veränderung eines Sexlebens hatten. Sexuelle Schlüsselmomente fallen häufig mit Lebensphasen zusammen – z. B. dem hormonellen Aufruhr im Wechsel – sowie wichtigen Ereignissen wie Heirat, Affären oder einer Scheidung. Solche Wendepunkte bieten die Chance auf mehr und besseren Sex, indem man sich ganz auf einen neuen Partner einlässt oder die Verbindung zu einem verflossenen Liebhaber erneuert.

Wenn sich die physischen und spirituellen Elemente des Liebe-Machens in bahnbrechender Form verbinden, hatten Sie eine sexuelle Offenbarung. Manche Paare erleben das beim Kindermachen. Sex außerhalb des Gewohnten kann Sie in Ihrer Sexualität bestärken; die Offenbarung dabei ist, dass Sie wirklich die Kontrolle über Ihr Sexleben haben. Sogar Traumata wie der Tod eines nahestehenden Menschen, der Jobverlust oder eine Krebserkrankung können zu intensivem, lebensveränderndem Sex führen. Emotionale Verletzlichkeit öffnet Sie für neue Erfahrungen.

Lassen Sie erotische Gelegenheiten nicht verstreichen!

Sexuelle Selbstbestimmtheit?

Warum ist sexuelle Selbstbestimmtheit ein Thema für Frauen – aber nicht für Männer?

Sexualität macht uns zu einem großen Teil aus; es ist der Kern unserer (männlichen oder weiblichen) Identität. Als Frauen lehrt man uns, unsere Sexualität in Beziehungen zu binden und uns exklusiv über die romantische Liebe zu definieren. Zur sexuellen Selbstbestimmtheit werden wir nicht ermutigt: dazu, Liebe und Sex auf unsere ganz eigene Weise auszubalancieren oder zu bekommen, was wir wollen. Für Männer gilt dies natürlich schon.

Die westliche Zivilisation kann mit sexuell selbstbestimmten Frauen umgehen, solange sie nicht zu offensiv werden. Die Kontrolle zu haben berechtigt eine Frau dazu, „nein" oder „ja" zu sagen, insbesondere, wenn sie jung und in einer monogamen Beziehung ist. Steht die Frau aber zu sehr auf Sex und macht auch noch keinen Hehl daraus – wobei sie nicht zwingend mit dem einen, vor Gott unteilbaren Lebenspartner verbunden sein muss –, gilt sie dann nicht als instabil oder unmoralisch? Sowohl religiöse Schranken als auch populärpsychologische Diagnosen halten mit diesen Standards die Frauen auf Linie. Viel zu viele Menschen denken so.

Selbst im 21. Jh. müssen wir Frauen mit solchen (Vor-) urteilen umgehen und uns dennoch sexuell behaupten.

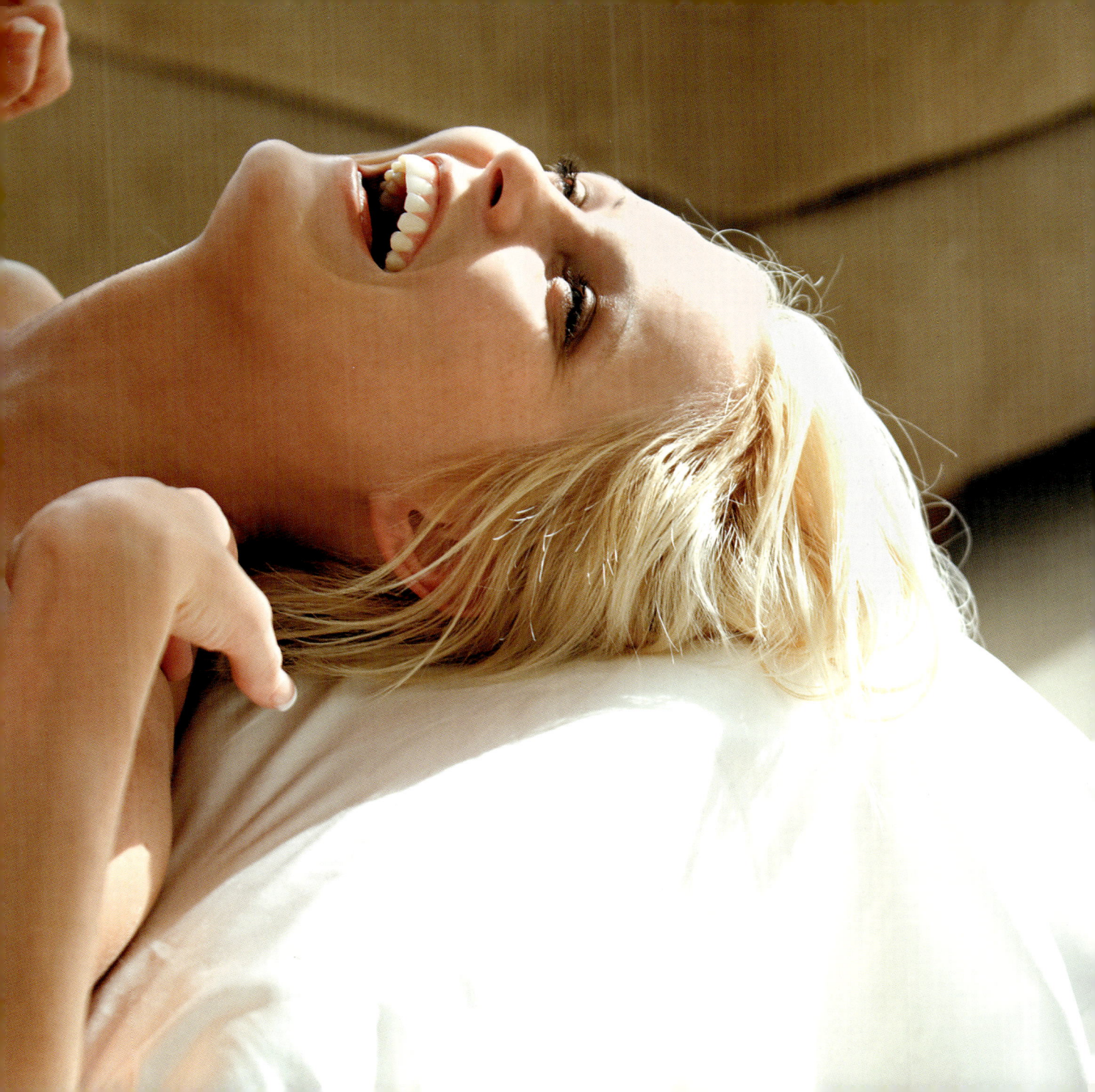

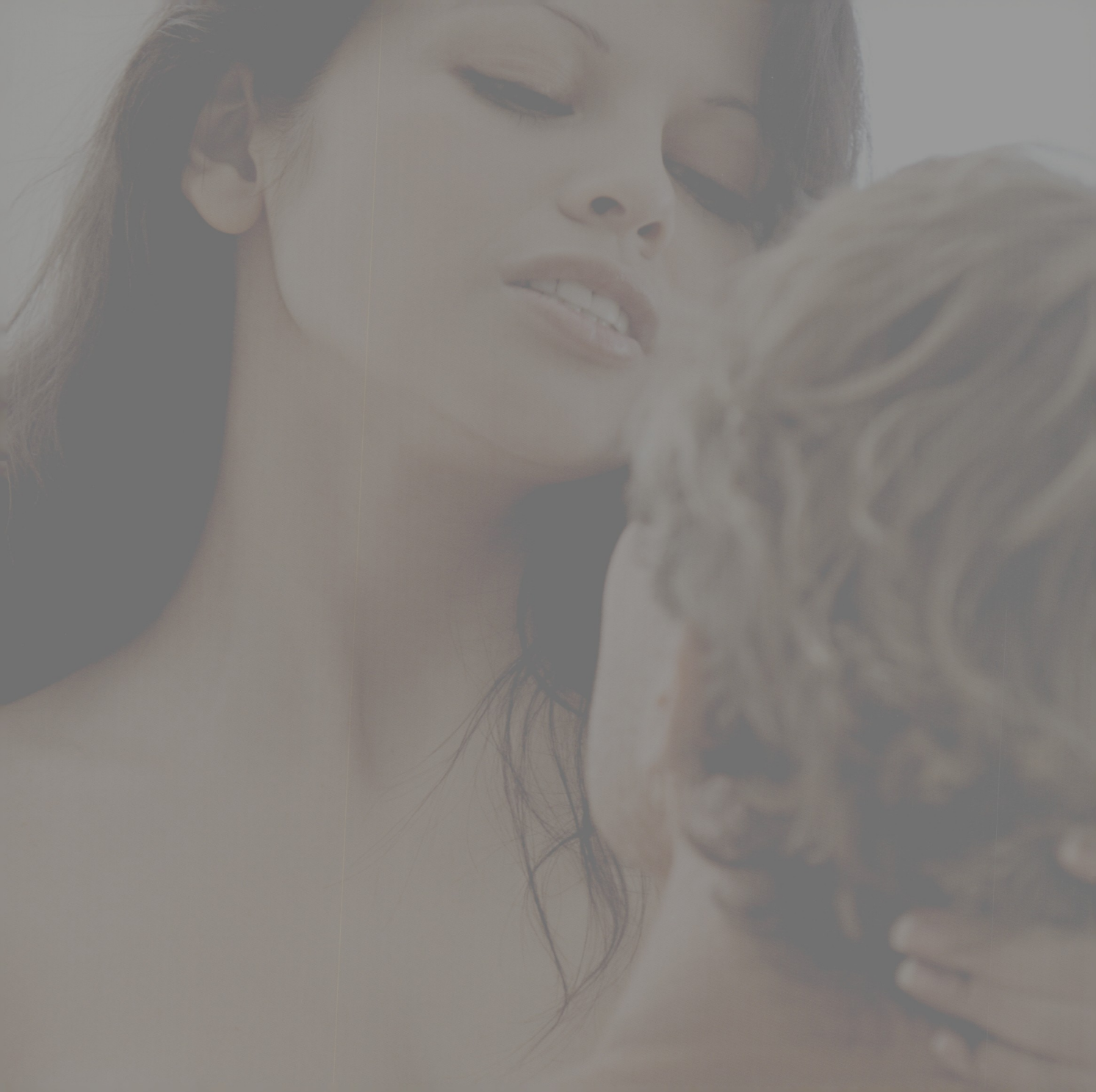

WELCHE FRAUEN SIND SEXUELL SELBSTBESTIMMT?

Ob Berühmtheit oder Mädchen von nebenan: eine sexuell selbstbestimmte Frau ist nicht perfekt, aber sie kann uns alle viel über das Einfordern von Genuss lehren. Etliche unserer einstigen und jetzigen Rollenvorbilder sind sexuell selbstbestimmte Frauen. Wir nehmen uns von jedem Vorbild, was wir brauchen – bei diesen Frauen ist es die Botschaft von unserem Recht auf Sex.

Als ich Frauen nach ihren Vorbildern fragte, nannte jede Einzelne einen Namen, der ein Fanal für sexuelle Selbstbestimmtheit ist:

- Angelina Jolie – weil sie macht, was sie für sich als gut und richtig erachtet, ungeachtet der gesellschaftlichen Konventionen oder der öffentlichen Meinung.
- Die Charaktere aus *Sex and the City*, die offen über jedes Sexthema sprechen, von Anilingus bis Zungenpiercing – bzw. die Autorin Candace Bushnell für deren Erschaffung.
- Die Talkshow-Moderatorin Ellen DeGeneres, die sich 1997 als Lesbe outete, aber ihre Sexualität nie Einfluss auf ihre Karriere nehmen ließ.
- Madonna, weil sie jede Phase ihrer sexuellen Entwicklung angenommen hat.
- Die klassische Erotik-Schriftstellerin Anaïs Nin, weil sie alles gemacht und darüber geschrieben hat.
- Pamela Anderson, weil sie sich nicht für ihre Brustimplantate (rein/raus/rein) oder das berüchtigte „Privatvideo" mit ihrem Exmann Tommy Lee entschuldigte.
- Helen Gurley Brown, weil sie auf das Recht von Singlefrauen auf Sex pochte – und im Alter von achtzig noch immer darauf beharrt.
- Erica Jong, weil sie *Angst vorm Fliegen* schrieb und stets dazu stand.
- Gabrielle von *Desperate Housewives*, Mae West, Josephine Baker, Marilyn Monroe, Candida Royalle, Jenna Jameson – die Liste ließe sich noch lange fortsetzen.

Nicht jede sexuell selbstbestimmte Frau ist wie Samantha, die aktivste der vier Heldinnen der Serie *Sex and the City*. Sie könnte auch wie Charlotte sein, das konservative und romantische Mitglied der Gruppe. Sie wären überrascht zu entdecken, wer unter ihren sexy Outfits und maßgeschneiderten Kostümen sexuell selbstbestimmt ist und wer nicht. Es gibt viele Wege zum Anspruch auf Genuss, und manche davon sind geheim und gut verborgen.

Einiges haben aber all diese Frauen gemeinsam:
- Sie betrachten ihre Sexualität und ihre Beziehungen als voneinander unabhängig.
- Sie wissen, was sie sexuell reagieren lässt.
- Sie kommen verlässlich zum Orgasmus.
- Sie nehmen sich überwiegend gute Liebhaber – Männer und Frauen, die ihren Bedürfnissen entgegenkommen und ihre Sexualität genießen können.

Sexuell selbstbestimmte Frauen haben alles: die richtige Einstellung, die ausgefeilte Technik und den Mut, erotische Gelegenheiten zu ergreifen. Sie können das auch haben. *Die Sex-Bibel für Frauen* enthält die neuesten Ergebnisse wissenschaftlicher Studien und Forschungsarbeiten über Sexualverhalten, zitiert anerkannte Autoritäten des Fachgebiets, bietet Lösungen und Tipps an, lehrt sexuelle Techniken und lässt Sie an den Erlebnissen von Frauen teilhaben, die aus ihrem Leben erzählen und von jeder Stufe ihres Wegs zu sexueller Selbstbestimmtheit berichten. All dies mit dem Ziel, Ihnen bei der Erreichung Ihrer eigenen Selbstbestimmtheit beizustehen. Es ist Ihr Sexleben und Ihr Weg.

Bedenken Sie: Niemand kann Sie selbstbestimmen. Ich kann Ihnen zur benötigten Information verhelfen, Ihnen die Werkzeuge zur Verfügung stellen und Ihnen eine Perspektive geben. Aber Sie selbst sind der einzige Mensch, der sexuelle Freuden für sich einfordern kann. *Sie* sind nun eine sexuell selbstbestimmte Frau.

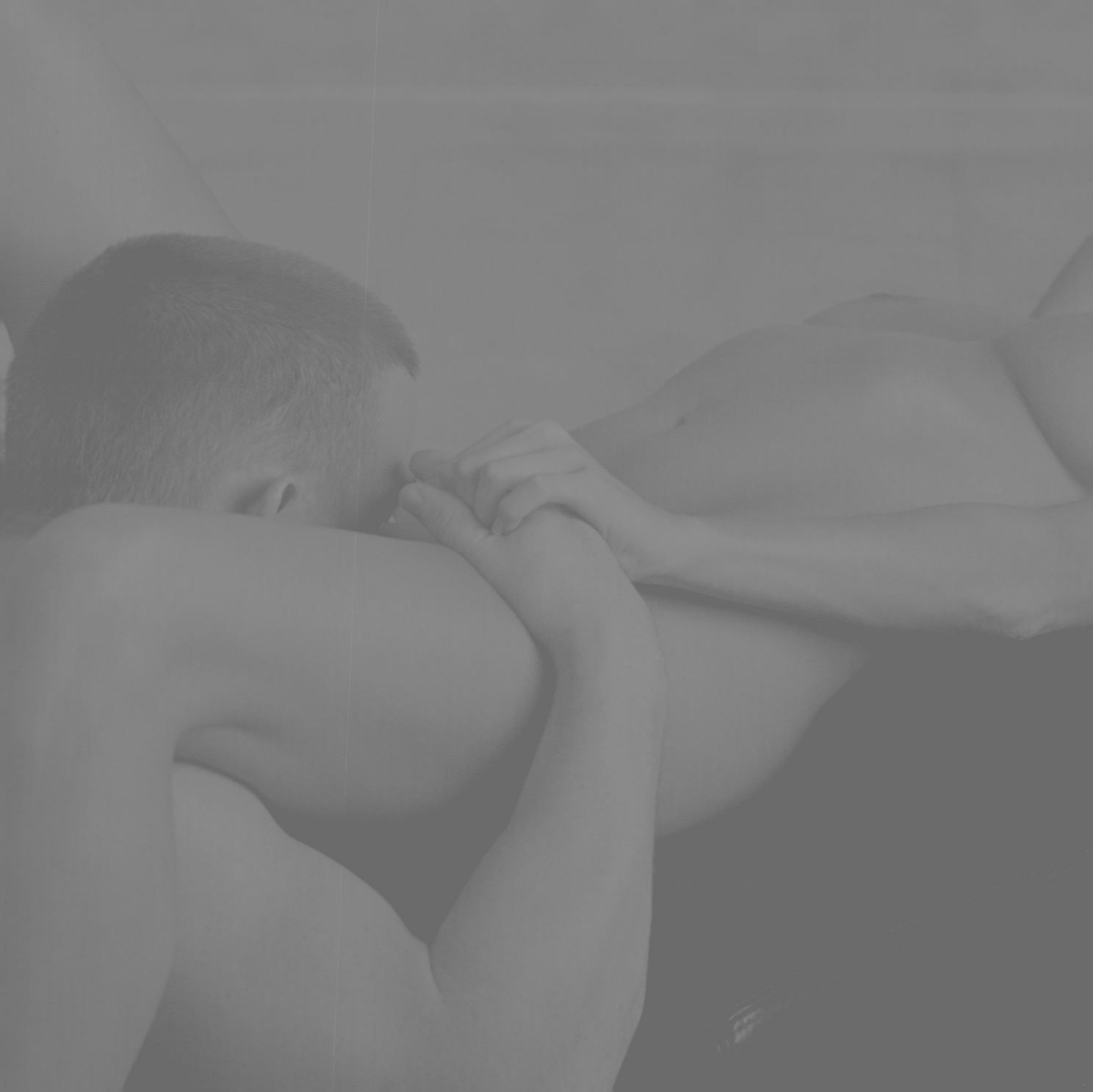

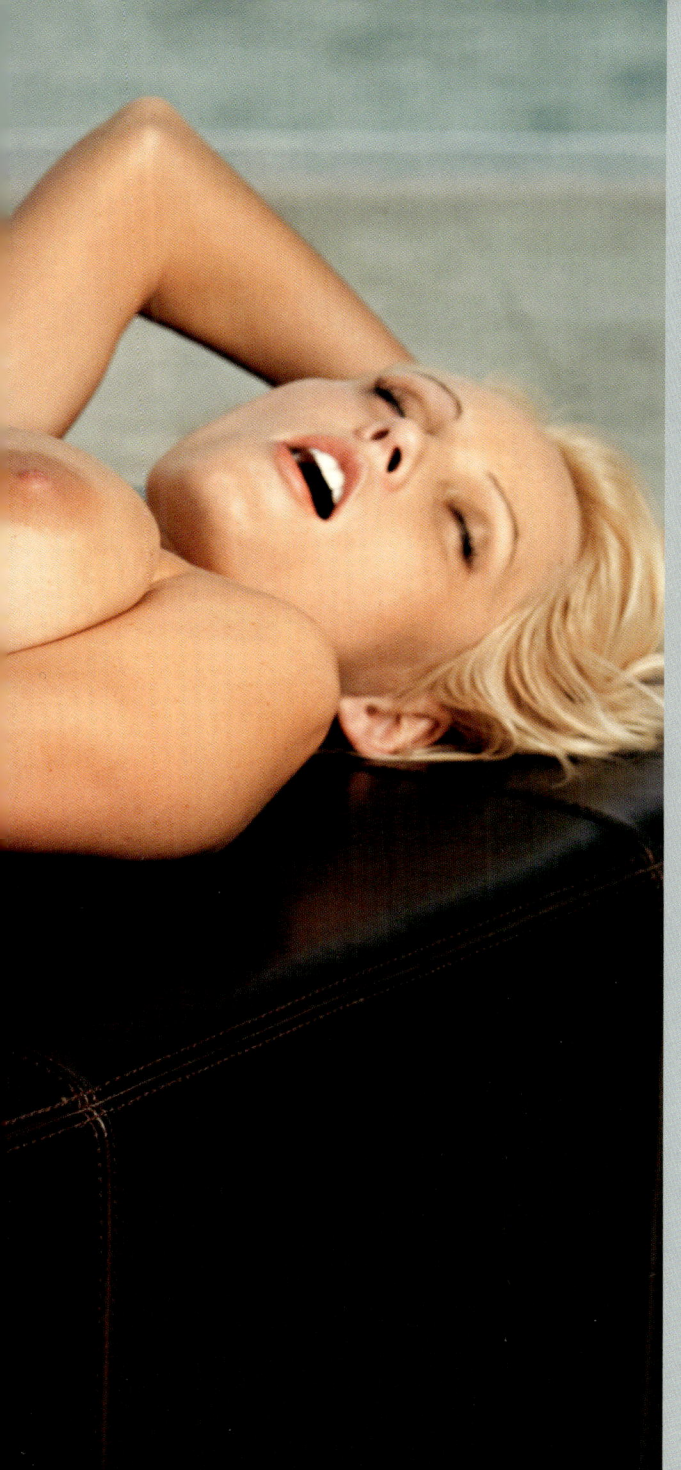

TEIL 1
DIE SEXUELLE REAKTION

Die sexuellen Reaktionen des Menschen wurden vor der zweiten Hälfte des 20. Jahrhunderts kaum erforscht – was dies zu einer relativ jungen Disziplin macht. Die einzelnen Sexreaktionen – Verlangen, Erregung und Orgasmus – haben indes Künstler seit der Zeit inspiriert, in der die Menschen in Höhlen lebten und deren Wände bemalten. Unser sexuelles Reiz-Reaktions-System kann ein Trieb sein wie das Verlangen nach Nahrung oder nach Wärme und Schutz. Selbst den Puritanern ist es nicht gelungen, den Sextrieb unter das moralische Joch zu zwingen.

Bis zu einem gewissen Grad sind Sie, was und wen Sie sexuell begehren; in anderen Worten: was Sie in Fahrt bringt.

Vieles von dem, was wir über die sexuellen Reaktionen zu wissen glauben, stammt aus schwülstigen Romanen und romantischen Filmen. Da verschmelzen die glühenden Blicke der jungen Liebenden miteinander, was zu atemlosem Küssen und leidenschaftlichem Gefummle führt, gefolgt von simultanen Höhepunkten. Und ja, in den ersten Tagen einer Liebe könnte das durchaus mehr oder weniger so passieren. Auf das, was nach dem Nachlassen des ersten Liebesrausches folgt, sind aber die wenigsten von uns vorbereitet. Seine Gelüste unterscheiden sich von Ihren, und alle beide sind Sie deutlich komplexer, als uns die simplen Liebesromane und Romantikfilm-Plots glauben machen wollen. Lesen Sie weiter und erfahren Sie, wie eine Frau sexuell wirklich reagiert, inwiefern sich ihre Begehrlichkeiten und ihre Erregung von seinen unterscheiden – und wie sich all dies im Verlauf des Lebens und der Beziehungen verändern kann.

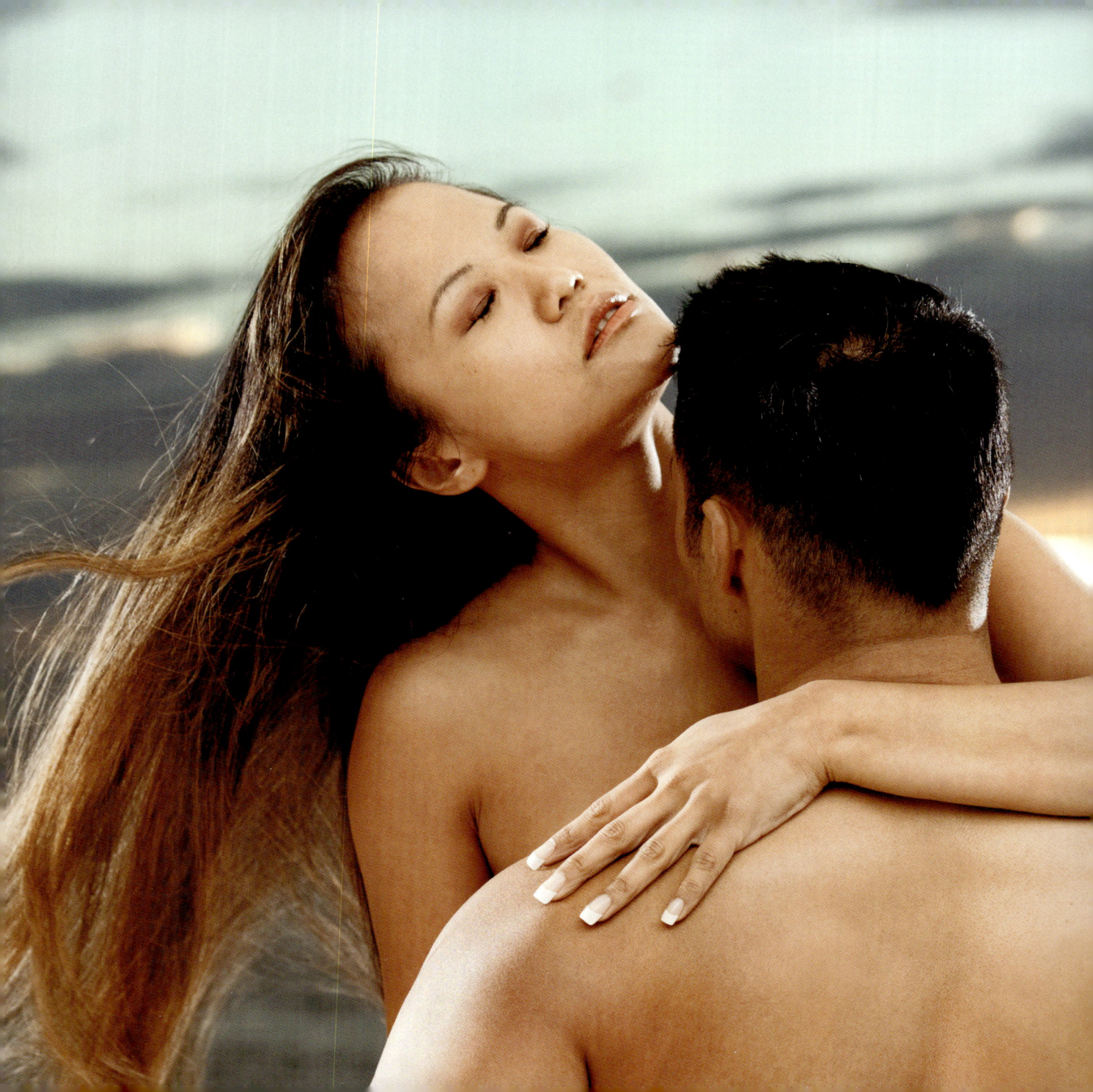

Kapitel 1
LUST UND ERREGUNG

Frauen reagieren auf ihre eigene Weise auf sexuelle Lust und Erregung – und ja, anders als Männer. Männer setzen Verlangen mit einer Erektion gleich; genau genommen ist eine Erektion auch das primäre Anzeichen für männliche Erregung. Lust und Erregung sind bei Männern enger miteinander verbunden als bei Frauen: Er denkt an Sex und bekommt eine Erektion; er bekommt eine Erektion und denkt an Sex. Das Großartige an einer Erektion ist ihre Offensichtlichkeit. Der Anblick und das Gefühl des erigierten Penis, dem machtvollen Symbol der Erregung, erzeugen im Mann das Verlangen nach Sex. Es entsteht ein sich selbst verstärkender Kreislauf aus Lust und Erregung: Der Mann macht sich selbst an.

SPONTANES VERSUS ERWECKBARES VERLANGEN

Angeregt von seiner Erektion fantasiert der Mann über sexuelle Begegnungen. Unübersehbar verlangt es ihn nach Sex, während die Frau möglicherweise gar nicht an Sex denkt, bevor sie Küsse und Zärtlichkeiten verspürt. Seine Lust ist *spontan*. Wir Frauen erleben hingegen ein *rezeptives* Verlangen – es schlummert unter der Oberfläche und bleibt unbemerkt, auch wenn es oft sehr leicht entflammt werden kann.

Der spontane, männliche Sextrieb bestimmt die vorherrschende Definition von Begehren, auch wenn dieses in Frauen häufiger rezeptiv ist. Eine Frau kann ihr Verlangen nicht sehen und ignoriert es vielleicht völlig, bis das Gefühl einer Berührung es erweckt.

„Männer suchen nicht nur nach einem Körper, sondern nach wechselseitigem Verlangen. Sie wollen gewollt werden."

— Dr. Mark Epstein, Psychiater und Autor von
Open to Desire: Embracing a Lust for Life („Ja zum Begehren: sich der Lust am Leben öffnen", Anm.)

Der Biologismus des ungleichen Sextriebs wird durch die soziale Konditionierung noch verstärkt. Jungen erhalten während des Aufwachsens weniger negative Sexbotschaften und nehmen die, die sie bekommen, weniger ernst als Mädchen, die gefallen wollen. Die Internalisierung dieser Wertungen entfernt Frauen weiter von ihren eigenen Wünschen. Als Erwachsene erfahren Männer oftmals Anerkennung, wenn sie auf eine Vielzahl von Sexpartnerinnen verweisen können, während das sexuelle Verhalten der Frauen weit kritischer beurteilt wird. Er gibt mit seinen Eroberungen an; sie hält mit der wahren Anzahl ihrer Partner hinter dem Berg. Umfragen bestätigen diese Dynamik: Männer geben typischerweise eine doppelt so hohe Anzahl an Sexpartnerinnen an als Frauen.

Ich habe mich angesichts solcher Ergebnisse immer gefragt, wie das möglich ist. Wer hat mit diesen Männern Sex? Prostituierte sind's nicht: Ich weiß von tausenden Interviews mit Männern, dass sie Professionelle nicht als Sexpartner zählen. Wenn sie dafür zahlen müssen, ist Sex kein partnerschaftliches Ereignis, sondern eine Dienstleistung.

Singlefrauen machen sich solche Sorgen über die Zahl ihrer Partner, das Sex mit einem Ex in Frauenmagazinen als eine Möglichkeit angepriesen wird, die Strichliste kurz zu halten. Da der Ex bereits registriert wurde, zählt es nicht, wenn frau es erneut mit ihm treibt. Verheiratete Frauen sorgen sich um andere Zahlen: wie oft pro Woche sie es machen (verglichen mit den anderen Frauen, die die Fragen in der *Cosmopolitan* beantworten, oder ihren Freundinnen oder den Mädels in den *Sex-and-the-City*-Wiederholungen) oder wie oft sie zum Höhepunkt kommen (wiederum im Vergleich).

Es ist, als ob wir glauben würden, guter Sex sei eine Frage der Summierung – wie die Berechnung unserer Kreditwürdigkeit.

Die Zahl unserer Partner mag kein Hinweis auf unseren moralischen Status sein oder darauf, wie wir in Sachen Erfahrung und Raffinement abschneiden. Sie zeigt aber schon, wie oft wir unser Verlangen verleugnen.

FORSCHUNG
Zahlenfriedhof, Teil 1

Im Juli 2007 veröffentlichte das Staatliche Zentrum für Gesundheitsstatistik (*National Center for Health Statistics*) eine Abhandlung zur Anzahl von angegebenen Sexpartner(inne)n von Männern und Frauen. Wie etliche andere Umfragen der letzten paar Jahrzehnte ergab auch diese: Männer sind promiskuitiver als Frauen. Dem Report zufolge hatten Männer im Durchschnitt sieben Sexpartner(inne)n, Frauen vier.

Dann nahm ein Mathematiker die Sexpartner-Erhebung auseinander. Dr. David Gale, emeritierter Professor der *University of California* in Berkeley, stellte fest: „Ungeachtet der Erhebungen und Studien, die das Gegenteil behaupten, kann die Schlussfolgerung, dass Männer signifikant mehr Sexpartner haben als Frauen, aus rein logischen Gründen nicht zutreffen."

Mithilfe einer theoretischen Beweisführung kommt Gale zu dem Ergebnis, dass die Männer und Frauen einer Bevölkerung in etwa dieselbe Anzahl an Sexpartner(inne)n haben. „Diese Umfrageergebnisse als präzise Statistiken zu veröffentlichen, untermauerte lediglich das Stereotyp von den promiskuitiven Männern und den keuschen Frauen", führt er aus. Seine Hypothese: Die falschen Schlussfolgerungen, die aus solchen Umfragen gezogen werden, halten lediglich die Neigung der Männer zum Prahlen mit ihren Zahlen aufrecht, während umgekehrt die Frauen weiterhin beschämt dazu tendieren, sich für dasselbe schuldig zu fühlen.

FORSCHUNG
Zahlenfriedhof, Teil 2

Dr. Terri Fisher, Professorin für Psychologie an der *The Ohio State University,* äußerte die Vermutung, die Antworten von Frauen bei Umfragen zum Thema Sex basierten häufig auf dem, was die Befragten für die sozial akzeptablen und erwarteten Aussagen hielten. Anders ausgedrückt: Sie nahm an, die Frauen sagten den Forschern, was diese hören wollten. Um ihre Hypothese zu überprüfen, teilte sie ihre Stichprobe aus 201 unverheirateten, heterosexuellen Studentinnen in drei Gruppen und legte allen den gleichen Fragebogen vor. Mitgliedern der Gruppe 1 wurde angekündigt, sie würden einem Lügendetektortest unterzogen werden. Die Mädchen der Gruppe 2 füllten ihre Fragebogen anonym und allein in einem Raum sitzend aus. Bei den Mädchen der Gruppe 3 saß jeweils ein Forscher nahe genug dabei, um die Antworten lesen zu können. Hier die Ergebnisse:

Gruppe eins: 4,4 Partner
Gruppe zwei: 3,4 Partner
Gruppe drei: 2,6 Partner

„Frauen scheinen sich unter Druck gesetzt zu fühlen, den Erwartungshaltungen bezüglich ihrer Rolle in der Sexualität zu entsprechen", schlussfolgerte Fisher: mehr beziehungsorientiert und nicht promiskuitiv zu sein.

Wenn wir zur wahren Zahl unserer Partner nicht stehen können, lügen wir dann (insbesondere uns selbst gegenüber) bezüglich der Häufigkeit, mit der wir sexuell erregt sind?

Kein Wunder, dass wir beim Erkennen und Anerkennen unserer eigenen Begierde und Erregung versagen. Die biologisch bedingt unterschiedlichen Arten, in denen die Geschlechter sexuelles Verlangen erleben, wird durch das Überstülpen von gesellschaftlichen Erwartungen über unser sexuelles Reiz-Reaktions-System zu einem Riesenthema aufgebauscht. Man kann uns keinen Vorwurf dafür machen, dass wir das nicht verstehen. Die Erforschung von Lust und Erregung konzentriert sich erst seit Kurzem auf Biologie und Physiologie statt auf Emotionen, die von kulturellen Werten beeinflusst sind. Beginnen wir mit der Chemie von Sex, dem ersten Funken, und untersuchen wir Verlangen und Erregung auf weniger urteilende Weise.

DIE CHEMIE DES SEX

Zwei Menschen, zwischen denen die sexuelle Chemie stimmt, können sich entscheiden, dennoch nicht ihrem Verlangen nachzugeben. Existiert die Chemie nicht und haben zwei Personen dennoch Sex, werden sie sehr wahrscheinlich Erregung verspüren. Vielleicht nutzen diese chemisch beeinträchtigten Liebenden lediglich eine Gelegenheit für Sex – Torschlusspanik mag im Spiel sein –, vielleicht versuchen sie auch, Intimität mit einem Mann oder einer Frau zu erzwingen, die sie mögen und als guten zukünftigen Partner einschätzen. Wer hat noch nicht versucht, die Freundschaft zu einem wunderbaren Menschen in mehr zu verwandeln?

Obwohl das Phänomen kaum erforscht wurde, erkennen wir sexuelle Chemie, wenn sie auftritt. Wir sehen sie auch deutlich bei anderen, sowohl bei echten Paaren als auch bei Schauspieler(inne)n. Wie oft scheitert ein Film daran, dass zwischen den Hauptdarstellern die Chemie nicht stimmt, weshalb alle gemeinsamen Szenen unglaubwürdig wirken? Zwei schöne Menschen bieten keine Garantie für das Entstehen einer sexuellen Chemie.

OFFEN GESAGT

Die Definiton von sexueller Chemie
Dr. Sandra Leiblum, Autorin des Journals *Sexual and Relationship Therapy*, definiert sexuelle Chemie als „unspezifische, subjektive Erfahrung eines mysteriösen physischen, emotionalen und sexuellen Zustands", der das Verlangen steigere. „Sie existiert anfangs ohne sexuellen Kontakt, wird durch häufige intime Begegnungen aber intensiviert." Die evolutionäre Grundlage dafür: „Die sexuelle Chemie erleichtert die Paarbindung zwischen Mann und Frau mit kompatiblen Genen zur Fortpflanzung."

Ein neuer Ansatz zum sexuellen Verlangen

Es gibt keine für Liebende wie klinische Forscher einheitliche Definition von *Begehren*. Man spricht von Verlangen, Lust, Sexualtrieb u. a. und manchmal einfach von sexueller Chemie. Die sexuelle Begierde ist nicht leicht fassbar, im Gegensatz zu Erregung und Orgasmen, die in Magnetresonanzaufnahmen des Gehirns als helle Bereiche zu sehen sind. Die meisten Menschen, sogar Therapeuten, verwechseln Verlangen mit Erregung.

Dr. William Masters und Dr. Virginia Johnson, das erste Sextherapeuten-Paar, und später Dr. Helen Singer Kaplan, eine renommierte Sexualwissenschaftlerin, schufen eine lineare Erklärung der menschlichen Sexreaktionen und damit die Grundlage dieser Konfusion. Masters und Johnson betrachteten Sexreaktionen als wachsende Stimulierung, Lust und Erregung gleichermaßen umfassend.

So unterteilten sie die weibliche Reaktionskurve:

- **Erregungsphase:** Das Hirn stimuliert Nerven, steigert den progenitalen Blutfluss – Schamlippen und Klitoris schwellen an, Lubrikation der Scheidenwände.
- **Plateauphase:** Weiterer Blutfluss zu den Schamlippen, Muskeln angespannt, die Vagina wird gestreckt.
- **Orgasmus:** Kontraktionen und Lösen von Spannung.
- **Erholungsphase:** Absinken der sexuellen Erregung.

Kaplan stellte dem das Verlangen voran: Phase des Begehrens, Erregungsphase, Plateauphase, Orgasmus und Erholungsphase.

Diese lineare Progression wurde zur beinahe universell akzeptierten Definition des sexuellen Reaktionszyklus und zur Messlatte speziell für Frauen. Für Männer stimmt das Schema eher, ist aber im Grunde für beide Geschlechter falsch. Bei Männern geht häufig die Erregung dem Begehren voran. Neuere Laborstudien zeigten, dass Frauen beim Anblick erotischer Bilder Erregung verspürten, obwohl sie kein Verlangen nach Sex hatten: Herz- und Atemfrequenz beschleunigten sich, Lubrikation setzte ein. Dennoch beharrten sie danach darauf, von den Bildern nicht erregt worden zu sein und verspürten nach wie vor kein Verlangen. Diese Studien, die über Jahre an verschiedenen Forschungsstätten in den USA und Europa durchgeführt wurden, beweisen, dass sexuelles Verlangen sogar noch weit weniger erfassbar ist, als man angenommen hatte – was die Suche nach einer wirklich brauchbaren Definition umso schwieriger macht.

Wenn eine Frau physisch nachweisbar erregt ist, dabei aber keinerlei Verlangen verspürt, muss dann nicht an diesem linearen Modell etwas falsch sein?

„Frauen haben für praktisch alle Lebensbereiche hohe Erwartungen, aber in Sachen Sex geben sie sich mit wenig zufrieden."

—Jeanna Bryner, Redakteurin bei *LiveScience*

FORSCHUNG

Monat für Monat scheint eine neue Studie herauszukommen, die vom geringen oder nicht vorhandenen Verlangen von Frauen zu berichten weiß, die sich selbst als „sexuell unbefriedigt" einstufen.

- In einer breit publizierten Verhaltensstudie von Frauen zwischen 18 und 59 war 1999 im *Journal of the American Medical Association* zu lesen, dass 43 Prozent der Frauen als sexuell dysfunktional gelten. Die weitaus häufigste „Fehlfunktion": mangelndes Verlangen.

- Eine internationale Studie in 29 Staaten zum Ausmaß der sexuellen Zufriedenheit, publiziert in der Ausgabe April 2006 der *Archives of Sexual Behavior,* ergab, dass weniger als die Hälfte der US-amerikanischen Männer und Frauen mit ihrem Sexleben glücklich waren, wohingegen dies auf 71 Prozent der Österreicherinnen und Österreicher zutraf.

- Eine weitere internationale Studie, diesmal in 26 Ländern, kam zu dem Ergebnis, dass 52 Prozent der erwachsenen US-Bevölkerung mit ihrem Sexleben unzufrieden waren. Im weltweiten Durchschnitt haben die Menschen 103mal pro Jahr Sex; in den USA liegt dieser Wert bei nur 85.

In beiden Studien waren die Männer zufriedener als die Frauen. Das große weibliche Problem? Geringe oder keine Lust.

Verlangen, neu betrachtet

Wenn wir über Verlangen sprechen, meinen wir häufig Erregung: der rasende Puls, die Atemlosigkeit, seine Erektion und ihre Lubrikation. Unsere Gehirne scheinen, der Macht des Faktischen gehorchend, der Erregung die Lust aufzusetzen – was aber, wie die Ergebnisse der erwähnten Laborstudien zeigen, keineswegs immer funktioniert. Wir laden die Sehnsucht nach Sex mit romantischer Bedeutung auf und treffen Lebensentscheidungen auf der Basis dieser flüchtigen Erfahrung. Falls wir die wahre Natur des Begehrens missverstehen, glauben wir, es sei nur deshalb verschwunden, weil es sich von aktiv zu passiv rezeptiv gewandelt hat. Sextherapeuten und den Schlagzeilen von Frauenmagazinen zufolge ist der Verlust der Wollust das größte Sexproblem der Frauen (und mancher Männer). Womöglich ist die Sex-Sehnsucht aber gar nicht das wirkliche Problem. Unser Unvermögen, unser sexuelles Reaktionssystem tatsächlich zu verstehen, ist das vordringliche Thema.

So hilft es z. B. zu wissen, dass erweckbares Verlangen mit spontanem vollkommen gleichrangig ist. Wenn wir unsere Reaktionen verstehen, können wir lernen, wie sich Verlangen hervorrufen und Erregung stimulieren lässt. Wir können aufhören, als passive Geliebte darauf zu warten, dass unsere Partner dahinterkommen, was wir brauchen und wie sie es uns geben können.

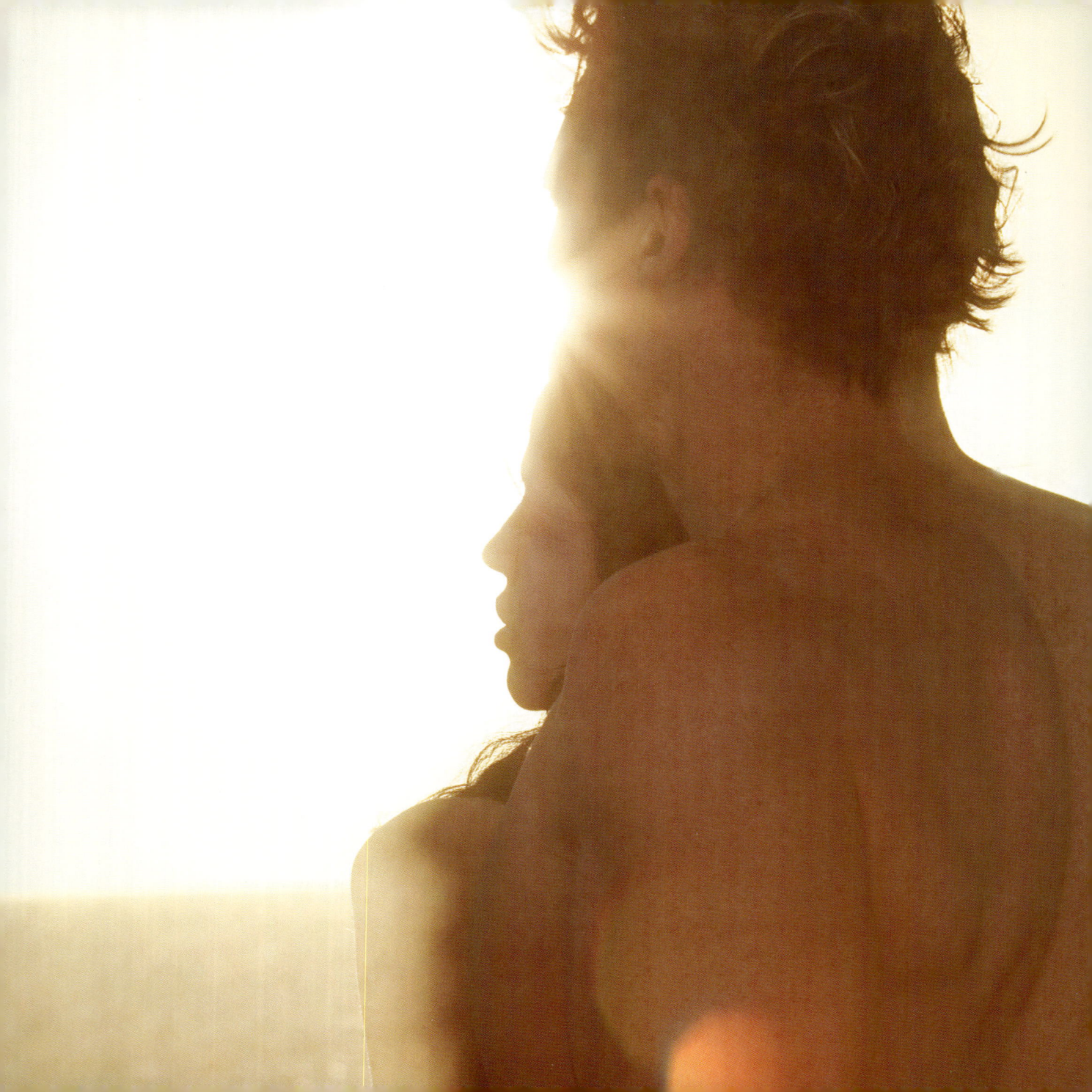

UNZUFRIEDENHEIT UND DAS „LUSTPROBLEM"

Warum behaupten so viele unbefriedigte Frauen, ihre Lustlosigkeit sei das Problem? Das Unverständnis des Verlangens ist der Schlüssel in der Frage weiblicher Sexualstörungen. Geben Sie der Ignoranz der Neurowissenschaft und der tumben Akzeptanz sozialer Mythen und Konventionen die Schuld. Aus folgenden Gründen wird die Lust als vermisst gemeldet und werden Frauen als „funktionsgestört" gebrandmarkt:

- *Wir haben ein Einheitsmodell für intime Beziehungen, das für die meisten Menschen nicht funktioniert.* Laut der Anthropologin Dr. Helen Fisher ist serielle Monogamie mit gelegentlicher Untreue die Norm, nicht die lebenslange leidenschaftliche Beziehung zu einem Partner. Dennoch ist zweiteres das gesellschaftliche Ideal, wie die Konfektionsgröße 34, in die sich anorektische Models zwängen.

- *Wir verstehen die wahre Natur des Verlangens nicht.* Die meisten Menschen glauben, dass die Lust der Erregung vorangeht, obwohl es sich häufig genau umgekehrt verhält. Deshalb ist der Sextipp, es einfach zu machen, auch wenn man gar nicht in der Stimmung ist, so effektiv. Die meisten glauben auch, dass das Schwinden des extremen körperlichen Hochgefühls nach der ersten Zeit in einer neuen Beziehung gleichbedeutend mit dem Niedergang der Liebe ist. Es bedeutet nicht, dass Sie weniger lieben – Sie lieben lediglich anders. Die intensive körperliche Anziehung wurde durch eine tiefere, vertrautere Zuneigung ersetzt.

- *Unsere Vorstellungen davon, wie Menschen zu sein haben und wie sie sich in „intimen Beziehungen" emotional und sexuell zueinander verhalten sollen, basieren auf Mythen – die Liebende wie Kliniker für gültig halten – und setzen Standards, die so gut wie niemand erfüllen kann.* Das Bild des idealen Liebhabers beruht auf Stereotypen (gemäß Märchen und Filmfiguren). Diese Klischees ignorieren die biologischen und psychologischen Realitäten von Männern und Frauen – wie z. B. die Unterschiede zwischen Begehren und Erregung. Die stereotypen Modelle bestimmen den klinischen Alltag.

- *Der unausrottbare Glaube, dass alles außer einer lebenslangen Intimbeziehung unerwünscht oder gar krankhaft ist.* Es geht sogar noch weiter: Diese lebenslangen Partnerschaften sollten sich durch leidenschaftliche Monogamie auszeichnen, in deren Zentrum Geschlechtsverkehr-Sex mit obligaten, „korrekten" Orgasmen steht! Diese beschränkte Sicht auf Liebe und Sex macht die meisten von uns zu „Abartigen" und hält die Menschen davon ab, ihren Partnern – und sich selbst – die Wahrheit einzugestehen. Galten Frauen einst als nymphoman, wenn sie Sex „zu sehr" mochten, diagnostiziert man ihnen heute eine Persönlichkeitsstörung, wenn sie Sex mit mehr als einem Partner zu sehr mögen – oder gar deutlich öfter Sex wollen als ihr Partner. Kein Wunder, dass Sexualität mit so viel Scham besetzt ist.

Unsere kulturell bedingte Neigung, die von der eng definierten Norm abweichende Lust der Frau, egal ob groß oder klein, abschätzig zu bewerten, lässt den Eindruck entstehen, dass sehr viele Frauen auf die eine oder andere Weise funktionsgestört sind. Das stimmt einfach nicht. Wenn Frauen mit ihrem Sexleben unzufrieden sind, liegt das nicht an Lustproblemen. Sobald sie lernen, mit ihrem sexuellen Reaktionssystem umzugehen, werden sie Befriedigung erlangen.

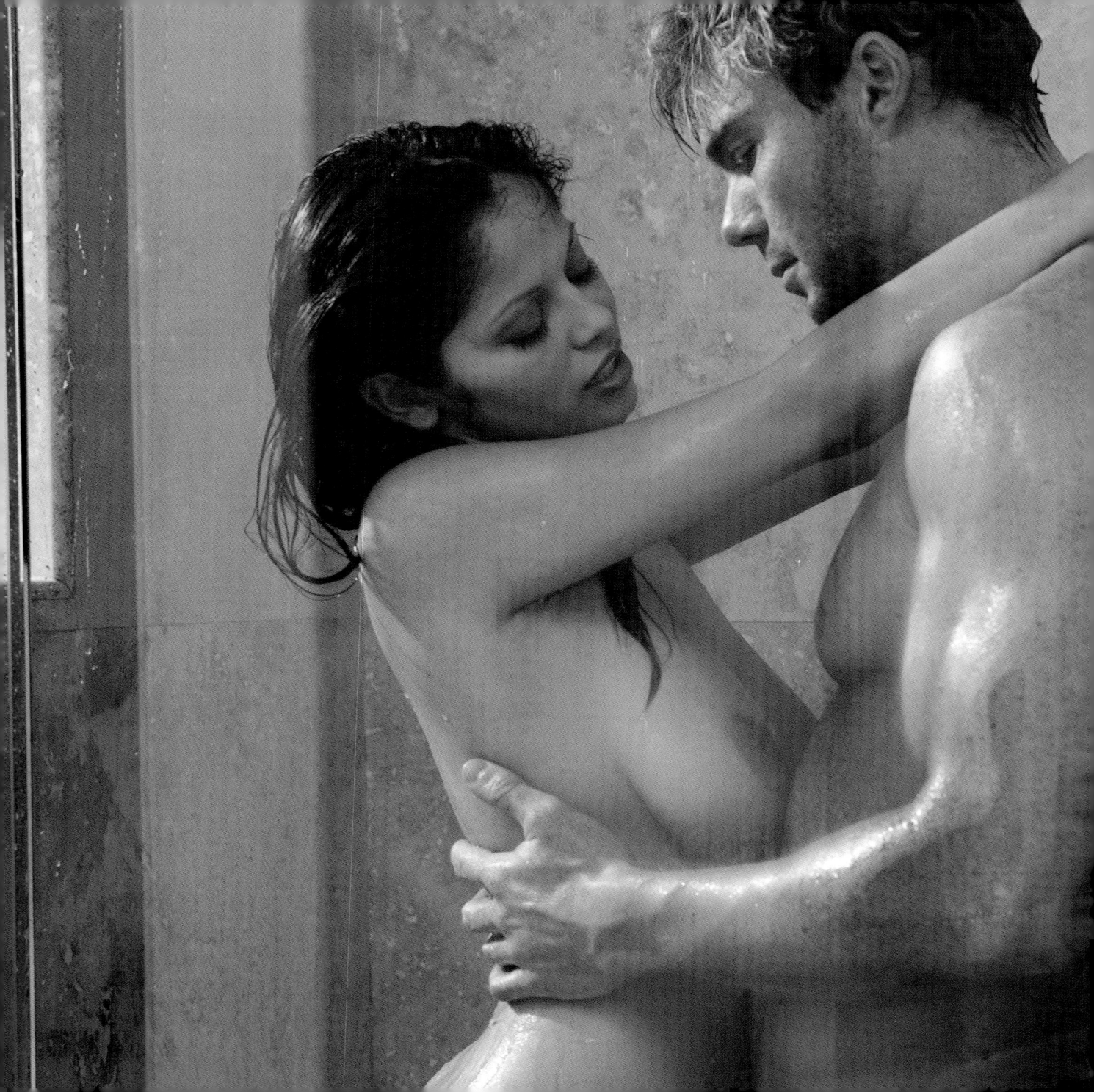

Kapitel 2
DIE NEUE WISSENSCHAFT DER LUST

Bis heute ist es niemandem gelungen, die Muster des Begehrens zu kartografieren und zu entschlüsseln. Die Therapeutin und neurowissenschaftliche Forscherin Nan Wise entwickelte ein elegantes, raffiniertes Modell, um individuelle Lust-Verläufe, das Muster des Begehrens in einer Beziehung, verstehen und handhaben zu können. Ihre *Desire Curve* (Verlauf des Verlangens) könnte das nützlichste Stück angewandter Neurowissenschaft sein, das Ihnen jemals unterkommt. Nach Wise gelangen Sie, wenn Sie die *Kurve* in Ihr Leben integrieren (anstatt sich von ihr dirigieren zu lassen), weit über die emotionale hinaus zur operationalen Intelligenz.

„Die Fehlannahmen über das Begehren sind erschreckend. Wir treffen von Verlangen gesteuerte Entscheidungen, ohne uns bewusst zu sein: Die Neue Beziehungs-Euphorie ist der Höhepunkt, nicht der Ausgangspunkt – oder gar ein Naturzustand."

—Nan Wise, Schöpferin der *Desire Curve*

VERLAUF DES VERLANGENS

Die *Desire Curve* beginnt beim Lust-Basiswert, erhebt sich zu den ekstatischen Höhen der Neuen Beziehungs-Euphorie (NBE), und pendelt sich dann wieder beim Lust-Basiswert ein.

Punkt eins: Der Lust-Basiswert
Der Sex, nach dem es Sie verlangt

Ihr Lust-Basiswert bestimmt die Menge an Sex, die Sie wollen, egal ob Sie in einer Beziehung sind oder nicht. Es ist der Sex, nach dem es Sie um des Sex willen verlangt. Ob Sie drei- oder viermal die Woche oder einmal im Monat Sex wollen: Sie werden so oft masturbieren, wenn Sie keinen Partner haben. Unter dem Einfluss der Hormone und der genetischen Anlagen verändert sich der Lust-Basiswert im Lauf Ihres Lebens.

Der Lust-Basiswert differiert auch geschlechtsspezifisch: Sein Verlangen wird wahrscheinlich in der Jugend schneller geweckt als ihres, aber ihres könnte dafür ab der Mitte des Lebens tiefgehender und intensiver als seines sein. Zwei Beispiele zur Veranschaulichung:

- Fast jeder Mann war einmal ein sexverrückter Teenager, aber nur die wenigsten sind mit 60 noch in der Lage, zweimal in einer Nacht Liebe zu machen. Der hormonelle Verlauf der männlichen Libido folgt einem bekannten Pfad. Der Testosteronspiegel sinkt mit den Jahren allmählich, was die Bestimmung der männlichen *Desire Curve* ziemlich einfach macht, hat man erst den Lust-Basiswert im jungen Erwachsenenalter festgelegt.
- Die hormonellen Veränderungen im Leben einer Frau sind vielfältiger – und so auch die individuellen Begehrenskurven. Wenn z. B. eine Frau im Klimakterium öfter Sex will als je zuvor, reagiert sie auf eine den Lust-Basiswert verändernde hormonelle Schwankung. Mit dem Absinken ihres Östrogenspiegels beginnt das Testosteron, in Männern und Frauen für den Sextrieb verantwortlich, zu dominieren. Die weibliche *Desire Curve* ist weniger gut vorhersagbar.

Punkt zwei: Neue Beziehungs-Euphorie
Im Rausch der Liebe

Was, wenn nicht Liebe, geschieht in der heißen Beziehungsphase?

NBE oder *Verliebtheit* ist ein chemisches High, das zwischen 18 Monaten und drei Jahren anhält. Der erste Neurotransmitter, der bei einer starken Anziehung zu jemand Neuem in Ihrem Gehirn abgefeuert wird, ist Phenethylamin (PEA). Das natürliche Amphetamin flutet die für sexuelle Erregung zuständigen Hirnregionen. (Jetzt verstehen Sie die wahre Bedeutung von Begriffen wie „liebessüchtig".)

Norepinephrin, eine weitere euphorisierende Substanz, regt die Freisetzung von Adrenalin an, was Ihren Blutdruck beim Anblick oder der Berührung Ihres Geliebten in die Höhe schießen lässt. PEA setzt Dopamin, das „Glückshormon", frei, welches wiederum die Produktion von Oxytocin stimuliert; das sogenannte *Kuschelhormon* fördert Zuneigung und Vertrauen. Dieser wirkmächtige Hirnchemie-Cocktail erzeugt in den neuen Liebenden einen Zustand der Euphorie. Geschlechtsverkehr und Orgasmen verstärken die Oxytocin-Produktion.

All das ist nicht Liebe – es ist Ihr Gehirn auf NBE. Wir bezeichnen es nur als Liebe, wenn ein Paar alle physischen Zeichen eines neurochemischen Rausches zeigt:

- Die Verliebten haben nur (leuchtende) Augen füreinander, ihre Wangen sind gerötet und die Hände feucht.
- Sie verlieren möglicherweise den Appetit und ihr Schlafrhythmus könnte gestört werden.
- Typischerweise ist von ihnen ständig zu hören: „Ich denke immer nur an ihn [oder sie]."
- Beide wollen jedes Detail aus dem Leben des anderen wissen und ergötzen sich an den Eigenarten und kleinen Ticks, die sie eher früher als später in den Wahnsinn treiben werden.
- Sie sind vom Objekt ihrer Begierde besessen: Sie warten auf das Läuten des Telefons, das Einlangen der E-Mail usw.

SO WERDEN SIE GUT IM BETT : *Der Lust-Basiswert*

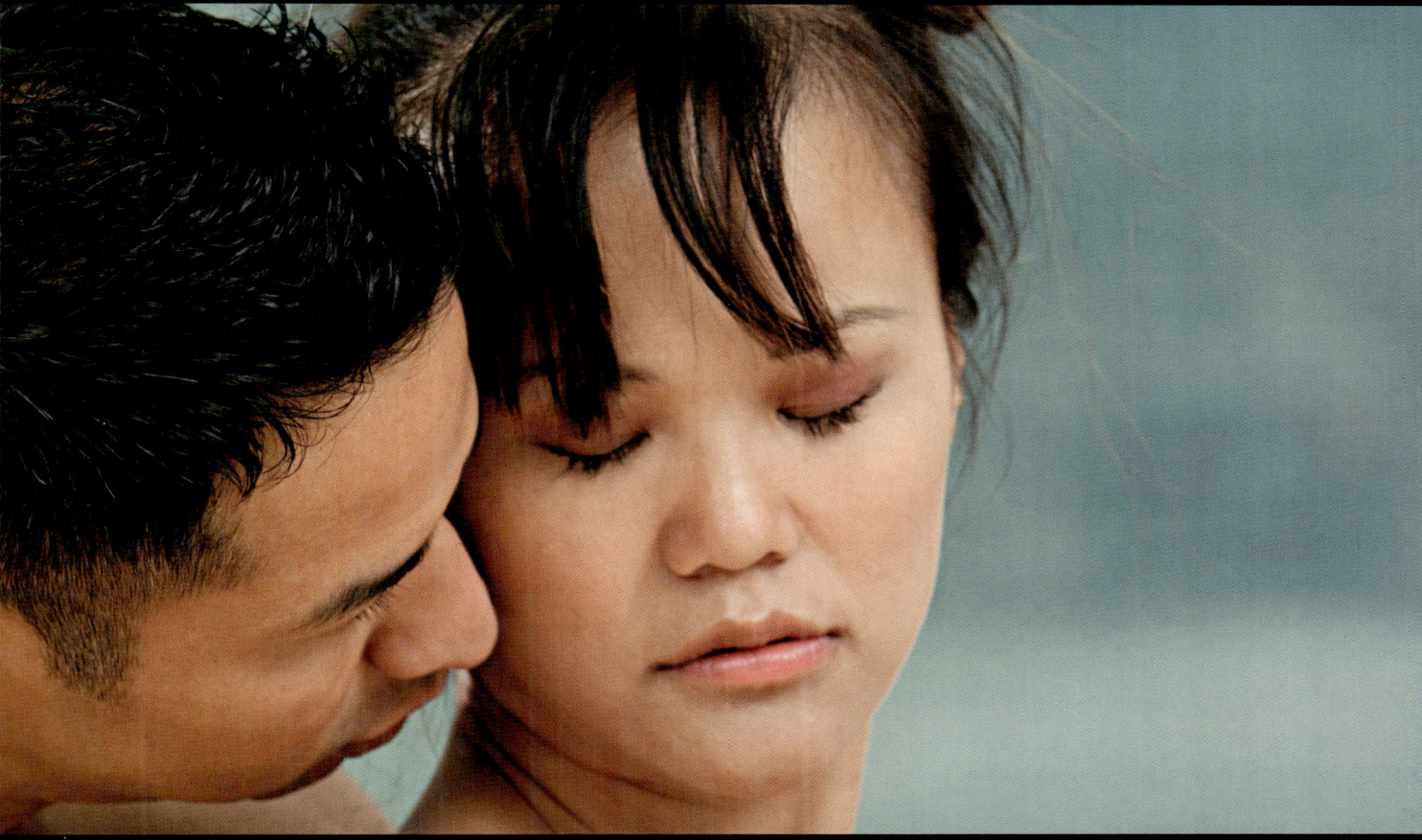

Finden Sie den Lust-Basiswert Ihres neuen Partners heraus, bevor Sie in einer Ehe mit jemandem enden, der doppelt – oder halb – so oft Sex will wie Sie.

Es ist nicht ungewöhnlich für Männer oder Frauen mit niedrigem Lust-Basiswert, sich an einen Partner mit höherem Wert zu binden. Während der Ekstase der jungen Leidenschaft bemerken sie vielleicht gar nicht, wie unterschiedlich ihrer beider Libido ist. Der Partner mit dem niedrigen Lust-Basiswert will plötzlich mehr Sex, als für ihn oder sie normal ist. Dummerweise wird das gesteigerte Verlangen dem Wirken der wahren Liebe zugeschrieben, und folgerichtig das Schwinden des Sextriebs dem Verlust derselben.

Stellen Sie Ihrem Partner Fragen: Wie oft masturbierst du? Wie oft hattest du mit deinem vorigen Partner Sex? Warst du damit glücklich? Achten Sie auf die Stimmungslage Ihres Partners bei diesem Gespräch und geben Sie ihm nicht das Gefühl, verhört zu werden.

Im Liebeslied heißt es: „Du bist nicht krank, nur verliebt." Das stimmt nicht – Sie sind nicht verliebt, sondern high. Unsere Biologie verdammt uns dazu, uns während der NBE wie Verrückte aufzuführen, und unsere Kultur lehrt uns, dieses Verhalten als Liebe zu bezeichnen. Es ist Lust, knapp gefolgt von Verbundenheit – die Anhaftung an jemanden, mit dem es passen wird; oder auch nicht.

Was wir Begehren nennen ist *spontane Lust*, weitestgehend eine Folge der NBE. Anstatt einfach zu genießen, ein völlig erotisiertes Wesen zu sein, romantisieren und überbewerten wir diesen Zustand. Machen Sie nur, nennen Sie es Liebe in den Botschaften, die Sie einander schreiben; seien Sie sich aber bewusst, dass wahre Liebe Zeit benötigt. Wenn Sie das chemische High hinter sich gebracht und gemeinsame Werte und Ziele für die Zukunft entdeckt haben, dann haben Sie endlich die Liebe gefunden.

Während der NBE drehen wir alle durch, aber der Effekt der Hormone auf die Frauen ist stärker. Wie Alkohol Frauen schneller betrunken macht als Männer (aufgrund ihres geringeren Körpergewichts und höheren Fettanteils, auch bei dünnen Frauen), wirkt sich der NBE-Kick auf Frauen stärker aus, wenn die Verliebten sofort Sex haben.

So verhilft ihr die NBE zum Super-High:
- Sex, insbesondere wenn es zu Vereinigung und Orgasmen kommt, fügt ihrem bereits mit Neurotransmittern getränkten, fiebrigen Hirn weitere *große* Mengen des Bindungshormons Oxytocin hinzu.
- Frauen werden von Oxytocin stärker beeinflusst als Männer, weil es mit Östrogen zusammenwirkt, von Testosteron aber etwas unterdrückt wird.
- Geschlechtsverkehr erzeugt in Frauen mehr Oxytocin als Cunnilingus oder andere Sexpraktiken.

Dr. Teresa Crenshaw, Autorin von *The Alchemy of Love and Lust* („*Die Alchemie von Lust und Liebe*", Anm.), bezeichnet Oxytocin als „hormonellen Superkleber" für Frauen. Tatsächlich wirkt es bei vielen Frauen so. Und allzu oft werden diese Frauen an die falschen Männer geklebt. Sie werden buchstäblich liebeskrank. Nan Wise nennt diese blinde und übersteigerte Anhaftung an praktisch Unbekannte „Zuneigungs-Grippe".

Erreichen Frauen einmal die 40er, in denen sich ihr Östrogen-Testosteron-Verhältnis dem der Männer annähert, fällt es ihnen zunehmend leichter, wie diese Sex zu haben, ohne sich gleich dramatisch zu verlieben. Weniger Östrogen und mehr Testosteron macht sie zu weniger hilflosen Gefangenen des Oxytocin. Ein schwerer Fall von Zuneigungs-Grippe bleibt ihnen vermutlich erspart.

Aber: *Niemand, weder die ältere Frau noch der junge, virile Mann, ist immun gegen das Virus.*

NBE ist das am wenigsten verstandene der Phänomene, die wir alle erleben. Was angesichts seiner Bedeutung für unsere Lebensentscheidungen eine Schande ist.

Punkt drei: Rückkehr zum Lust-Basiswert
Der Kater nach dem Liebesrausch

Das verflixte siebente sollte wirklich das verflixte dritte Jahr genannt werden. Nach spätestens drei Jahren sind Sie wieder auf Ihrem Basiswert, Ihre Lust auf Ihrem Grundlevel. Ist es Zufall, dass die Scheidungsraten im vierten Ehejahr in die Höhe schnellen? Nach dem Absturz vom High geht es Ihnen wie jedem Süchtigen auf Entzug.

> **FORSCHUNG**
> *Das verflixte dritte Jahr*
>
> Forscher der *University of Southern California* analysierten zwei Gruppen von verheirateten und zusammenlebenden Paaren und kamen zu dem Schluss, dass das „verflixte siebente Jahr" – mit dem das Aufkommen einer sexuellen Unruhe in der Ehe beschrieben wird – viel zu optimistisch ist. Die meisten Paare berichteten, dass der Funke der Leidenschaft nach drei Jahren verschwunden oder stark verringert war. Diese Studie stützt, zusammen mit einer Umfrage des *Pew Research Center* in Washington, D.C., die *Desire-Curve*-Theorie.

SO WERDEN SIE GUT IM BETT : *Die eigene Libido verstärken*

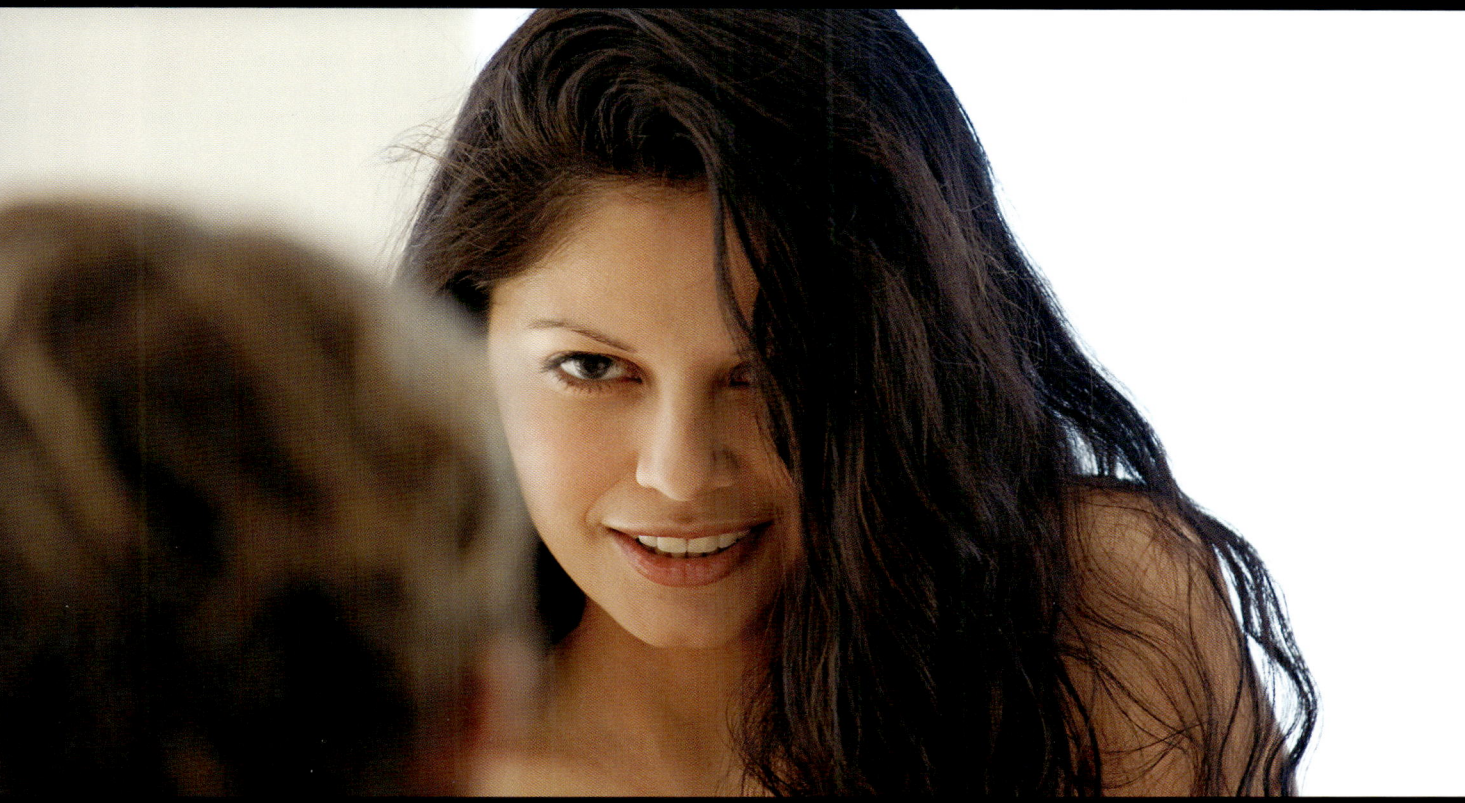

Vergessen Sie erotische Fantasien. Sexuelle Empfindungen bringen Sie in Fahrt. Versuchen Sie besser Folgendes:

- *Entwickeln Sie Ihre Sinnlichkeit*. Streicheln Sie Ihren Körper, wenn Sie Cremes und Lotionen auftragen. Hüllen Sie sich in weiche, seidige Stoffe.
- *Setzen Sie den Vibrator zur Selbst-Starthilfe ein*. Haben Sie stets einen *Vibe* am Nachttisch. Benutzen Sie ihn für ein, zwei Minuten, wenn Sie zu Bett gehen, auch wenn Sie nicht in Sex-
- *Experimentieren Sie mit Gleitmitteln*. Wärmende Gels und speziell für die Stimulation der Klitoris entwickelte Produkte wie die in den USA klinisch getestete „Salbe für die weibliche Sexualanregung", Zestra, steigern rasch den Blutfluss zu den Genitalien und die Erregung.
- *Machen Sie's einfach*. Jetzt, da Sie das Begehren verstehen – warten Sie nicht darauf. Machen Sie Liebe! Dann werden Erregung und schließlich auch Verlangen folgen.

Die Realität ist nicht immer schön, und sie ist auch nicht immer so, wie man sich das im Liebesdrogenrausch vorgestellt hatte. Wenn es für die Anziehung zwischen Ihnen und Ihrem Partner keine gute Grundlage gibt, wird Sie das, was Sie ursprünglich so attraktiv fanden, nun abstoßen. Und ich meine *abstoßen*, nicht einfach stören. Auf einmal ist der sensible Typ ein Weichei, der starke, schweigsame Mann ein gefühlskalter, emotionaler Krüppel, das so erfrischend spontane Mädchen eine Spinnerin und die dynamische, hervorragend selbstorganisierte Frau ein verdammter Kontrollfreak.

Ein gut aufeinander abgestimmtes Paar wird diese Abstoßung nicht erleben, zumindest nicht ständig, sehr wohl aber eine gewisse Entzauberung. Diese Entmystifizierung folgt einem typischen Verlauf:

- Kein Sex in jeder gemeinsam verbrachten Nacht mehr
- Kein Einschlafen in der Löffelstellung
- Keine Berührungen mehr vor dem Einschlafen
- Kein Küssen mehr beim Sex
- So gut wie überhaupt kein Küssen mehr
- Die Erkenntnis, dass es an der Zeit für eine Neubelebung der Leidenschaft in der Beziehung ist

Die Verliebten, die nach dem Abklingen der NBE nichts mehr gemeinsam haben, sehen sich verärgert nach einem Ausweg um. Einschlafen ohne einander zu berühren ist dann oft längst kein Thema mehr; diese Paare ziehen es vor, in verschiedenen Betten einzuschlafen, in verschiedenen Städten, mitunter in verschiedenen Staaten.

Die Bruchlandung auf unserem Lust-Basiswert-Niveau ist selbstverschuldet, weil wir uns der Situation weder bewusst noch darauf vorbereitet waren. Wenn Sie begreifen, wie Basiswerte funktionieren, werden Sie nicht in Panik verfallen, wenn Sie auf Ihres zurückgesetzt werden. Stattdessen wird es sich nach einer weichen Landung auf vertrautem Terrain anfühlen. Weil die meisten von uns das Konzept aber nicht verstehen, können diese Landungen ausgesprochen holprig sein. Wir wissen nicht, wohin die Leidenschaft in unserer Beziehung verschwunden ist, wir wissen nur, dass sie verschwunden ist. Und das lässt uns mit einer gewöhnlichen Person an unserer Seite zurück, wo vor Kurzem noch ein Prinz oder eine Prinzessin war.

Wenn unvorbereitete Verliebte auf ihre Lust-Basiswerte zurückfallen, starren ihnen nicht nur sämtliche Schwächen des Gegenübers direkt ins Gesicht, sie hören auch auf, um den Preis großer Mühen für den anderen gut aussehen zu wollen und ihn im Bett nach Kräften zu verwöhnen. Anders ausgedrückt: Exakt in dem Moment, wenn alle Künste des gegenseitigen Umwerbens, wie sexy Dessous oder spezielle Bewegungen, um Sexbereitschaft zu signalisieren, am meisten benötigt würden, hören wir vollständig damit auf. Sie rasiert ihre Beine nicht mehr jeden Tag, und er entdeckt die Freuden eines Wochenendes im ausgeleierten Sweatshirt wieder. Er kann keinen Sinn in einem ausgedehnten Vorspiel mehr erkennen, und sie findet Fellatio einfach nur langweilig.

Paare, bei denen beider Lust-Basiswerte hoch liegen, sind die Glücklichen. Da ihre Libido von Grund auf stark ist, werden sie sich auch nach dem Abklingen der NBE umeinander kümmern. Sie verstehen ihre *Desire Curves* vielleicht um nichts besser als andere, aber sie wissen, dass sie Sex sehr mögen und immer schon mochten. Häufiger Sex glättet die Reibungsflächen in einer Beziehung und erhält die gegenseitige Anziehung.

Wenn Sie und Ihr Geliebter nicht in diese Kategorie fallen, müssen Sie Verantwortung übernehmen und Ihren eigenen Basiswert hinaufsetzen.

SO WERDEN SIE GUT IM BETT : *Die NBE wiedererlangen*

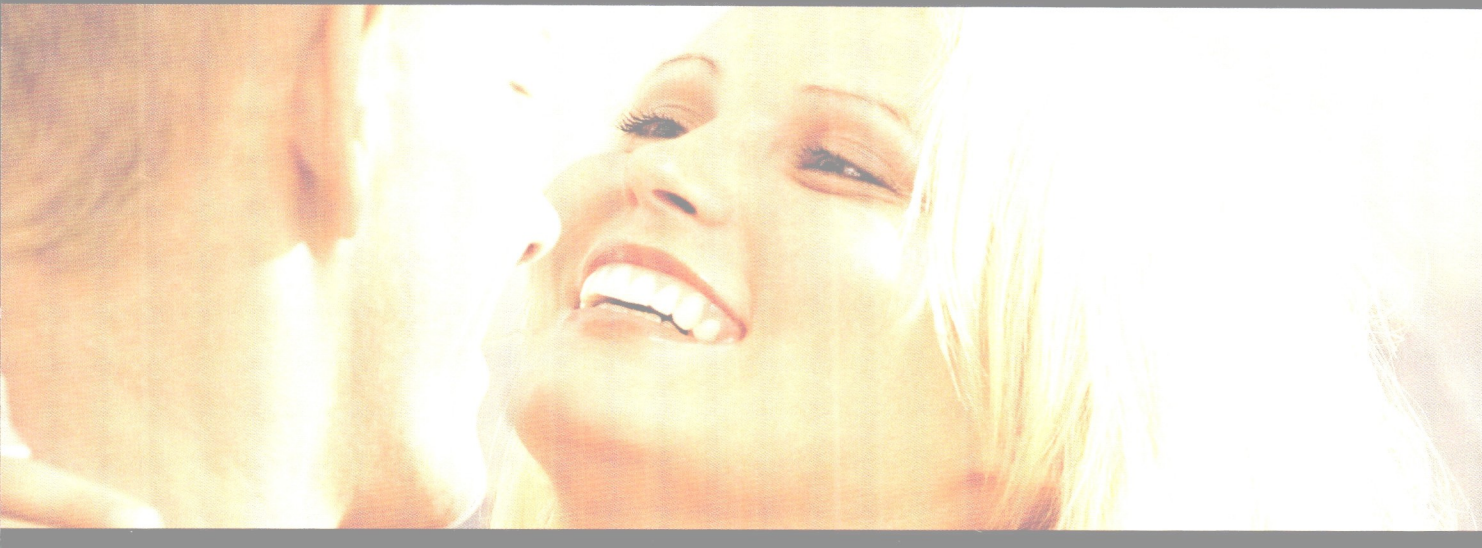

Manche Frauen wissen instinktiv, wie sich die NBE in Beziehungen verlängern, sogar neu erschaffen lässt. Hier die Einstellungen und Verhaltensweisen (und ein paar Tricks), um dies zu bewerkstelligen:

- *Bringen Sie nicht zu viel von sich ein!*
  Frauen kommen zu schnell zu nah. Sie sagen zu oft *wir*, vermuten zu viel, verpflichten sich zu rasch und stellen Fragen wie: „Was machen wir an Silvester?" im August. Das verleitet beide dazu, es sich in der Beziehung zu bequem zu machen – ein tödliches Gift für die NBE.
   Wenn Sie das schon getan haben, nehmen Sie sich zurück. Erinnern Sie sich daran, wer Sie abseits Ihrer Beziehung sind. Nan Wise rät ihren Klienten, ein Hobby zu ergreifen, um das Verlangen zu steigern. Gehen Sie aus und machen Sie etwas, an dem Ihnen wirklich etwas liegt. Holen Sie die Leidenschaft zurück in die Beziehung.

- *Brechen Sie mit alten Sexgewohnheiten!*
  Routine ist Gift für intime Beziehungen. Sorgen Sie für Aufruhr! Lernen Sie ein paar neue Tricks!

- *Kommen Sie gemeinsam in Bewegung!*
  Gehen oder laufen Sie zusammen. Schreiben Sie sich in einem Yogakurs für Paare ein. Suchen Sie zusammen das Fitnesscenter auf.

- *Machen Sie etwas, vor dem Sie sich ein wenig fürchten!*
  Probieren Sie Analsex. Gehen Sie nackt baden. Befreien Sie „Top" oder „Bottom" in sich. Stellen Sie Sexforderungen. Besuchen Sie einen Swingerclub. Riskieren Sie etwas und kurbeln Sie Ihren Adrenalinausstoß an. (Ihr Gehirn braucht einen neuen chemischen „Kick".)

- *Legen Sie sich ein geheimes Sexleben zu!*
  Masturbation. Fantasien. Ein Flirt – für manche sogar ein Liebesabenteuer oder eine Affäre. Ich rate nicht zu außerehelichem Sex; ich gebe nur wieder, was mir in Interviews gesagt wurde: Eine (kurze und diskrete) Affäre hilft manchen bei der Verbesserung des ehelichen Sex. Der Drang, dem Partner alles zu erzählen, kann in erotischer Hinsicht sehr kontraproduktiv sein.

Punkt vier: Unter dem Basiswert
Die Lust auf dem Nullpunkt

Mitunter ist die Enttäuschung der Verliebten nach dem Fall aus der NBE so groß, dass das Verlangen sogar unter den Lust-Basiswert absinkt. Dafür geben sie sich selbst oder einander die Schuld. Viele waten nur deshalb durch das tiefe Tal der verminderten Libido, weil sie nicht wissen, wie sie ihren *Lustkurvenverlauf* steuern können.

Geringes Verlangen tritt meist auf, wenn Verliebte unsanft auf ihre Lust-Basiswerte zurückgeworfen werden. Sie vergleichen ihr „normales" Begehren mit dem, was sie am Höhepunkt der NBE verspürten, und empfinden einen schrecklichen Verlust. Weil sie nichts über sexuelles Verlangen gelehrt wurden, wissen sie nicht, dass die Rücksetzung auf den Basiswert ein natürlicher Bestandteil der *Desire Curve* ist, und reagieren unverhältnismäßig.

Ihr (oder sein oder beider) spontanes Verlangen ist also dahin – zumindest für den Moment. Paare, die ihre Libido zu steuern vermögen, können sich das High immer wieder zurückholen. Sie wissen, wie sich der Funke entzünden lässt, und formen ihre *Desire Curve* zu einer endlosen Abfolge von Wellenbergen und -tälern. Spontanes Begehren gipfelt während der NBE, aber das passive, rezeptive, erweckbare Verlangen schwindet nicht.

Anders gesagt: Sie denken vielleicht, Sie *wollen* keinen Sex, aber sobald Ihr Liebhaber Sie küsst und streichelt, stellt sich heraus, sie *wollen doch*. Weil wir Begehren so schlecht verstehen, betrachten Frauen diese erweckten Gefühle erst gar nicht als Verlangen. Hat ein Paar sehr unterschiedliche Lust-Basiswerte, verschärft dies die Lage.

Hat einer der Partner einen hohen, der andere einen niedrigen Basiswert, signalisiert der Absturz aus der NBE den Beginn des zu erwartenden zukünftigen Sexlebens dieses Paares: man streitet über die Häufigkeit. Eine Hälfte will öfter als die andere. Der Hochbasiswert-Partner – heute häufig die Frau – fühlt sich zurückgewiesen, der andere unzulänglich. Wenn solche Paare eine Therapie anfangen, fällt zwangsläufig einer von zwei Sätzen: „Ich liebe ihn nicht mehr" oder „Sie liebt mich nicht mehr."

Wir ziehen beim Nachlassen des spontanen Begehrens die falschen Schlüsse, weil wir so wenig von unseren eigenen neurowissenschaftlichen Grundlagen verstehen.

Niedriges oder verschwundenes Verlangen ist oft eine Begleiterscheinung herausfordernder Lebensumstände (ein Baby, ein neuer, harter Job, Erholung von einer Operation oder Krankheit, ein Verlust). In solchen Fällen begreifen die meisten Menschen, dass das, was ihnen widerfährt, nichts mit weniger Liebe oder Begehren für den Anderen zu tun hat. Sie wollen vielleicht Sex, sind aber einfach zu müde. Man könnte meinen, der Lust-Basiswert habe sich verändert, dabei wurde er nur zeitweilig gestört. (Falls Sie sich gerade aufgrund von Lebensumständen an einem solchen Punkt befinden, seien Sie ganz beruhigt: Sie finden in diesem Buch Techniken und Tipps, um Ihre Lust und Erregung zu steigern und z. B. Quickies zu Ihrer beider Vorteil einzusetzen.)

„Eine Ehe ohne Sex begreife ich nicht. Wie kann ein Paar im selben Bett keinen Sex haben? Ich ärgere mich auch über meinen Mann, aber meist habe ich doch lieber Sex als nicht."

—Carlin Ross, Gründerin und CEO von *newcherrybomb.com*

DAS LUSTMANGEL-SYNDROM UND DIE SEXLOSE EHE

Geringes oder kein Verlangen ist das Problem Nr. 1, das Paare zur Aufnahme einer Sextherapie bewegt. Therapeuten gestehen im Allgemeinen ein, dass es auch das am wenigsten verstandene und therapieresistenteste Problem ist. Manchmal liegt es an ihm, häufiger ist das geringe oder fehlende Verlangen ihr Problem. Haben beide keine Lust auf Sex mehr (zumindest miteinander), wird aus ihnen eines von 20 Millionen Paaren (jünger als 60) allein in den USA, das nach Einschätzung von Ehe- und Sextherapeuten eine sexlose Ehe führt. Millionen weiterer Paare haben vielleicht nur einige wenige Male im Jahr Sex.

Die Dunkelziffern liegen vermutlich noch deutlich höher, weil die Paare, die wegen Lustproblemen Hilfe in Anspruch nehmen, nur einen Bruchteil von jenen ausmachen, die solche Probleme haben. Von Leserbefragungen bis zu wissenschaftlichen Erhebungen gelangt man zu denselben entmutigenden Resultaten: Paaren kommt die Lust abhanden, Frauen sind dysfunktional und unbefriedigt, die Zahl der Affären steigt und die Ehen sind in der Krise.

Stürzen wirklich so viele vom Gipfel der Lust in den Abgrund? Sind Frauen tatsächlich so dysfunktional? Manche Forscher glauben, der epidemische Lustmangel werde von Frauen, Paaren und Klinikpersonal überbewertet und von den Medien überbetont. Frauen glauben, sie hätten kein Verlangen, weil sie den Unterschied zwischen spontanem und erweckbarem Begehren nicht verstehen.

Forscherinnen, Psychologen und Therapeutinnen stellen die falschen Fragen, zum Teil, weil sie die richtigen nicht kennen. Sie könnten z. B. fragen: „Wie oft verlangt es Sie nach Sex?" Frauen werden dies in der Regel gemäß der gängigen Definition von „Verlangen" beantworten: spontanes Begehren. Das verspürt sie vielleicht nicht öfter als ein- oder zweimal im Monat. Lautete die Frage jedoch: „Wie oft wollen Sie Sex, wenn Sie geküsst und liebkost werden?", fiele die Antwort vermutlich anders aus. Dann würden Frauen wahrscheinlich von mehr Fällen berichten, in denen sie sexuelles Verlangen verspüren.

OFFEN GESAGT

Wird Lustmangel medial aufgebauscht?

Nach der Sextherapie-Forscherin Dr. Rosemary Basson, die in Dr. Sandra Leiblums *Principles and Practices in Sex Therapy* („Theorie und Praxis der Sextherapie", Anm.) eine Metastudie veröffentlicht hat, hängt die Antwort auf diese Frage von der Definition von Verlangen ab:

Empirische, qualitative und klinische Belege machen deutlich, dass sexuelles Begehren, verstanden als ... Fantasien [über den Partner] zu haben, Verlangen zu verspüren, dem nächsten Sex entgegenzufiebern und spontan an Sex zu denken, ... bei vielen sexuell befriedigten Frauen selten vorkommt, insbesondere in soliden Beziehungen.

Aber: „Wie verbreitet die Lustmangelstörung unter Frauen wirklich ist, ist unbekannt." Weil Frauen sich mit mythischen weiblichen Wesen vergleichen, die ständig an Sex denken, ihren Partner nicht ansehen können, ohne ins Bett springen zu wollen, oder sich mental auf die nächste Sexbegegnung vorbereiten, während sie darauf warten, dass die Ampel auf Grün springt.

Im Prinzip entspricht dies dem Standard männlicher Sexualität. Dieser sei, so wird es in Filmen und Büchern dargestellt, auch die Norm für die meisten Frauen. Verstünde man, dass spontanes Begehren nur für einige Frauen, und dann zumeist mit einem neuen Partner, erlebte Realität ist, würden [viele] Frauen, die über ihren Mangel an Spontanbegehren besorgt sind, dies als gänzlich normale Erfahrung betrachten.

Lustdämpfer: Weitere Schuldige

Einige weitere Faktoren können einen zeitweiligen Lustmangel zu bestimmten Zeiten in unserem Leben befördern. Wie bereits gesagt, unterliegt das Sex-Verlangen dem völlig normalen Auf und Ab einer Wellenbewegung, beeinflusst von unseren Lebensumständen, unserem emotionalen Befinden usw. Einige der Faktoren, die die Lust dämpfen können, sind:

- Ein physisches, mentales oder emotionales Leiden.
- Schwierige Lebensumstände wie z. B. kleine Kinder zu haben oder darüber hinaus auch noch für die Betreuung der alternden Eltern verantwortlich zu sein.
- Hormonschwankungen, bei denen der Testosteronspiegel sinkt. Auch manche Antibabypillen können dies verursachen.
- Drogenmissbrauch.
- Rezeptpflichte Medikamente.
- Eine unterdrückte Wut auf den Partner; die Art von innerer Raserei, die nie durch Konfrontation oder Diskussion ein Ventil findet.
- Sonstige Dauerthemen in Beziehungen, von der Aufteilung der Haushaltspflichten bis zu wiederholter Untreue.
- Chronischer Stress; er senkt den Testosteronspiegel.
- Eine nicht diagnostizierte Depression.
- Die körperliche Selbstwahrnehmung (Gewicht!), die beeinflusst, als wie begehrenswert man sich selbst einschätzt.

FORSCHUNG
Die komplexe weibliche Libido: mehr als eine Frage der hormonellen Balance.

Manche Studien zeigen, dass allein eine Hormonersatztherapie mit Testosteron oder ein Testosteronpflaster das sexuelle Verlangen bei Frauen steigern kann – nach dem Wechsel, bei Lustmangelproblemen aufgrund der Einnahme der Pille oder nach einer eben überstandenen Geburt.

Eine Studie von Dr. Debra L. Barton vom *Mayo Clinic College of Medicine* an Frauen, die sich einer Krebsbehandlung hatten unterziehen müssen, erbrachte allerdings einen weniger unmittelbaren Zusammenhang zwischen Begehren und Testosteron. Nach der Verabreichung einer Testosteronsalbe war mehr von diesem Hormon im Blut der Frauen nachweisbar, allerdings blieb eine obligatorische Wirkung auf den Grad ihres sexuellen Verlangens aus. Für diese Frauen waren die Körperselbstwahrnehmung, die mentale Gesundheit und die Beziehung zum Partner die entscheidenden Faktoren für die Wirksamkeit einer Testosterontherapie.

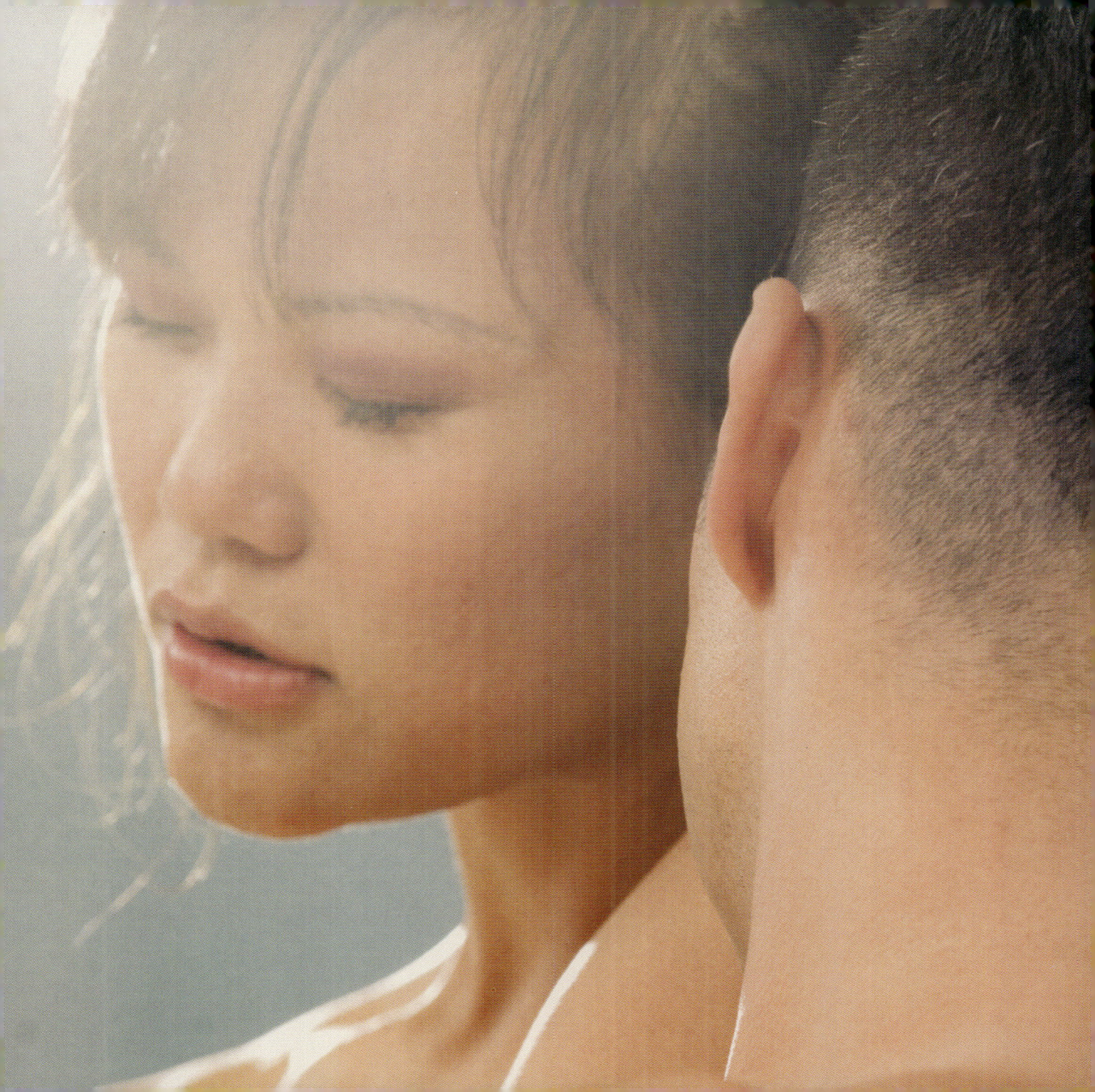

„Eine der großen Tragödien unserer Tage ist, dass man nun ein Viagra für Frauen zu finden versucht und dabei zuletzt auf Testosteron gekommen ist – dasselbe Hormon, das man auch den Sportlerinnen im Ostblock verabreicht hat."

—Paul Joannides, Autor von *Wild Thing: Sextips for Boys and Girls*

DAS LUST-MYSTERIUM

Männern fällt der Wechsel zwischen Begehren und Erregung leichter als Frauen. Das Thema sexuelles Verlangen ist für sie weit weniger konfliktbeladen. Sex ist für Männer möglicherweise der einzige Weg, mit einer Frau emotional in Verbindung zu treten. Er öffnet ihnen eine Tür. Dennoch sind Frauen auf Begehren mehr angewiesen als Männer. Warum?

Das Symbol der männlichen Erregung, die Erektion, kann ebenso als Zeichen des Verlangens gelesen werden und definiert Männer in sexueller Hinsicht. Um sie herum entstanden Mythen: Ein Mann ist potent, wenn er einen großen Penis hat und eine harte Erektion bekommt. Er ist ein guter Liebhaber, wenn er diese harte Erektion eine lange Zeit aufrechterhalten kann. Die „weiblichen" Mythen basieren eher auf Märchen mit der Grundannahme, die Frauen müssten die männliche Wollust wecken oder davon selbst in Stimmung kommen. Eine Frau ist begehrenswert, wenn ein Mann von ihrer Schönheit angezogen wird. Und sie ist eine richtige Frau, wenn dieser Mann sie über ihre kühnsten Fantasien hinaus zu erregen und zu befriedigen vermag. Wir benötigen unser eigenes Verlangen, um zu beweisen, dass unsere Sexualität unabhängig von den Männern existiert. Und sicherlich brauchen wir es auch deshalb dringender, weil sich Erregung bei uns viel weniger offensichtlich zeigt als bei Männern.

Ihm wird in der Regel nicht zuerst fad

Paradoxerweise verlieren Frauen in Beziehungen den sexuellen Appetit schneller als Männer. (So viel zu dem Mythos, Frauen benötigten emotionale Sicherheit, um sich sexuell öffnen zu können.) Eine Studie des *Universitätsklinikums Hamburg-Eppendorf* mit 530 männlichen und weiblichen Probanden kam 2006 zu dem Ergebnis, dass Frauen weit schneller das Interesse an Sex verlieren als Männer: innerhalb von vier Jahren in einer bestehenden Beziehung (und damit lange vor dem ominösen siebenten Jahr). Männer beklagen sich vielleicht über den Mangel an Abwechslung, wollen aber trotzdem Sex. Unabhängig davon durchgeführte weitere Studien stützen diese Schlussfolgerung. Und sie unterstützen auch die Resultate von Nan Wise' Erforschung der *Desire Curve*.

Wenn die NBE abklingt, glauben insbesondere Frauen, die Liebe wäre vergangen. (Könnte das den populären Ausdruck „lesbischer Bettentod" für die Sexlosigkeit langjähriger lesbischer Paare erklären, die von Frauen häufig beklagt wird?) Ohne das spontane Begehren initiieren Frauen möglicherweise keinen Sex bzw. sind sie für die entsprechenden Versuche der Partnerin nicht empfänglich. In der Folge sinkt die Häufigkeit, mit der es in der Liebe zur (körperlichen) Sache geht.

FORSCHUNG
Häufiger Sex ist gut für Frauen

Abgesehen von wachsendem Verlangen bringt eine Erhöhung der Sexfrequenz den Frauen noch andere interessante Vorteile. In ihrem Buch *Rhythmus der Liebe* zitiert Dr. Winnifred B. Cutler Studien, denen zufolge Frauen, die zwei- bis dreimal die Woche Geschlechtsverkehr hatten, regelmäßigere Menstruationszyklen aufwiesen, vermutlich bedingt durch höhere Testosteronspiegel. Weitere Vorzüge geregelten Koitierens: Es fördert die Fruchtbarkeit, stärkt die Knochen, unterstützt das Herz-Kreislauf-System, reduziert die Häufigkeit bzw. Stärke von Depressionen sowie Wechselsymptomen wie z. B. Hitzewallungen. All diese Zusatznutzen von Sex waren unabhängig davon, ob die Frauen dabei zum Orgasmus kamen oder nicht.

Allerdings dürften regelmäßige Höhepunkte die beste Motivation für Frauen sein, häufigeren Sex zu haben.

Wenig Sex lässt das männliche Verlangen wachsen. Sie werden leichter erregt, kommen mit weniger Stimulation als üblich zum Orgasmus und erleben intensivere sexuelle Höhepunkte. Frauen berichteten im Gegensatz dazu von schwindendem Verlangen bei allzu niedriger Sexfrequenz. Sie sind weniger leicht erregbar, brauchen länger bis zum Orgasmus und erleben die Klimax als weniger angenehm. Bei Frauen führt geringes Verlangen zu seltenerem Sex und dies wiederum zu noch geringerem Verlangen, gepaart mit Erregungsproblemen.

Hier haben wir das Frequenz-Mysterium: Je weniger Sex Männer haben, desto verzweifelter gieren sie danach. ABER je weniger Sex Frauen haben, desto weniger wollen sie ihn. Gibt es ein stärkeres Argument dafür, Ihre Liebeslust zu steigern?

Als ich die Wissenschaft der Lust recherchierte, fragte mich mein Liebhaber, ob das „Sezieren des Begehrens unter dem Mikroskop" nicht den Sex für mich vollkommen entromantisieren würde. Oh, nein. Ganz im Gegenteil: Wenn unsere sexuellen Reaktionen uns keine Rätsel mehr aufgeben, können wir sie lenken. Wir wissen, wo unsere erotischen Schalthebel sind. An der verzweifelten Hoffnung, jemand anders könnte das für uns herausfinden, ist überhaupt nichts romantisch.

Sie können nicht wirklich innehalten und sich am Duft der Blumen erfreuen oder sich im Schein von Kerzen räkeln, wenn Sie darüber nachgrübeln, ob Sie Lust haben werden, ob Sie erregt sein und zum Orgasmus kommen werden. Und bedenken Sie auch: Einige der romantischsten Menschen, die ich kenne, sind Neurowissenschaftler.

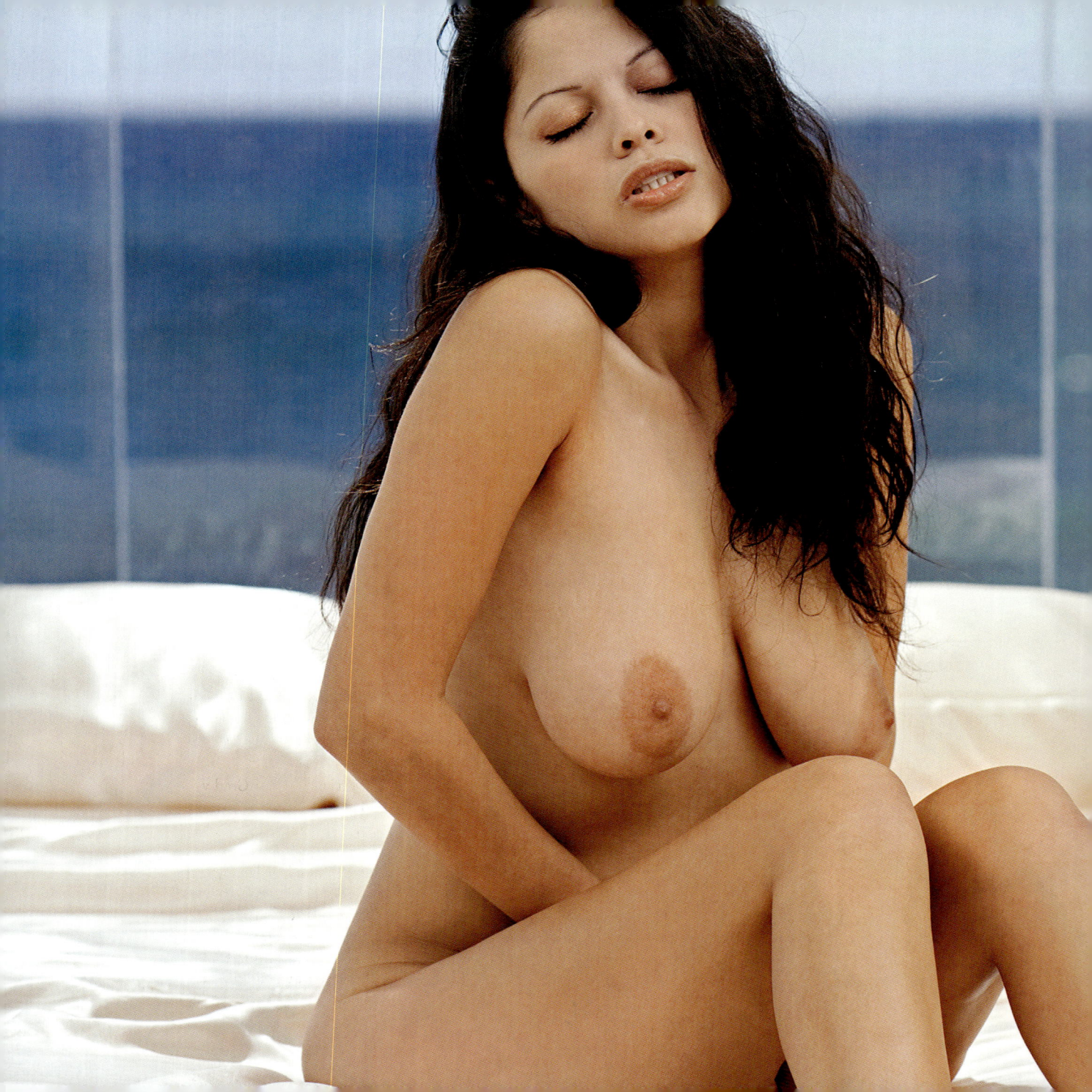

Kapitel 3

DIE WAHRE GESCHICHTE DER ERREGUNG

Auch wenn sich Atmung und Herzschlag beschleunigen, Wangen und Brust röten und man manchmal zu schwitzen beginnt, konzentriert sich die sexuelle Erregung *hauptsächlich auf die Genitalien.* Ihre Klitoris und Schamlippen schwellen an und die vaginale Lubrikation setzt ein – alles in Folge des Blutandrangs. Plötzlich sind Sie überaus sensitiv für genitale Berührung.

Es gibt sehr viele Techniken für das Erwecken, Steigern und Aufrechterhalten der weiblichen sexuellen Erregung. (Sie werden weiter hinten in diesem Buch abgehandelt.) Die Ausübung dieser Techniken galt lange Zeit als „Vorspiel", die Aktionen also die zum (Haupt-)Akt führen, dem Koitus. Eine weniger enge, heterosexuell-zielorientierte Definition spricht allgemeiner vom „Sexspiel", das auch direkt bis zum Orgasmus führen kann, ganz ohne geschlechtliche Vereinigung.

Wenn Sie und Ihr Liebhaber wissen, was Sie tun, kann die Erregung nahezu unerträglich intensiv werden, kurz bevor Sie zum Höhepunkt kommen.

IHRE UND SEINE ERREGUNG – EIN VERGLEICH

Ihre genitale Lubrikation und Schwellung haben ihre Parallele in seiner Erektion.

Aber die weibliche genitale Erregung signalisiert nicht zwangsweise ein unmittelbares Interesse an Sex bzw. Koitus, wie im Allgemeinen eine Erektion. Sie kann mehrdeutiger, unspezifischer als die männliche Erregung sein, aber auch bedeuten: *Ich will es und ich will es jetzt.*

Frauen werden zudem bis zu einem gewissen Grad von anderen Reizen erregt. So verspüren z. B. Hetero-Frauen beim Anblick von Lesbensexszenen Erregung, während Schwulenpornos Hetero-Männer völlig kalt lassen. Was Sie überraschen wird: Frauen werden durch Stimuli genauso schnell erregt wie Männer. Die Binsenweisheit, derzufolge Frauen langsamer erregt werden als Männer, ist schlicht falsch. Doch warum sollte uns das überraschen? Wir haben dem Thema „Verlangen und Erregung der Frau" derartig viele soziale Konstrukte übergestülpt, dass die weibliche Lust eingeschnürt wurde.

IHR SEXNERVENSYSTEM

Neuere Einsichten in die weibliche Sexualität verdanken wir universitärer Forschung, nicht den Pharmafirmen. Die Pharmakonzerne suchen nach dem weiblichen Viagra. Die Forscher an den Universitäten, darunter renommierte Neurowissenschaftler, studieren das weibliche Sexreaktionssystem mit dem Ziel, sowohl dessen Funktionsweise als auch Dysfunktionen besser zu verstehen. U. a. erfuhren wir dadurch mehr über die Nerven, die zu den Genitalien führen und sexuelle Empfindungen erzeugen. Ihre Geschlechtsorgane sind mit vier Nerven verbunden:

- Unterbauchnerv, führt zur Zervix und zum Uterus
- Nervi erigentes, führt zur Vagina (und zum G-Punkt)
- Nervus vagus, führt zur Zervix und zum Uterus
- Nervus pudendus (Schamnerv), führt zur Klitoris, einem komplexen, reich mit Nervenendungen ausgestatteten Organ

Neben diesen Hauptverbindungen zwischen Gehirn und Genitalien gibt es noch eine Reihe kleinerer. Der Vagus umgeht zwischen Gehirn und Uterus das Rückenmark, über das üblicherweise die Reizweiterleitung erfolgt. Eine Studie von Dr. Barry Komisaruk und Dr. Beverly Whipple an der *Rutgers University* zeigte, dass Frauen mit Rückenmarksverletzungen durch Vagusstimulation zum Orgasmus kommen können.

Das wirft Fragen auf: Sorgt diese „nervliche Abkürzung" für stärkere, direktere Impulse und Empfindungen und sind diese Empfindungen intensiver? Bislang gibt es darauf keine Antworten, da die Forschung erst kürzlich auf dieses Phänomen gestoßen ist. Nichtsdestoweniger sind diese Entdeckungen faszinierend.

Viele Wege führen Frauen zu sexueller Erregung und Orgasmen. Kulturbedingt nehmen wir an, dass Männer leichter und intensiver erregbar sind als Frauen. Dies deshalb, weil die Erregung der Männer so offensichtlich ist und niemand ihre Existenz als auch sexuelle Wesen in Frage stellt. Frauen sind genauso leicht erregbar, obwohl sie ihre Erregung häufig verleugnen.

FORSCHUNG
Ausgleich im Hitzematch

Im Oktober 2006 veröffentlichten Forscher der *McGill University* in Montreal die Ergebnisse der ersten Studie über sexuelle Erregung, bei der ein nichtinvasives Wärmebildgebungsverfahren zur Messung der Temperatur der Genitalien zum Einsatz kam. Man hatte nicht erwartet, dass die männlichen und weiblichen Probanden durch das Betrachten pornografischer Filme, zur Verfügung gestellt vom *Kinsey Institute*, mit derselben Geschwindigkeit erregt werden würden. Und doch geschah genau das, wie das hochmoderne Equipment mit einer Messgenauigkeit von 1/100stel Grad enthüllte. Bei Männern wie Frauen zeigte sich die einsetzende sexuelle Erregung durch die Erhöhung der genitalen Temperatur nach 30 Sekunden. Nach ca. 67 Sekunden erreichten die Männer, nach 70 Sekunden die Frauen die maximale Erregung; die Differenz ist statistisch nicht relevant.

„Beim Vergleich der sexuellen Erregbarkeit von Frauen und Männern können wir erkennen, dass es für das Erreichen des Erregungsmaximums keine zeitliche Differenz zwischen jungen Frauen und Männern gibt", führt der Forschungsleiter Dr. Irv Binik im *Journal of Sexual Medicine*, in dem die Studie publiziert wurde, aus. „Wir hegen die Hoffnung, dass sich dies als hilfreich bei der Diagnose und Behandlung der bisher nur mangelhaft verstandenen sexuellen Dysfunktion bei Frauen erweisen wird."

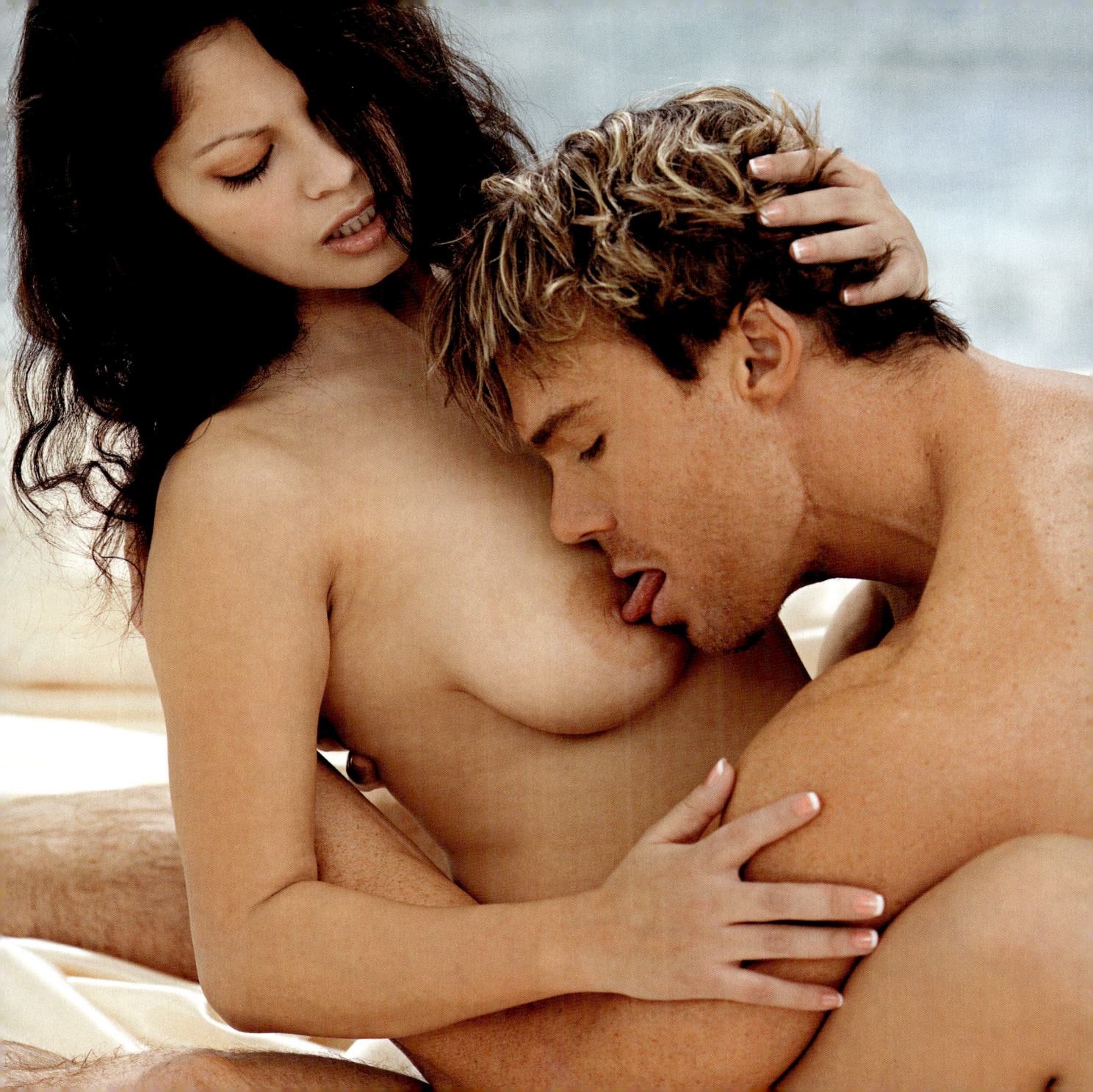

Für Männer gibt es genau einen Weg zum Orgasmus: Stimulation der Eichel und damit Reizung des Schamnervs. Deshalb können querschnittgelähmte Männer keinen Orgasmus erreichen, querschnittgelähmte Frauen aber schon.

Zehn Antworten auf eine Frage

Ich habe zehn Frauen bei einer Hochzeit eine simple Frage gestellt: *Was erregt Sie?*

„Saugen und Nibbeln an meinen Brüsten." – Jennie, 29

„Vibratoren!" – Claire, 36

„Sexfantasien mit meinem Mann." – Kimberly, 26, die Braut

„Seit der Geburt der Zwillinge haben wir so wenig Zeit für Sex, dass es mich anmacht, wenn er mir die Hand in die Hose steckt und meine Klit befingert – solange nur beide Babys schlafen." – Chris, 33

„Da braucht es einiges – Küssen, Streicheln, Cunnilingus. Ich bin nicht mehr so leicht erregbar, aber wenn ich es bin, bin ich richtig heiß." – Carol, 39

„Ihm den Schwanz zu lutschen. Ich bin einfach schwanzverrückt." – Angie, 44

„Egal, wie übel sich das anhört: Was mich anschärft ist ein Mann, der Geld für mich ausgibt. Ich hab mich genug um mich selbst gekümmert." – Janet, 42

„Ein guter Porno und Sexspielzeug. Ich bin in der Ehehilfsmittelphase meines Ehelebens." – Kelly, 37

„Mein Typ hat den magic touch. Er berührt mich mit seiner Hand oder ein, zwei Fingern an all den richtigen Stellen meines Körpers. Es kann mich schon erregen, wenn er meine Schenkel innen streichelt, während wir am Sofa nebeneinander sitzen." – Megan, 40

„Was mich richtig anschärft sind Flirts mit den jungen Golf- und Tennisspielern im Country Club! Diese Burschen schenken mir ihre Aufmerksamkeit. Sie bemerken meine immer noch schönen Beine. Manchmal gehe ich heim und masturbiere." – Jessica, 59, Brautmutter

FORSCHUNG
Warum eine Hysterektomie bei manchen Frauen sexuelle Nebenwirkungen hat

Jahrelang haben Ärzte den Frauen gesagt, dass der Verlust der Libido nach einer Hysterektomie „nur in ihrem Kopf" stattfinde. Neueste Forschungen über die Sexnerven rückten die Operation allerdings in ein anderes Licht: Ja, sie könnte den Sexualtrieb beeinträchtigen.

Dr. Jennifer Berman und Dr. Laura Berman schrieben in einem kürzlich online veröffentlichten Artikel: „Wir sind zu der Überzeugung gelangt, dass Traumata, die den Nerven und kleinen arteriellen Verzweigungen, zuständig für die Versorgung von Vagina, Uterus und Klitoris, zugefügt werden, das Potenzial haben, sexuelle Dysfunktionen zu verursachen."

Die meisten Chirurgen, die Hysterektomien (und Kaiserschnitte und andere Eingriffe im Beckenbereich) durchführen, wissen nicht genug über die Lage dieser Nerven, um sie bei der Operation aussparen zu können. Die Bermans plädieren lautstark für die Anwendung „nervenschonender Techniken", wie sie interessanterweise routinemäßig bei Prostataoperationen zum Einsatz kommen.

FORSCHUNG
Neues zum Nervus terminales

Wie in der *Orgasmus-Bibel* berichtet, könnte ein wenig bekannter Cranialnerv, der *Nervus terminales* oder auch „nullter Nerv", den Pheromonen den Weg ins Gehirn bahnen. (Davor hatte man den Riechnerv für den einzigen Transmitter von Pheromonen gehalten.) Diese Substanzen lösen Ihre Erregung für eine bestimmte Person aus und spielen deshalb eine entscheidende Rolle in der Partnerwahl.

Weitergehende Forschung hat gezeigt, das der Nervus terminales nicht mit dem Riechkolben (*Bulbus olfactorius*, ein zwiebelförmiger Teil des Riechorgans, Anm.) verbunden ist, wo eine erste Verarbeitung der Riechinformationen erfolgt. Stattdessen dockt er direkt an Teile des Gehirns an, die für die Fortpflanzung zuständig sind, und löst dort die Ausschüttung eines hochwirksamen Sexhormons (GnRH) ins Blut aus. Wissenschaftler stellten die Hypothese auf, dass der nullte Nerv für die Etablierung einer ebenso plötzlichen wie mysteriösen sexuellen Kommunikation zwischen zwei Personen verantwortlich sein könnte.

Könnte dies ein weiterer Beweis für die Macht der Lust auf den ersten Blick sein?

Wenn Frauen sich darüber beklagen, dass sie Liebe machen nicht erregt, bekommen sie häufig zu hören: „Das ist nur deine eigene Kopfsache." Das kann als Kommentar sehr von oben herab klingen. Nachdem Sie nun dieses Kapitel gelesen haben, erkennen Sie aber, wie viel Wahrheit in dieser Aussage steckt. Wir sind in der Lage, unsere Erregung abzuschalten, indem wir einfach unsere geistige Verbindung zu den Signalen zwischen Hirn und Genitalien unterbrechen. Es stimmt aber auch, dass eine Frau deshalb unerregt bleiben kann, weil die Technik ihres Liebhabers sie völlig kalt lässt. Wenn Sie mit Ihrer eigenen Erregbarkeit vertraut sind, wissen Sie, was Sie in Stimmung bringt – und wie Sie es bekommen.

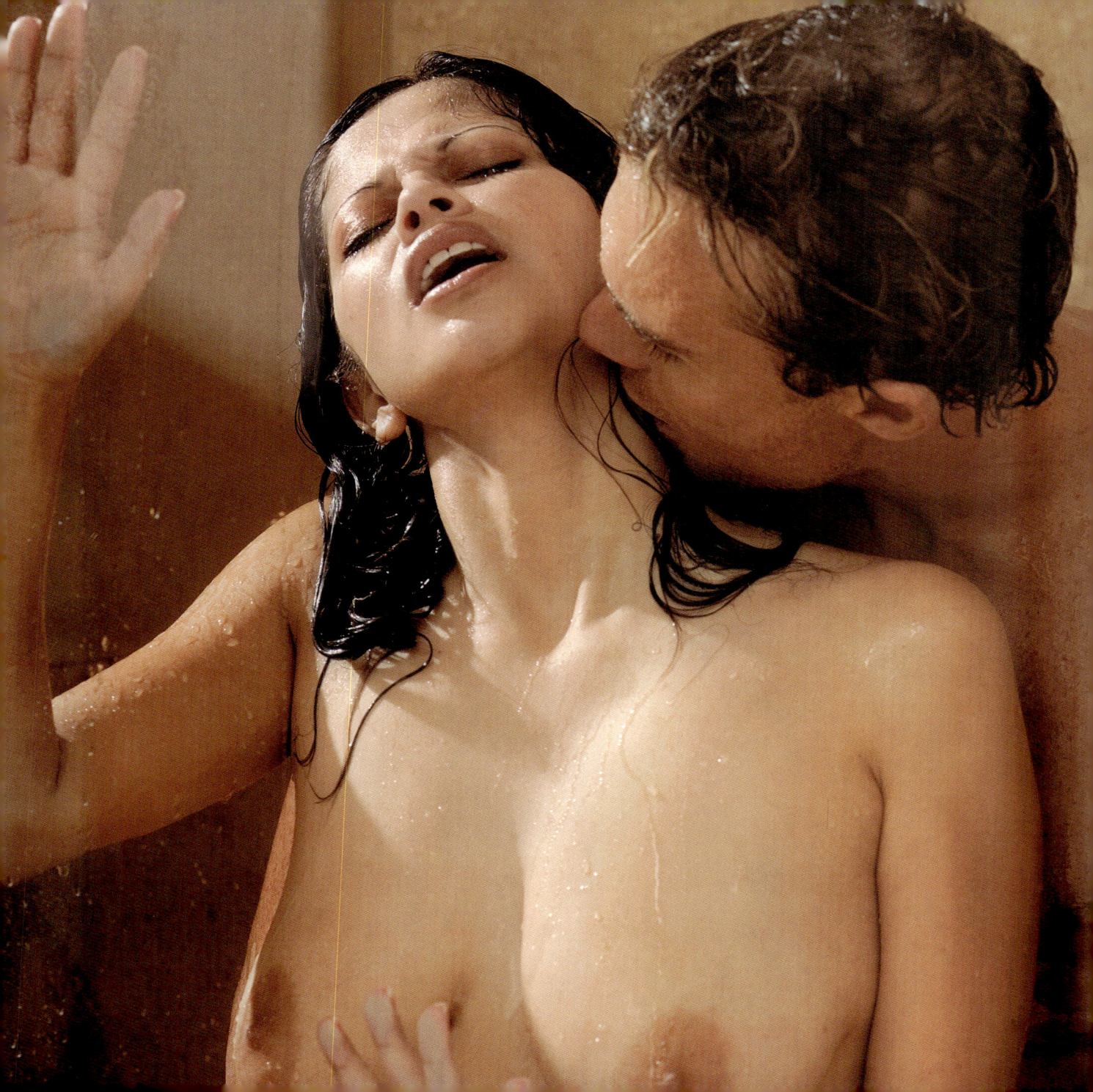

Kapitel 4
DER ORGASMUS ENTSCHLÜSSELT

Ein Orgasmus ist die kraftvolle, angenehme psychophysische Reaktion auf intensive Stimulation – zumeist der Genitalien. Bei einem Orgasmus kontrahieren Vagina, Schließmuskel und Uterus simultan, und das im Vaginalbereich gestaute Blut wird schlagartig rückgeflutet. Die Kontraktionen dauern, bei Intervallen von weniger als einer Sekunde zwischen den ersten drei bis sechs, im Allgemeinen zwischen drei und zwanzig Sekunden an.

Diese allgemeine Definition lässt eine große Variationsbreite – für einzelne Frauen bzw. deren unterschiedliche Orgasmuserfahrungen in Abhängigkeit von ihrer Libido, ihrem Partner und anderen Faktoren. Frauen könnten jede der folgenden Erfahrungen machen:

- Einzelorgasmen, die eine Minute oder länger andauern.
- Postorgastische Kontraktionen (sporadische, erotische, genitale Nachbeben) für eine oder mehrere Minuten.
- Multiple Orgasmen.
- Erweiterte oder Ganzkörper-Orgasmen.

Gemeinsam mit seinen Co-Autoren Dr. Beverly Whipple und Dr. Carlos Beyer-Flores hat Dr. Komisaruk fMRT-Scans durchgeführt, die zeigen, wie Frauen auf die weiter unten in *Offen gesagt* beschriebene Weise einen Orgasmus erleben. Manche Frauen waren mit Hilfe meiner Technik, der Orgasmus-Schleife (S. 67), in der Lage, sich „zur Klimax zu denken". Beckenbodentraining (aka Kegelübungen, das Spannen und Entspannen der PC-Muskeln) ist ein entscheidender Bestandteil der O-Schleife. Bei dieser Gelegenheit setzten erstmals Frauen ihre PC-Muskeln unter den „Augen" eines fMRT-Scans ein. Frauen mit Rückenmarksschäden, denen Ärzte jede sexuelle Empfindungsfähigkeit absprachen, erlebten Orgasmen. Ärzten ist meist nicht bewusst, dass nicht nur das Rückenmark, sondern auch der Vagus Gehirn und Genitalien der Frauen miteinander verbindet und dies möglich macht.

All das liefert Anlässe, die Theorien über das Wie und Warum von Orgasmen bei Frauen zu hinterfragen – welche bis vor Kurzem nie im Labor überprüft worden sind.

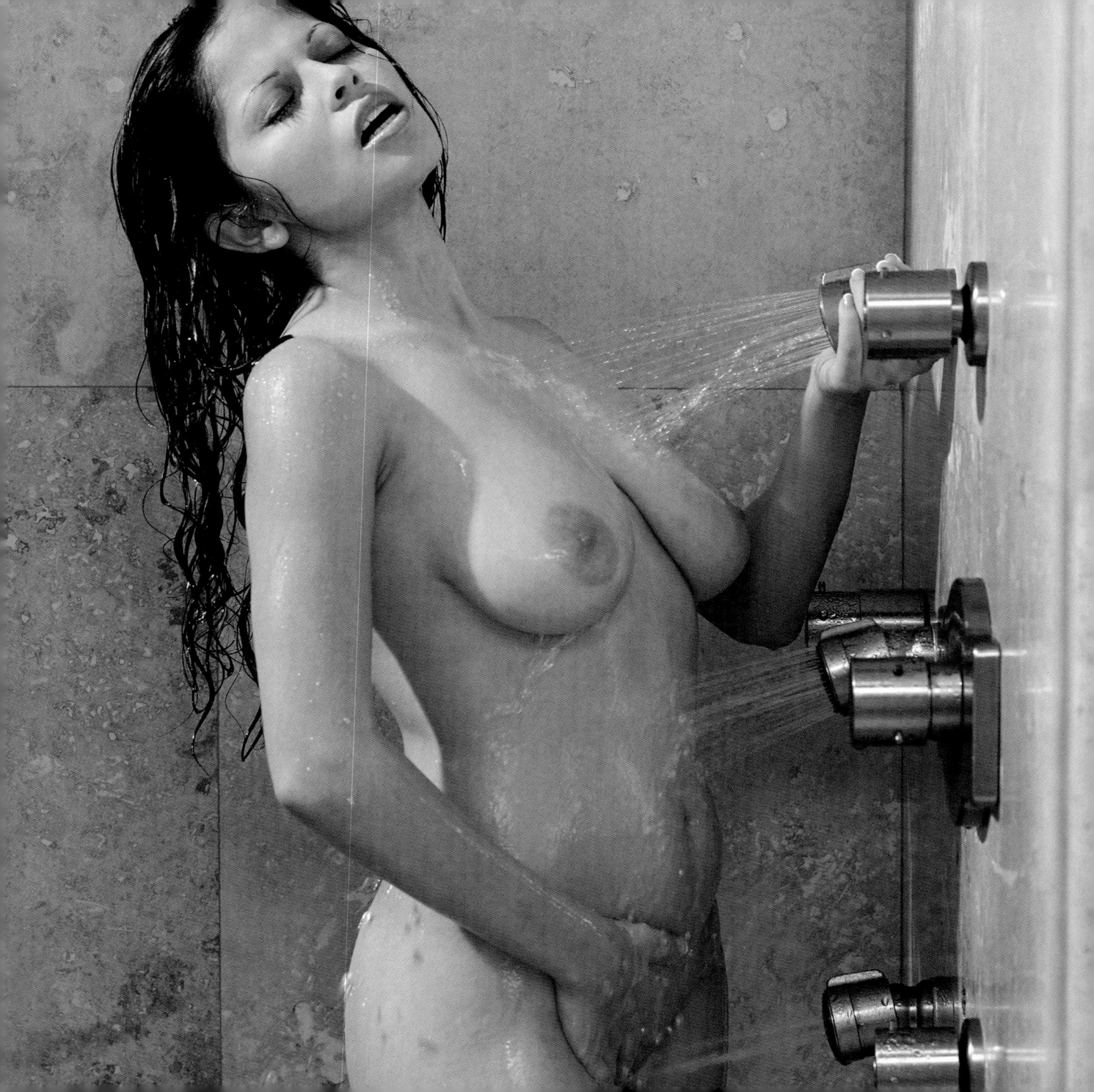

SO WERDEN SIE GUT IM BETT

Masturbieren Sie, bis Sie kommen

Sie sollten mit Ihrem sexuellen Körper vertrauter sein als Ihr Liebhaber. Das ergibt Sinn: Wenn Sie sich selbst nicht verwöhnen können, wer dann? Frauen, die bis zum Orgasmus masturbieren, erreichen auch mit ihren Partnern eher eine Klimax. Hier die klassischen Methoden, wie Frauen sich selbst Genuss verschaffen:

- Kreisförmiges Streicheln oder Rubbeln der Klitorisregion mit den Fingern oder rhythmisches Pressen mit der Hand, mit oder ohne Vibrator.
- Einführen der Finger (oder eines Vibrators) in die Scheide, um den G-Punkt zu stimulieren.
- Im Bad: Lenken des Wasserstrahls auf die Genitalien.
- Bäuchlings auf dem Bett liegen und sich an der Matratze oder einem untergelegten Kissen reiben.
- Sich im Stehen an einer harten Oberfläche reiben, z. B. der Ecke des Nachttisches oder einer Kommode.
- Durch Überkreuzen und Aneinanderpressen der Beine und gleichzeitiges Anspannen des Pubococcygeus-(PC-)Muskels.

Den Orgasmus mit Vibrator erreichen die meisten Frauen, indem sie ihn an die Klitoris pressen und die Klitorisregion umkreisen – häufig durch seidige Höschen hindurch – und nicht durch Penetration. Experimentieren Sie mit unterschiedlichem Druck, während Sie den Vibrator über Ihre Vulva, die Schamlippen und die Klitoris führen. Wenn die Vibration auch bei niedrigster Stufe für einen direkten Kontakt der Klitoris zu stark ist, bewegen Sie das Gerät an deren Seite. Verlängern Sie das Lusterlebnis, indem Sie zwischen heißen und nicht heißen Punkten wechseln; so reizen Sie sich zu einem stärkeren Orgasmus. (Mehr zu Vibratoren ab S. 233.)

OFFEN GESAGT

Ein erweiterter Orgasmusbegriff

In *The Science of Orgasm* („Die Orgasmus-Wissenschaft", Anm.) beantwortet Dr. Barry Komisaruk die Frage: „Was genau ist ein Orgasmus?" So gut wie jede/r würde zustimmen, dass eine Klimax eine intensive, genussvolle Reaktion auf genitale Stimulation ist: physische Penis-Stimulation bei Männern und physische vaginale oder klitorale Stimulation bei Frauen. Das trifft auch typischerweise zu, jedoch existiert eine Vielzahl von Arbeiten, die von anderen Formen sensorischer Reizung zu berichten wissen, die ebenfalls zu Orgasmen führen können. So sind Fälle von Frauen dokumentiert, die allein durch „daran Denken" kommen können, und von Frauen, die trotz beschädigten Rückenmarks Orgasmen erleben.

DER ORGASMUS DER FRAU IN THEORIE UND PRAXIS

Wir sind ganz schön weit gekommen, Mädels!

Die Vorstellungen über weibliche Orgasmen haben sich über die Jahre bemerkenswert entwickelt. Sigmund Freud, der Vater der Psychiatrie, befand klitorale Orgasmen für „unreif", für eine adoleszente Form, die dem „reifen" vaginalen Orgasmus durch Geschlechtsverkehr vorangeht. In seinem bahnbrechenden Buch *Die Funktion des Orgasmus* erweiterte Wilhelm Reich 1940 die Definition des Orgasmus über das rein Genitale hinaus. Er war der erste Sexologe, der eine Verbindung zwischen der emotionalen Gesundheit eines Menschen und dessen Orgasmusfähigkeit postulierte – und hielt als erster fest, dass Orgasmen Ganzkörpererfahrungen sein können; ein Glaube, den er mit östlichen Sexologen teilte. Er war seiner Zeit voraus.

OFFEN GESAGT

Orgasmus der weiten Wege

Dr. Beverly Whipple, die gerne zugibt, angesichts einer querschnittgelähmten Frau, die in ihrem Labor zum Orgasmus gekommen war, vor Freude geschrien zu haben, schreibt: „‚Vagus‘ bedeutet ‚Wanderer‘ – der Nerv durchzieht den Körper. Früher dachte man nicht, er würde bis in die Beckenregion reichen. Aber unsere und die Forschung anderer Laboratorien zeigen, dass er das sehr wohl tut. Fakt ist, dass er bis zur Zervix und zum Uterus und wahrscheinlich bis zur Vagina reicht. Er ist die Reizleitung für die dort aufgenommenen Impulse und führt sie durch Bauch, Zwerchfell und Brustkorb und weiter durch den Hals, vorbei am Rückenmark, nach oben ins Gehirn."

In den 1950ern und 1960ern verbanden Alfred Kinsey, Masters und Johnson sowie Helen Singer Kaplan den politisch korrekten Orgasmus fest mit der Klitoris. Mit dem G-Punkt brachte Whipple die Vagina wieder ins Spiel und entzündete die große Klitoral-Vaginal-Debatte der 1970er und 1980er – obgleich sie unmissverständlich klarstellte, dass die Entdeckung des G-Punkts keinesfalls die Bedeutung der Klitoris gemindert habe. Shere Hite und andere renommierte Sexualwissenschaftler bestritten allerdings die Existenz des G-Punkts. Dr. Gina Ogden, Autorin der wegweisenden Arbeit *Ich liebe Sex: Frauen berichten von ihren Orgasmuserfahrungen*, verlegte ebenfalls noch in den 1980ern das Zentrum des orgastischen Geschehens ins Gehirn, als sie Frauen entdeckte, die durch pure Imagination und ohne Berührung zum Orgasmus kommen können. Gegen Ende des 20. Jahrhunderts stellte Dr. Ian Kerner, der Verfasser von *Mehr Lust für sie* (ein Plädoyer dafür, Frauen zuerst durch Cunnilingus zum Höhepunkt zu bringen), die Überlegenheit der Klitoris wieder her.

Die gute Nachricht für die Frau von heute: Die meisten Expertinnen und Experten sind sich darüber einig, dass es mehr als einen Weg zum weiblichen Orgasmus gibt – und jeder davon ein guter ist.

FORSCHUNG
Der G-Schuss

Er stammt aus derselben Werkstatt, der wir auch den Vaginaplastiewahn zu verdanken haben: 2005 erfand und brandete ein kalifornischer Gynäkologe und plastischer Chirurg den *G-Shot*, auch G-Punkt-Verstärkung genannt. Darunter versteht man eine kleine Dosis Kollagen, die direkt in den G-Punkt injiziert wird. Die Prozedur schlägt mit rund 2.000 US-Dollar zu Buche, hält vier Monate und könnte Sie in einem konstanten Erregungszustand halten, bis sich das Kollagen verbraucht hat. Manche Frauen, die sich den G-Schuss haben geben lassen, berichten von Orgasmen am Hometrainer im Fitnessstudio. Wie bei der botoxgespritzten Stirn ist die Wirkung aber nicht von Dauer.

In Ermangelung ernstzunehmender Untersuchungen raten viele Ärzte, darunter auch Dr. Laura Berman, zu regelmäßen Kegelübungen und dazu, sich die Orgasmen auf die altmodische Art zu verschaffen.

TYPOLOGIE DES WEIBLICHEN ORGASMUS

Man kann verschiedene Formen des weiblichen Orgasmus unterscheiden:

- *Klitoral*: primär durch Stimulation der Klitoris(region) hervorgerufen.
- *Vaginal*: primär durch Stimulation der Vagina (inklusive G-Punkt) und Zervix beim Geschlechtsverkehr, durch Masturbation mit einem eingeführten Vibrator oder manuelle Stimulation hervorgerufen. (**Bild rechts**)
- *Extragenital*: hervorgerufen durch Stimulation sämtlicher Körperteile ausgenommen der Genitalien: Brüste, Innenschenkel, Mund, Kehle, Nacken, Hals oder Zehen. (**Bild rechts unten**)
- *Gemischt*: Ergebnis der Stimulierung auf mehr als eine Art, z. B. klitoral während der Vereinigung oder manuell während des Cunnilingus.
- *Spontan:* (auch: Handlos-Orgasmus), bei dem Frauen sich zum „Kommen denken" oder zum Orgasmus fantasieren, ohne zu externer Stimulation zu greifen; diese Form des Orgasmus tritt am ehesten auf, wenn Frauen ihren PC-Muskel anspannen. (Auch mit Hilfe der O-Schleife können Sie auf diese Weise kommen.)

So gut wie alle Frauen können allein durch klitorale Stimulation die Klimax erreichen. Weniger als ein Drittel, manchen Studien zufolge sogar nur ein Viertel der Frauen kann durch rein vaginale Stimulation kommen. (Insbesondere durch Erlernen und Anwenden der Orgasmus-Schleife lässt sich dieser Anteil steigern.) Gemischte Orgasmen sind vermutlich weitaus üblicher als uns bewusst ist. Viele Frauen berichten möglicherweise von einem in reintypischer Form erreichten Orgasmus – in der Regel klitoral –, obwohl sie in Wahrheit auch vaginal und vielleicht zervikal und/oder am G-Punkt stimuliert worden sind, während sie bei eingeführtem Penis ihre Klitoris streichelten. Sehr wahrscheinlich haben sie einen gemischten Orgasmus erlebt, ohne es zu erkennen.

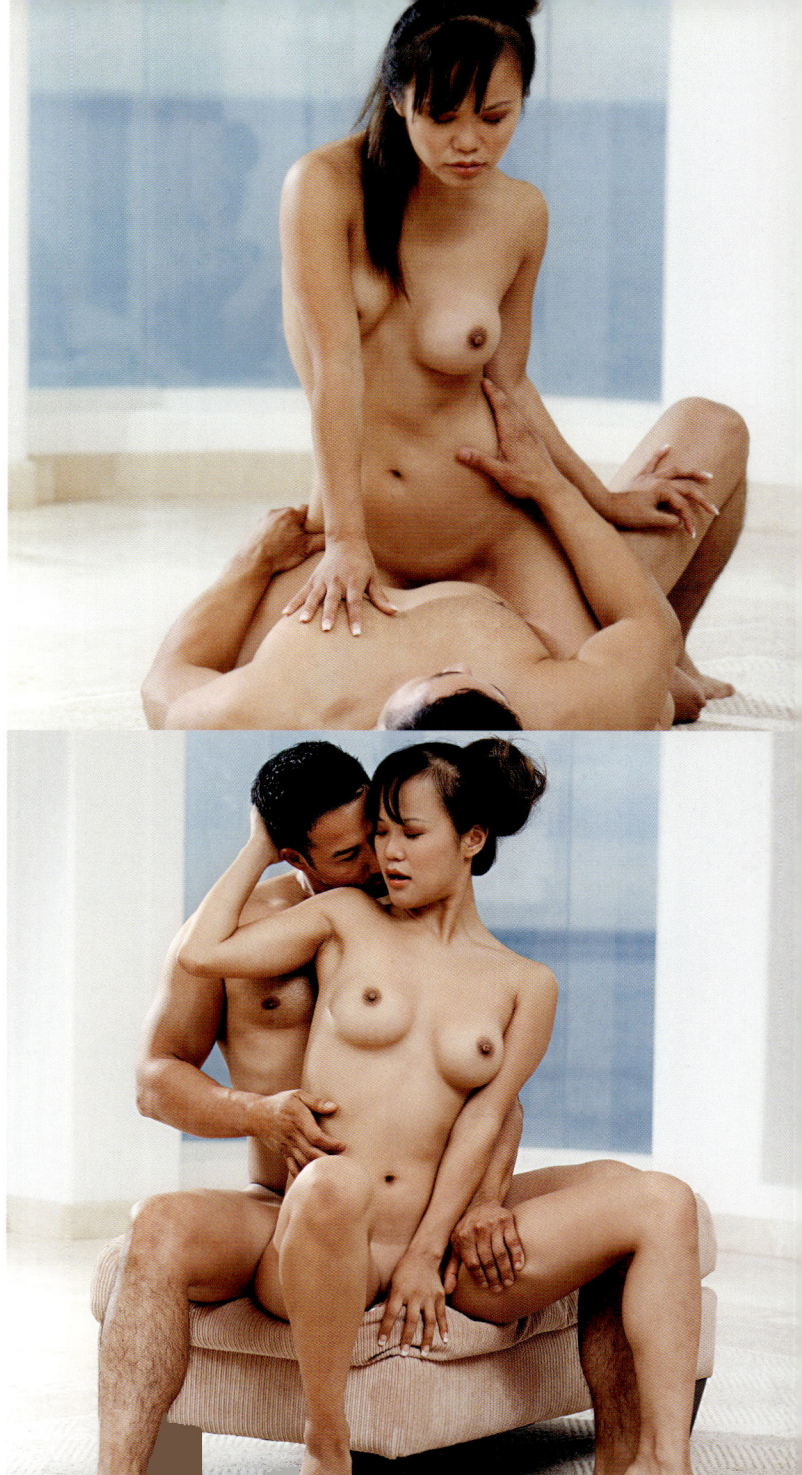

Ein bis drei Prozent der Frauen und fast keine Männer können ohne genitale Stimulation zum Orgasmus kommen. In der Regel folgen solche extragenitalen Orgasmen einem oder mehreren klitoralen/vaginalen Höhepunkten nach. Eine sehr orgasmusfähige Frau kann z. B. die dritte (vierte, fünfte …) Klimax erreichen, indem man ihre Brüste oder Nippel streichelt, massiert, zwickt oder daran zieht oder saugt. Manche Frauen kommen an diesem Punkt allein durch Zusammenpressen ihrer Schenkel.

Anhängerinnen der östlichen Liebeskünste gehören zu jenen, die mit einem oder auch multiplen Orgasmen nicht zufrieden sind. Sie wollen mehr oder längere oder über die Genitalien hinaus wirkende (Ganzkörper-)Orgasmen.

DIE GRÖSSEREN ORGASMEN

Es gibt drei Arten von größeren Orgasmen:
- *Verlängerter Orgasmus:* Mehr und längere Kontraktionen, die eventuell in etwas größeren zeitlichen Abständen erfolgen.
- *Erweiterter Orgasmus:* Die intensive Empfindung wird über die Genitalien hinaus im ganzen Becken, dem Gesäß und den Oberschenkeln gefühlt.
- *Ganzkörper-Orgasmus:* Die Orgasmus-Erfahrung ist zugleich intensiver und breiter, im ganzen Körper wahrnehmbar. Wir reden von sexuellen Höhepunkten, die sich anfühlen, als würde die Ekstaseenergie aus dem Schädel oder den Fingern und Zehen schießen.

Verlängerte oder erweiterte Orgasmen treten am ehesten beim Masturbieren auf, zumindest bei der ersten derartigen Erfahrung. Ganzkörper-Orgasmen sind ein völlig anderes Phänomen. Frauen mit wiederholter einschlägiger Erfahrung berichteten von einer ungewöhnlich starken emotionalen oder spirituellen Verbindung zu ihrem Partner; oder sie verspürten eine ganz besonders sinnliche Körperselbstwahrnehmung.

Männer sind nur in den seltensten Fällen zu multiplen Orgasmen fähig, sie können aber verlängerte, erweiterte und Ganzkörper-Orgasmen erleben.

MULTIPLE ORGASMEN

Weniger als ein Drittel der Frauen erlebt multiple Orgasmen, noch weniger mit einer gewissen Regelmäßigkeit. Theoretisch sind für jede Frau, die einen Orgasmus haben kann, auch mehrere möglich. Männer benötigen die Refraktärphase, eine Pause nach einer Ejakulation, die von weniger als 30 Minuten bei jungen bis zu mehr als einem Tag bei älteren Männern dauern kann. Die Refraktärzeit schränkt ihre Möglichkeiten ein, es sei denn, sie praktizieren Tantra und erlernen die Fähigkeit, Orgasmen zu erleben ohne zu ejakulieren. Einige Sexologen teilen den östlichen Glauben, dass die Ejakulation zwar typisch für den männlichen Orgasmus sei, Männer aber lernen könnten, den Genuss der rhythmischen Kontraktionen vom Ausstoß des Ejakulats zu trennen.

Wenn eine Frau multiple Orgasmen will, kann sie das während jeder Form der sexuellen Stimulation lernen. Multipel orgastische Frauen erleben im Normalfall mehr als einen Orgasmus-Typ während einer Liebesnacht. Mit Hilfe der O-Schleife steigt der Anteil der dazu fähigen Frauen: In einer Studie mit 500 Frauen waren es 53 %.

FÜR FORTGESCHRITTENE
GEMISCHTE MULTIPLE ORGASMEN

Manche Frauen können nur dann mehrfach kommen, wenn sie sowohl klitoral als auch vaginal im Bereich des G-Punkts stimuliert werden. Ihr Partner kann das für Sie machen, wenn er beim Cunnilingus zugleich mit den Fingern die vordere Scheidenwand stimuliert oder sich auch Ihrer Klitoris zuwendet, während er in einer G-Punkt-stimulierenden Stellung in Sie eingedrungen ist.

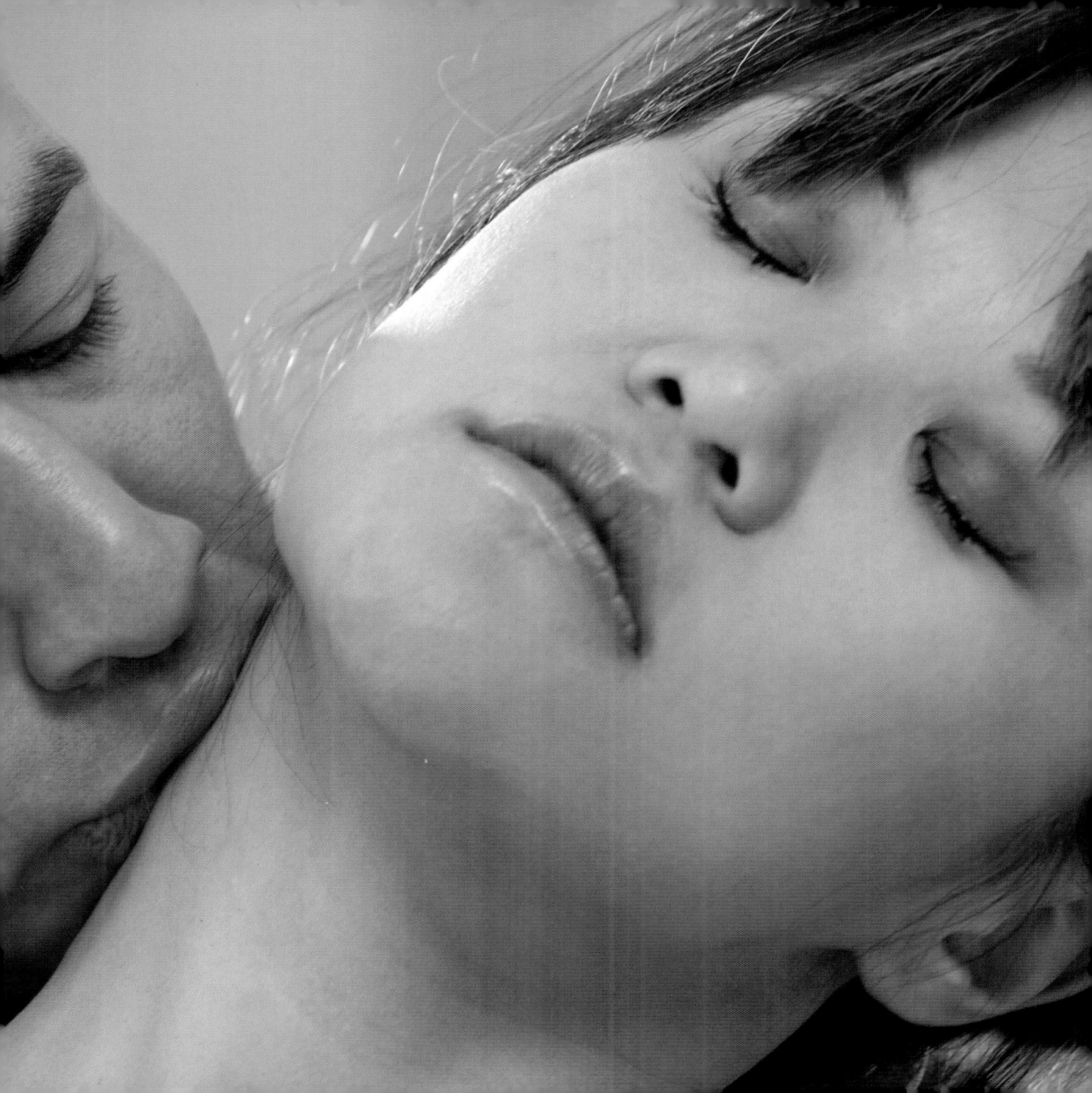

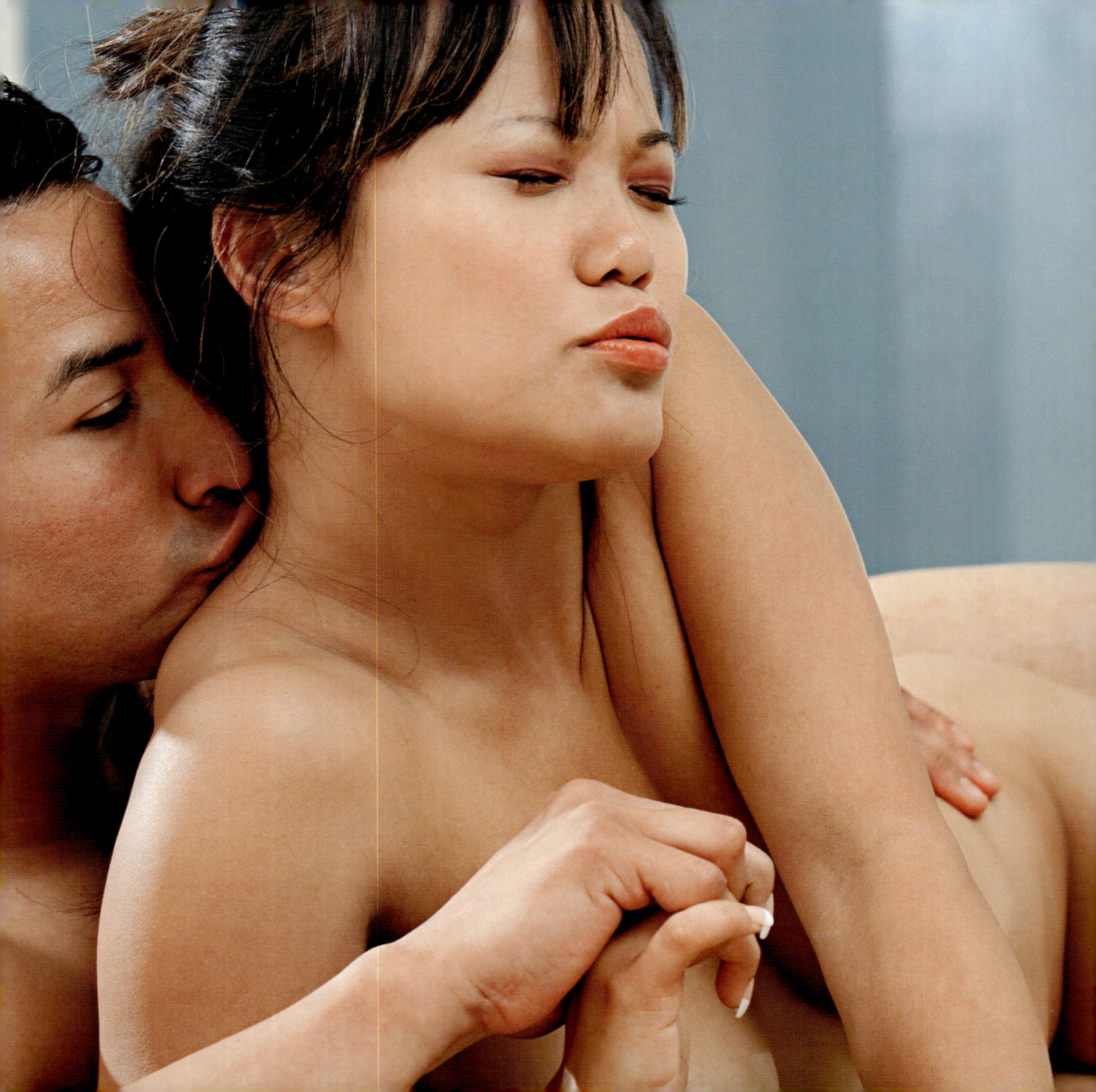

Multiple Orgasmen treten in vier Formen auf:
- *Zusammengesetzte Einzelorgasmen:* Jede Klimax steht für sich und erfolgt in so großem zeitlichem Abstand, dass die vorherigen Phasen der Erregung und Spannung großteils abgeschlossen waren.
- *Sequenzielle multiple Orgasmen:* In einem Abstand von ein bis zehn Minuten; kaum Unterbrechungen in puncto Stimulation und Erhaltung des Erregungslevels.
- *Serielle multiple Orgasmen:* Erfolgen im Abstand von Sekunden bis zwei Minuten; keine oder so gut wie keine Unterbrechungen der Stimulation oder Verringerung des Erregungsniveaus.
- *Gemischte multiple Orgasmen:* Eine Mischung aus zwei oder allen genannten Typen.

KEGELTRAINING

Bei Bauch-Bein-Po-Aerobic dürfen Sie nachlässig sein, aber diese eine Übung muss sein!

Die Kräftigung der Beckenbodenmuskulatur ist für jede Frau essenziell: Es ist die absolute Mindestanforderung für guten Sex.

Eine starke PC-Muskulatur erhöht die Wahrscheinlichkeit und die Intensität einer Klimax. Sie erleichtert multiple oder verlängerte Orgasmen. Sie verhilft Ihnen zu einem gewissen Maß an Kontrolle über die Tiefe des Eindringens beim Verkehr, und Sie werden ein paar erstaunliche Kunststücke vollbringen können, einfach indem Sie Ihren PC-Muskel um seinen Penis an- und entspannen. Zudem erhält ein kräftiger PC-Muskel den Tonus Ihrer Vagina nach einer Geburt und sogar nach der Menopause.

Der trapezförmige *pubococcygeus* reicht vom Scham- (*pubis*) zum Steißbein (*coccyx*) und bildet den Beckenboden. (Auch Männer haben einen PC-Muskel und profitieren vom Kegeltraining, wenn auch nicht so sehr wie Frauen.) Lokalisieren Sie Ihren PC-Muskel, indem Sie den Urinfluss unterbrechen. Sobald Sie wissen, wo er liegt, führen Sie die folgende Übung aus:

Kurze Kegelfolge

Spannen Sie den Muskel 20-mal an, etwa einmal pro Sekunde. Atmen Sie ruhig, während Sie nur den Muskel rund um Ihre Genitalien (inklusive Anus) anspannen, nicht Ihre Gesäßmuskeln. Drücken Sie beim Entspannen nicht nach unten; lassen Sie einfach los. Machen Sie zwei 20er-Durchgänge täglich und arbeiten Sie sich schrittweise zu zwei Durchgängen mit 75 Wiederholungen täglich vor.

Fügen Sie nun die *lange Kegelfolge* hinzu. Halten Sie die Muskelspannung für etwa drei Sekunden. Entspannen Sie. Arbeiten Sie sich zu Spannungs- bzw. Entspannungsphasen von je zehn Sekunden vor. Fangen Sie auch hier mit 2×20 Wiederholungen an und steigern Sie sich auf 2×75 täglich.

Sobald Sie in der Kombination der beiden Folgen 300 Wiederholungen täglich schaffen, sind Sie bereit für:

Den Ausstoß. Nach dem Lösen der Spannung drücken Sie sanft nach unten außen, als vollführten Sie eine Darmbewegung mit Ihrem PC-Muskel. Sachte! Nicht pressen!

Üben Sie nun Sequenzen, die Kurz- und Langfolgen mit Ausstößen kombinieren.

Nach einem Monat mit täglich 300 Wiederholungen sollten Sie über einen gut trainierten PC verfügen; für den Statuserhalt reichen dann mehrere 150er-Sets pro Woche.

In Büchern und Magazinen ist heute dermaßen viel Information über den weiblichen Orgasmus zu finden, dass moderne Frauen, im Gegensatz zu ihren Großmüttern, keinesfalls behaupten können, keinen Zugang zu relevantem Wissen über Wege zum Orgasmus zu haben. Wir verfügen über *zuviel* (und vielfach zweifelhafte) Information. Gerade die am weitesten verbreiteten Arbeiten entstanden häufig auf methodologisch mangelhafte Weise. Die gestellten Fragen werden nicht publiziert, der demografische Hintergrund der befragten Frauen bleibt im Dunklen. Eine Online-Suche zu einem beliebigen Thema fördert Listen zutage, in denen sinnloses Geschwafel neben höchstwertigen Forschungsarbeiten steht. In der Sache „weiblicher

Orgasmus" mauern sich viele samt ihrer Theorie ein: Dr. Betty Dodson (klitoraler Orgasmus) oder Dr. Beverly Whipple (G-Punkt-Orgasmus) verteidigen ihre Standpunkte und sprechen Studienergebnissen, die ihrer Position widersprechen, die Gültigkeit ab. Dr. Dodson bezichtigt in *Sex for Two* Frauen, die von vaginalen Orgasmen berichten, der Lüge/Täuschung. Welcher Experte würde, noch dazu einseitig, einem Mann sagen, seine erotische Erfahrung sei ein Schwindel?

Seien Sie mental offen, spielen Sie mit Ihrem Körper, beobachten Sie, was *Sie* zum Orgasmus bringt, und geben Sie sich nicht mit einer Methode zufrieden, bevor Sie nicht alle anderen getestet haben.

FÜR FORTGESCHRITTENE
MIT DIESEN VARIATIONEN BLEIBT DAS KEGELTRAINING INTERESSANT:

1. **Das Kegel-Bein-Kreuz**
   Legen Sie sich mit ausgestreckten Beinen auf den Rücken. Spannen Sie Ihren PC-Muskel an und ziehen Sie den Bauch ein. Mit weiter gehaltener Spannung heben Sie nun ein Bein senkrecht hoch. Spreizen Sie Ihr Bein weit nach rechts ab, führen Sie es zur Mittelposition zurück und überkreuzen Sie nach links. Lösen Sie die Spannung. Wiederholen Sie mit Ihrem anderen Bein. Machen Sie drei Durchgänge à zehn Wiederholungen mit jedem Bein.

2. **Die Kegel-Bauchpresse**
   Variieren Sie Ihre Kegelroutine, indem Sie die Übungen mit Ihrem Fitnessprogramm verbinden. Machen Sie z. B. die Kegelübungen, während Sie Ihre Bauchmuskeln trainieren. Spannen Sie Ihren PC-Muskel an und ziehen Sie zugleich den Bauch ein. Lösen Sie die Spannung gleichzeitig.

SO WERDEN SIE GUT IM BETT
PC-Lustübung

Diese Technik stammt von Dr. Barbara Keesling und wurde in adaptierter Form ihrem Buch *Bad Girl Sex!: Was Sie über Lust und Verführung wissen wollen* entnommen.

Liebkosen Sie Ihr Geschlechtsteil, um sich zu erregen. Wenn Sie soweit sind, führen Sie einen Finger in Ihre Scheide ein. Spannen und entspannen Sie wiederholt Ihren PC-Muskel um den Finger. Stimulieren Sie dazu Ihre Klitoris und „atmen Sie Feuer": Atmen Sie tief ein und aus und stellen Sie sich Ihren Atem als Feuer vor, das durch Ihre Nase ein- und Ihre Vagina austritt und von dort wieder durch die Nase eingesogen wird. Wenn Sie Ihrem Orgasmus nahe sind, unterbrechen Sie kurz vor der Klimax durch Anspannen des Beckenbodenmuskels. Kontrahieren Sie nun Ihren PC-Muskel so fest Sie können und erleben Sie, wie dramatisch dies Ihren Orgasmus beeinflusst. (Danke Dr. Keesling, die Technik ist brillant und lässt sich wunderbar auf das Erreichen von sexuellen Höhepunkten beim Sex mit dem Partner übertragen.)

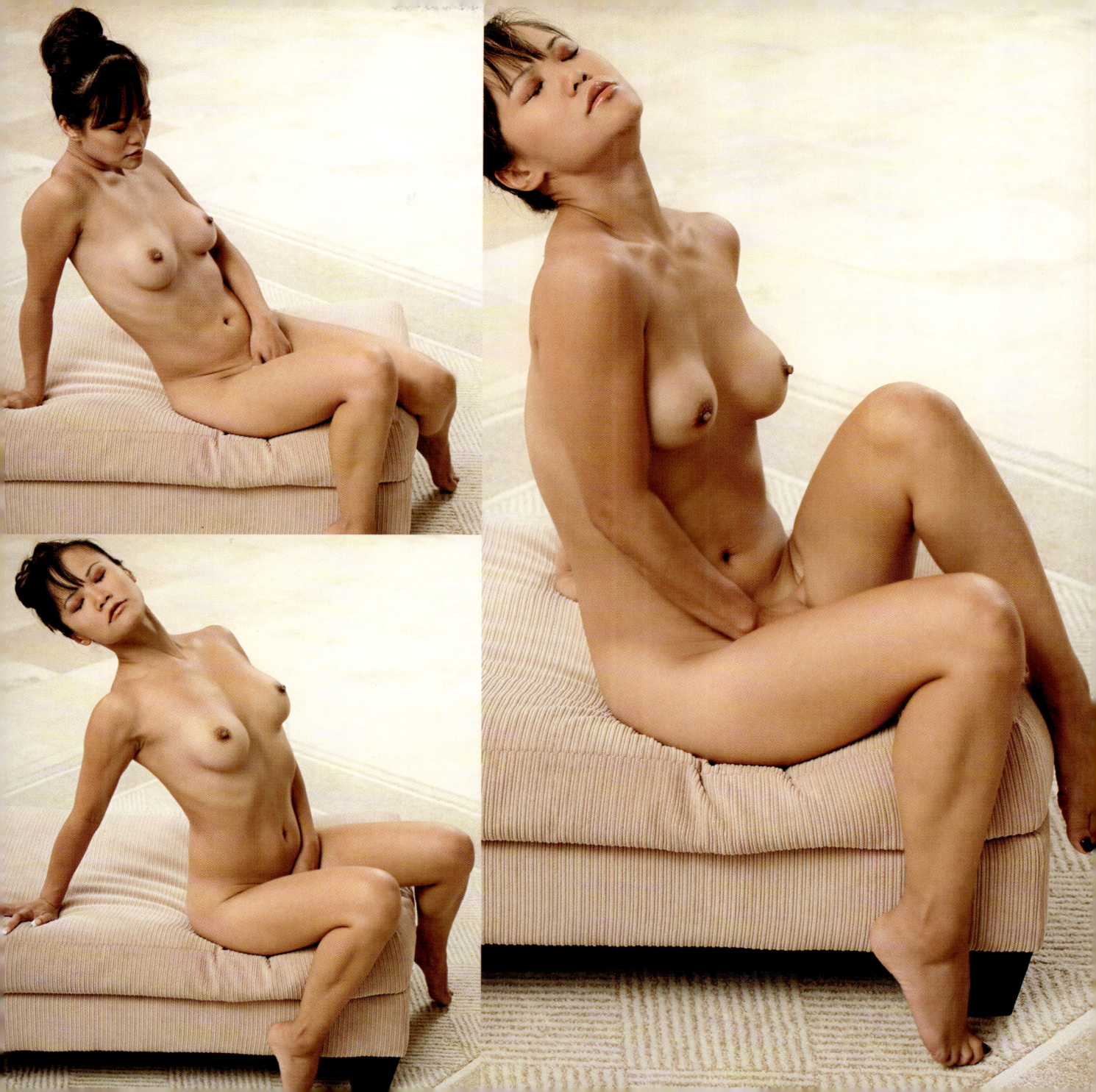

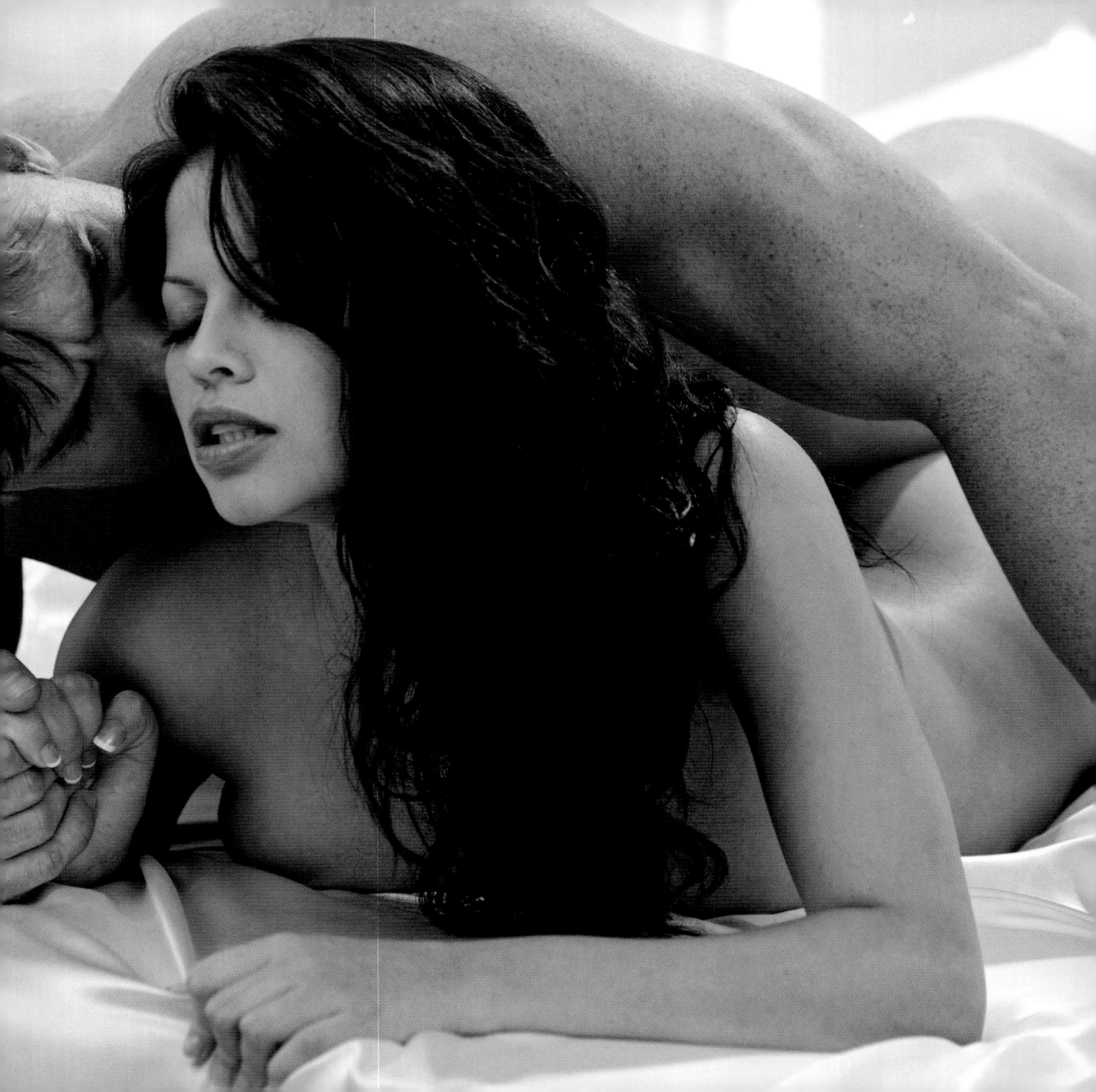

Kapitel 5
WIE SICH IHR ORGASMUS VON SEINEM UNTERSCHEIDET

Ja, es gibt Gemeinsamkeiten in der männlichen und weiblichen Orgasmuserfahrung. Die Erregung führt zu einem Anschwellen der Blutgefäße seines Penis, wie sie auch zum Anschwellen Ihrer Klitoris und Schamlippen führt. Beim Orgasmus flutet auch sein Blut zurück in seinen Körper. Er erlebt die Kontraktionen seines Glieds und der umgebenden genitalen Region als lustvolle Erfahrung, Ihrem Orgasmus in Länge und Ablauf ähnlich.

Aber er hat nicht die Orgasmusfähigkeiten, über die Sie verfügen.

Erstens mag ein Mann zwar verlässlicher ans Ziel kommen als seine Frau, aber er kann dabei unter nicht so vielen möglichen Wegen zur Ekstase wählen.

WIE MÄNNER KOMMEN

Generell erreichen Männer den Orgasmus auf eine von drei Arten:
- Durch Stimulation der Eichel beim Geschlechtsverkehr.
- Durch die Auf-Ab-Bewegung am Schaft (beim Masturbieren oder durch die Partnerin).
- Durch Fellatio. Dabei braucht man sich nur auf das erste Drittel des Penis zu konzentrieren, um eine Wirkung zu erzielen.

Viele Männer können auch durch Stimulation des Perineums zum Orgasmus kommen – die kleine Stelle zwischen Anus und Hodensack.

SO WERDEN SIE GUT IM BETT : *Schenken Sie ihm einen Perineum-Orgasmus*

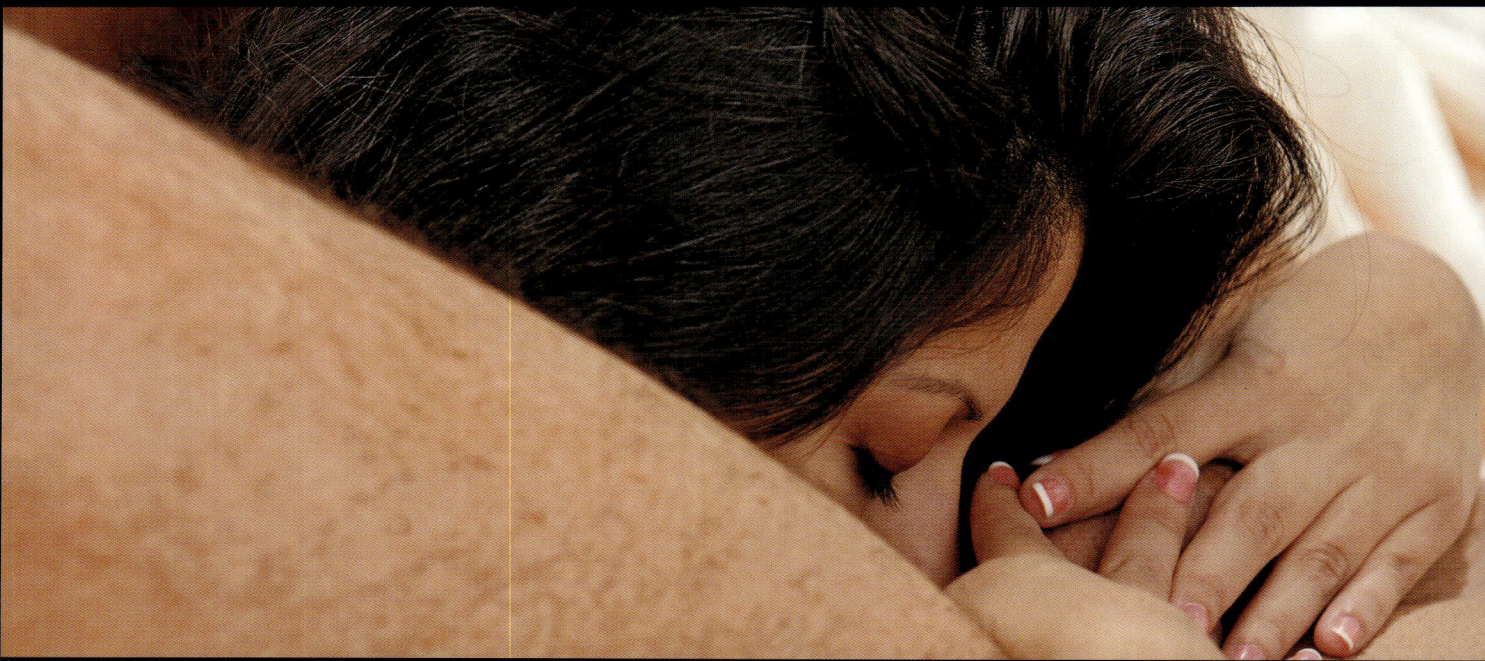

Streichen Sie beim Sexspiel über sein Perineum. Wenn er entsprechend reagiert, kehren Sie später hierher zurück – wenn nicht, lassen Sie diesen Bereich aus. (Die Massage des Perineums macht manche Männer verrückt, zeigt aber bei anderen kaum Wirkung und verwirrt viele. Einige wenige finden sie sogar abstoßend; dahinter steht die Angst, bei Empfänglichkeit für diese Art der Stimulation würde ihre sexuelle Orientierung in Frage gestellt.)

Steigern Sie durch orale und manuelle Stimulation seiner Genitalien seine Erregung bis kurz vor dem Orgasmus. (Die Hoden nicht vergessen.) Unterbrechen Sie die Stimulation. Wiederholen Sie das Ganze.

Wenn er kurz vor der Explosion steht, spreizen Sie seine Schenkel und führen Sie Ihren Mund an seinen Damm. Lecken Sie mit Ihrer Zunge schnell und fest über den ganzen Bereich. Pressen Sie nun Ihren Daumen leicht darauf – passen Sie den Druck dabei seinen Reaktionen an – und lecken Sie weiter mit Ihrer Zunge. (Steht er auf Analspiele? Sie können ihm einen gut mit Gleitmittel eingeschmierten Finger in den Anus stecken und sein Perineum von innen stimulieren.)

Ein Perineum-Orgasmus kann ekstatische Schauer durch seinen ganzen Körper jagen.

WIE SIE SEINEN ORGASMUS BEEINFLUSSEN KÖNNEN

Abgesehen von Unterschieden bei den Wegen zum Orgasmus haben Männer die Refraktärphase – und Sie nicht. Die weibliche Orgasmusfähigkeit ist weit ausgeprägter als die der Männer. Sie können ohne einmal zu verschnaufen von einem Orgasmus zum nächsten gelangen, während er darauf warten muss, wieder hart zu werden.

Zudem können Sie seinen Orgasmus besser beeinflussen als er Ihren – sofern Ihr PC-Muskel stark ist und Sie wissen, was Sie tun. Der Weg von der Erregung zum Orgasmus eines Mannes verläuft geradliniger als bei Frauen. Denken Sie sich den Verlauf als Linie, die Sie verkürzen oder verlängern können.

Männer stellen sich gerne vor, sie würden uns Orgasmen „geben"; das ist aber selten der Fall. Durch Justierung der Stellung beim Verkehr in die stimulierendste Position, durch Kräftigung und Einsatz unseres PC-Muskels, mit unseren Händen oder durch Verwendung der Orgasmus-Schleife (mehr dazu im 6. Kapitel) nehmen wir uns, was wir brauchen. Dabei können wir ihn (fast) immer zum Kommen bringen, wenn wir das wollen, und standhaft halten, wenn das gefragt ist. Timing ist ein Schlüsselelement von gutem Sex; und Sie üben darüber weitaus mehr Kontrolle aus als er.

FÜR FORTGESCHRITTENE
ZWICKEN ODER BEISSEN DER NIPPEL IM AUGENBLICK DES ORGASMUS

Legen Sie, gerade wenn er bereit ist zu kommen, eine dramatische Pause ein. Wenn er oben ist, schnappen Sie sich seine Hinterbacken im Moment der Klimax und setzen Sie Ihren PC-Muskel ein, um ihn noch ein wenig tiefer in sich hineinzuziehen. Schauen Sie ihm dabei zugleich in die Augen. Dann zwicken oder beißen Sie seine Nippel im Augenblick des Orgasmus.

SIE bestimmen. Lassen Sie uns den Mythos von der schlafenden Schönen entsorgen (bei dem sie ohne seine Hilfe nicht aus ihrem erotischen Schlummer erwachen kann). Ihr Orgasmus hängt nicht von ihm ab. Vielmehr können Sie seinen Orgasmus beeinflussen: Sie können ihn verzögern oder herbeiführen und das Erlebnis intensivieren. Verschaffen Sie ihm das Gefühl, er habe geschlafen – bis Sie in sein Leben getreten sind.

Zweifeln Sie nie an Ihren erotischen Fähigkeiten, selbst wenn Orgasmen bisher ein Problem für Sie waren. Im nächsten Kapitel werden Sie eine revolutionäre Technik erlernen, dank der Sie zu jeder Zeit und jedes Mal einen Orgasmus haben können. Eine Frau, die die Kontrolle über ihre und seine Orgasmen hat, ist in der Tat machtvoll.

SO WERDEN SIE GUT IM BETT

Entscheiden Sie, wann er kommt
Achten Sie auf die subtilen Anzeichen, dass er kurz vor der Ejakulation steht – sie sind von Mann zu Mann verschieden. Aber jeder zeigt *ein* bestimmtes Zeichen auf immer dieselbe Weise vor jedem Orgasmus. Z. B. könnte er:

- den Atem anhalten
- schwerer atmen
- einen bestimmten Laut machen – grunzen, ein Aufschrei – oder ganz still werden

Da Sie nun wissen, wie sein Zeichen zu erkennen ist, können Sie die Klimax auslösen:

- Stimulieren Sie seinen G-Punkt durch sanften Fingerdruck auf seinen Damm.
- Stecken Sie einen gleitmittelschlüpfrigen Finger in seinen Anus, um den G-Punkt von innen zu stimulieren – wenn er das mag.

So halten Sie ihn standhaft, wenn Sie für seinen Orgasmus noch nicht bereit sind
Manchmal werden Sie sich beide eine verlängerte Stoßphase wünschen. Hier drei Techniken zur Vermeidung eines vorzeitigen Endes:

Die Drücktechnik
Die Masters-und-Johnson-Drücktechnik entspringt einer eleganteren taoistischen Version, aber diese simple Variante ist ebenso effektiv.

Sagen Sie ihm, er solle sich zurückziehen wenn die Ejakulation nahe, aber nicht unvermeidlich ist. Drücken Sie für einige Sekunden leicht seine Eichel. Setzen Sie den Verkehr fort. Die Technik lässt sich bei Bedarf zwei-, dreimal wiederholen.

Wechselreize oder Stopp/Start
Sagen Sie ihm im Moment der höchsten Erregung, er solle aufhören zu stoßen und Sie oral

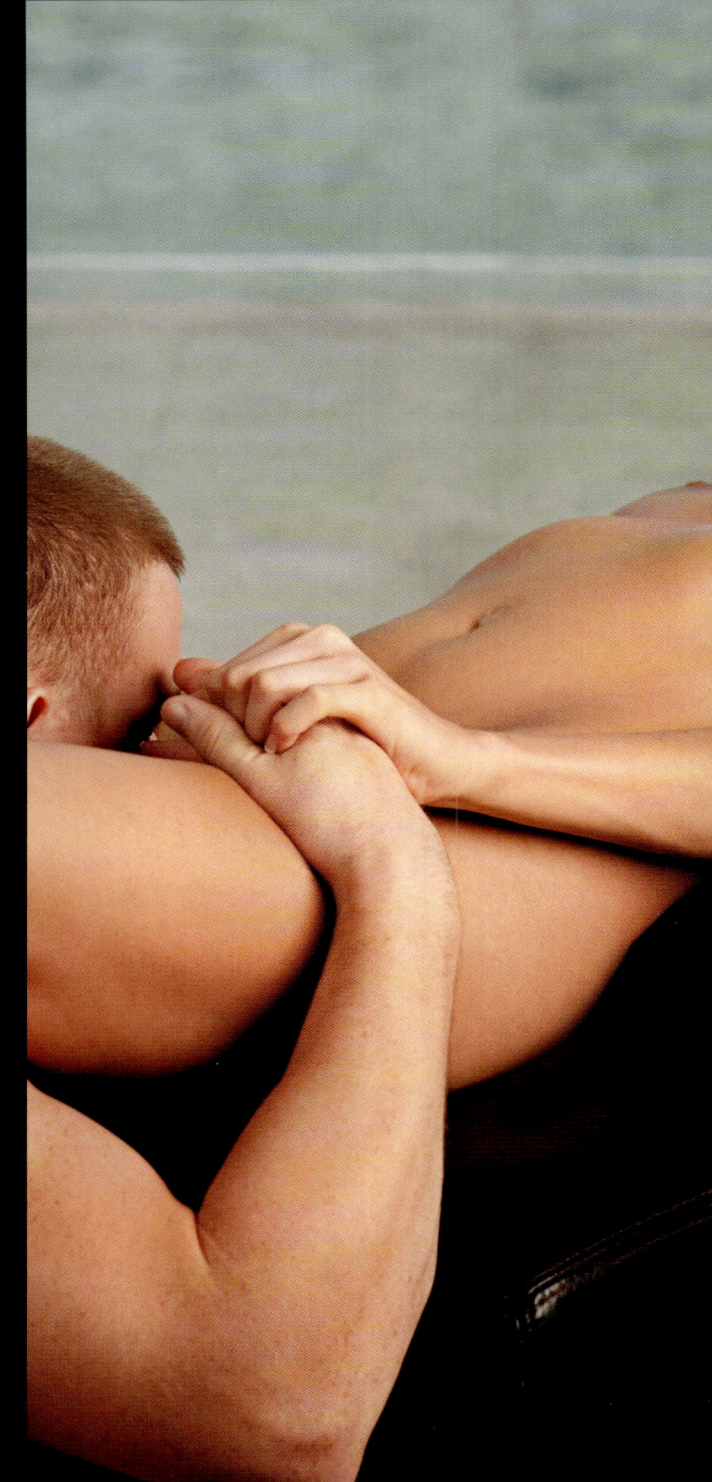

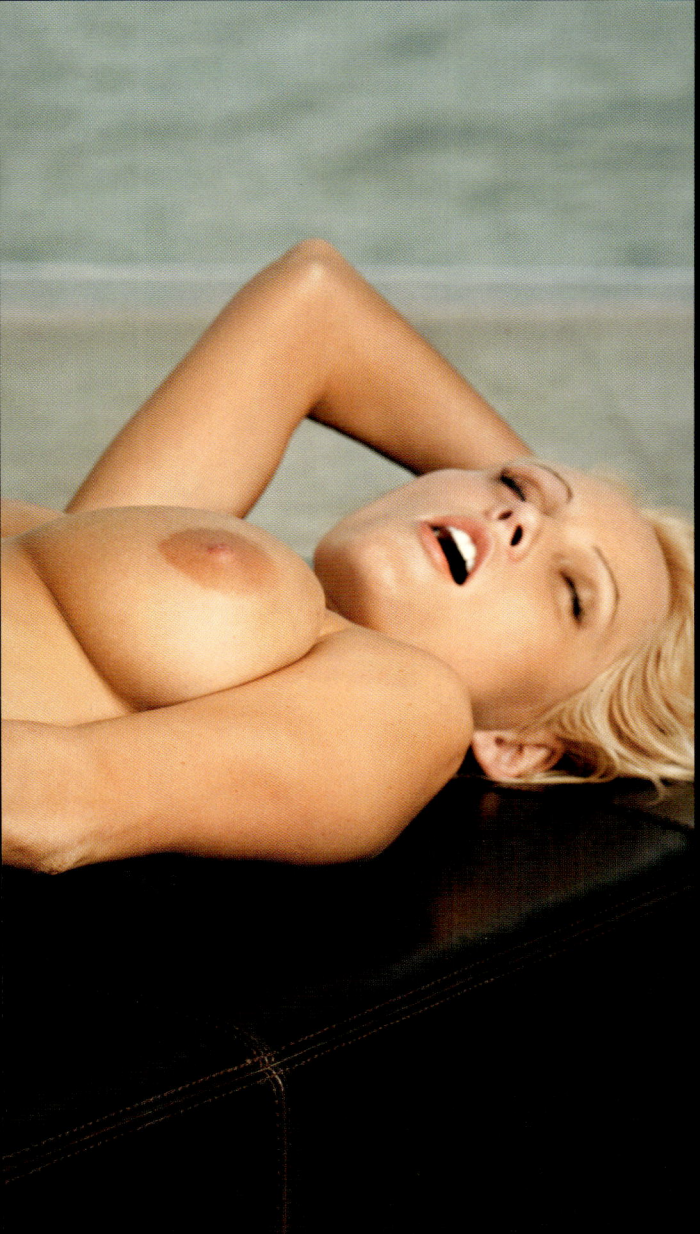

oder manuell weiter stimulieren. Durch den Wechsel von Verkehr mit anderen Sexspielarten können die meisten Männer länger.

Aufsitzen!
Die weibliche Top-Position erlaubt die maximale Kontrolle über die Stöße. Lassen Sie s nur auf die Spitze seines Penis nieder und ziehen Sie sich zurück. Necken und quälen ihn. Legen Sie ihm die Hand auf den Kopf u züngeln Sie über seinen ganzen Körper. Nehmen Sie seinen Penis aus dem Fokus, b seine Erregung ein wenig nachlässt, dann besteigen Sie ihn erneut.

Seien Sie sein Sexcoach: Helfen Sie ihm, Ih Orgasmus zu intensivieren
Männer lernen ihre Lektionen schnell, wenn Sie beide beim „Unterricht" höchst erregt sind. Fragen Sie nicht, betteln Sie atemlos u das, was Sie in dem Moment wollen.

- Lassen Sie ihn beim Orgasmus Ihre Nipp zwicken, wenn Ihnen das gefällt.
- Küssen Sie ihn mit weit offenen Augen, während Sie kommen. Sind seine Augen geschlossen, öffnen Sie eines mit den Fi gerspitzen oder sagen Sie es ihm.
- Reden Sie so, wie Sie sich Bettgeflüster vorstellen. „Dirty" klänge z. B. so: „Wie hart wirst du mich ficken?" Lieben Sie es zärtlich, soll er Ihnen sagen, wie schön e Sie findet und wie sehr er Sie begehrt.

Wenn er Sie durch Cunnilingus fast zur Klim gebracht hat, nehmen Sie seine Hand und

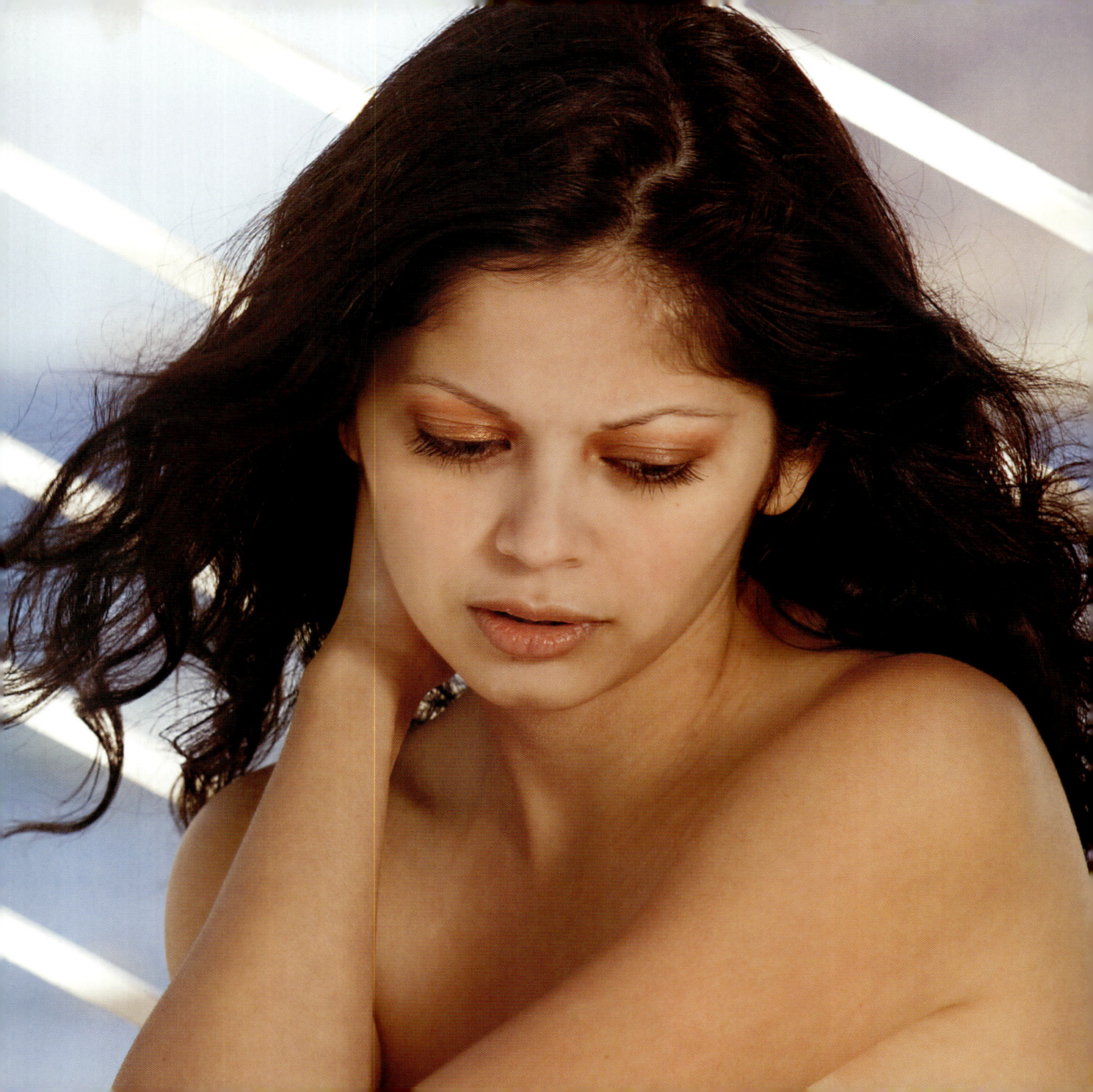

Kapitel 6
DIE ORGASMUS-SCHLEIFE

In den späten 1980ern habe ich einen Workshop über „spontane Orgasmen ohne Berührung" bei der berühmten Sexologin und Performance-Künstlerin Dr. Annie Sprinkle besucht. Ihre Methode, ohne Genitalstimulation zur Klimax zu kommen, bestand aus einer Mischung aus Fantasie und Feueratem. Ich lag mit 25 anderen, Feuer atmenden Frauen am Boden und dachte: „Im Keim eine gute Idee, aber so funktioniert das nicht."

Das Feueratmen war heiß, aber nicht heiß genug. Ich spannte zusätzlich meine PC-Muskeln an, kam aber noch immer nicht ohne Hände. Es war wie die Erfindung eines neuen Rezepts: eine Zutat fehlte – aber welche?

Ich las Dr. Gina Ogdens Buch und dachte: „Ich will, was diese ,Denk-Kommerinnen' haben." Aber ich kam nicht dahinter, wie genau sie es anstellten.

DIE MAGISCHE FRAGE

Gesucht wurde eine andere Art des handlosen Orgasmus. Die Frauen wollten beim Verkehr kommen, ohne sich zusätzlich klitoral zu stimulieren. Die häufigste mir und anderen Sex-Journalisten und -Autorinnen gestellte Frage lautete: „Wie schaffe ich es, beim Verkehr zu kommen?"

Andere Frauen beklagten den Verlust des erotischen Fokus beim Liebemachen; sie ließen sich von Schuldgefühlen wegen Versäumnissen, Sorgen um die Kinder oder die Arbeit, Bedenken dem eigenen Körper gegenüber oder Ärger über die Partner ablenken. Sie wollten sich wie die Männer konzentrieren, alles ausblenden und sich ganz der sexuellen Erfahrung hingeben – bloß wie? Für Männer ist dies dank ihrer starken Verbindung von Erektion und Gehirn ganz natürlich. Weibliche Genitalsignale dringen jedoch nicht immer bis zum Gehirn durch, teils weil die Anzeichen weiblicher Erregung subtiler sind. Frauen haben deshalb häufig Sex, ohne sich ihrer Erregung voll bewusst zu sein – was den Orgasmus zum Problem macht.

Dann las ich ein Interview mit Dr. Eileen Palace, Direktorin des *Centre for Sexual Health* in New Orleans. Sie forschte über die Körper-Geist-Verbindung, die kognitiv-physiologische Feedback-Schleife, und im Speziellen darüber, inwieweit Biofeedback Frauen bei der Stärkung der Verbindung zu den eigenen Erregungssignalen helfen könnte. „Männer bekommen von ihrer Erektion ein kognitives Feedback", sagte sie. „Frauen verspüren ein Kribbeln, ihr Herz klopft stärker und die Lubrikation setzt ein, aber alles ist sehr subtil und unsichtbar. Um Sex in seiner ganzen Fülle genießen zu können, braucht eine Frau etwas, das das Geschehen unten mit dem Hirn verknüpft."

In diesem Moment hatte ich eines dieser Aha-Erlebnisse und erkannte, dass Frauen etwas Praktischeres als Biofeedback benötigen. Sie brauchen ein Bild der Erregung, auf das sie mental fokussieren können wie Männer auf ihre Erektion. Jetzt hatte ich also das Erregungsbild, den Feueratem und die PC-Muskelspannung. Dennoch fehlte meinem Plan noch immer ein Teil.

DAS FEHLENDE TEIL: ENERGIEFOKUS

Während eines Besuchs bei meiner Schwester lernte ich Rick Hasamear kennen, einen Freund der Familie mit schwarzen Gürteln in fünf Kampfsportarten. Er sprach über Energiefokussierung: Rick ist in der Lage, einen Pfeil, der seine Kehle durchbohren würde, allein durch Konzentration seines Chi auf einen Punkt daran zu hindern. Das macht die Stelle hart wie Stein; ein echt unglaublicher Anblick. Ich bat ihn mir zu zeigen, wie ich meine Energie auf meine Genitalien konzentrieren und zur sexuellen Stimulation einsetzen könne; nachdem er das gemacht hatte, war auch das letzte Teil für die O-Schleife an seinem Platz.

Die Technik ist für Frauen gedacht, die ohne Hände beim Verkehr kommen wollen, *und* für jene, die sich zu leicht ablenken lassen. Sie wurde an mehr als 500 Frauen getestet, von denen sie heute 85 % mit Erfolg einsetzen. Mit der Orgasmus-Schleife steht jeder Frau eine Methode zur Verfügung, zuverlässig zum Orgasmus zu kommen.

Die O-Schleife ist revolutionär: für Orgasmen *zu jeder Zeit, jedes Mal und wiederholt*. Sie verbindet die Forschung zu kognitivem Feedback beim weiblichen Orgasmus und kreative, therapeutische Visualisierungstechniken mit tantrischem Atmen, PC-Muskelflexion *und* – ein bahnbrechendes Konzept – einer Adaption derselben Methoden zur Energiefokussierung, die es Kampfsportmeistern erlaubt, Bretter und Ziegel zu zertrümmern.

Dennoch ist die O-Schleife eine einfache Technik, die jede Frau durch etwas Übung beim Masturbieren meistern kann, bevor sie sie beim Partnersex einsetzt. Mein Buch *The Orgasm Loop* zeigt Ihnen, wie Sie die O-Schleife in jeder Sexlage einsetzen können.

DIE ORGASMUS-SCHLEIFE, SCHRITT FÜR SCHRITT

Die Grundlagen für den Einsatz der O-Schleife:

Mentale Erregung

Schließen Sie die Augen, blenden Sie alle Ablenkungen aus und visualisieren Sie Ihre Erregung. Sie brauchen ein mentales Bild, das für Sie ganz klar zeigt: Ich bin erregt. (Wie bei ihm die Erektion.) Eine sehr persönliche Entscheidung.

Manche Frauen visualisieren ihr Geschlecht: schwellende Lippen, Feuchtigkeit bildet sich, die Hautfarbe wechselt zu einem dunkleren Rosa. Anderen hilft das Bild einer Blume, vielleicht einer Orchidee. (Die sinnlichen Blumenbilder von Georgia O'Keefe können inspirieren.) Manche sehen Erregung als Farbe (rosa, rot oder safrangelb, die Farbe von Devi, der Muttergottheit in der Hindu-Mythologie). Auch ein Strand bei Sonnenuntergang kann Erregung versinnbildlichen.

Finden Sie *Ihr* Erregungsbild und fokussieren Sie bei jedem Einsatz der O-Schleife darauf. Dieses Bild muss Ihr mentales erotisches Mantra werden. Kein anderes Bild kann an seiner statt vor Ihr geistiges Auge treten. (Bei den ersten Malen O-Schleife mit Partner empfiehlt es sich, beim Küssen und Vorspiel die Augen geschlossen zu halten, um den Fokus nicht zu verlieren.)

Energiefokus

Wenn Sie an nichts anderes als sexuelle Erregung denken, wenden Sie Ihre Aufmerksamkeit nach innen.

Fokussieren Sie auf einen Punkt unterhalb des Nabels (**Bild rechts**). Atmen Sie tief und langsam und stellen Sie

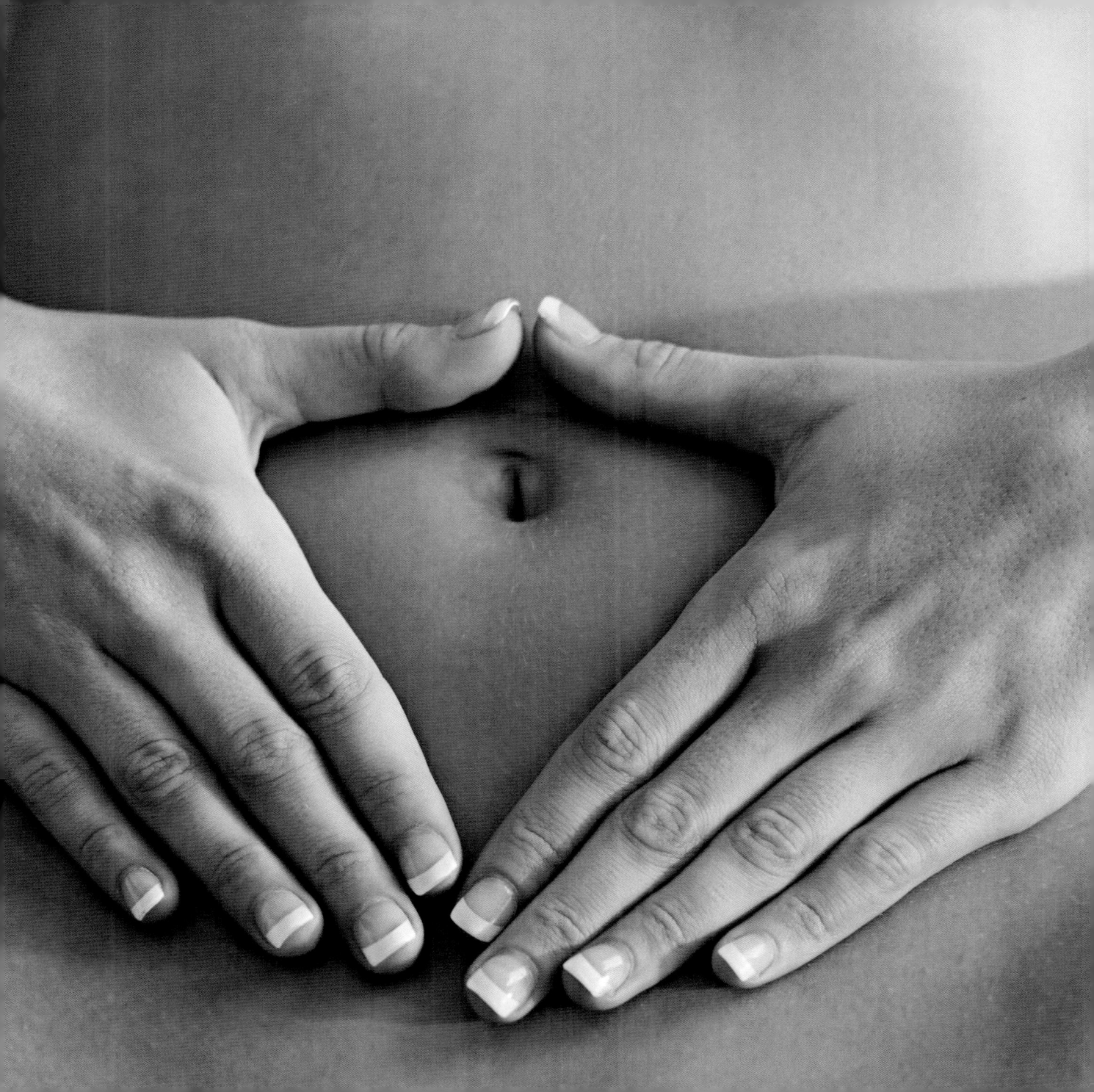

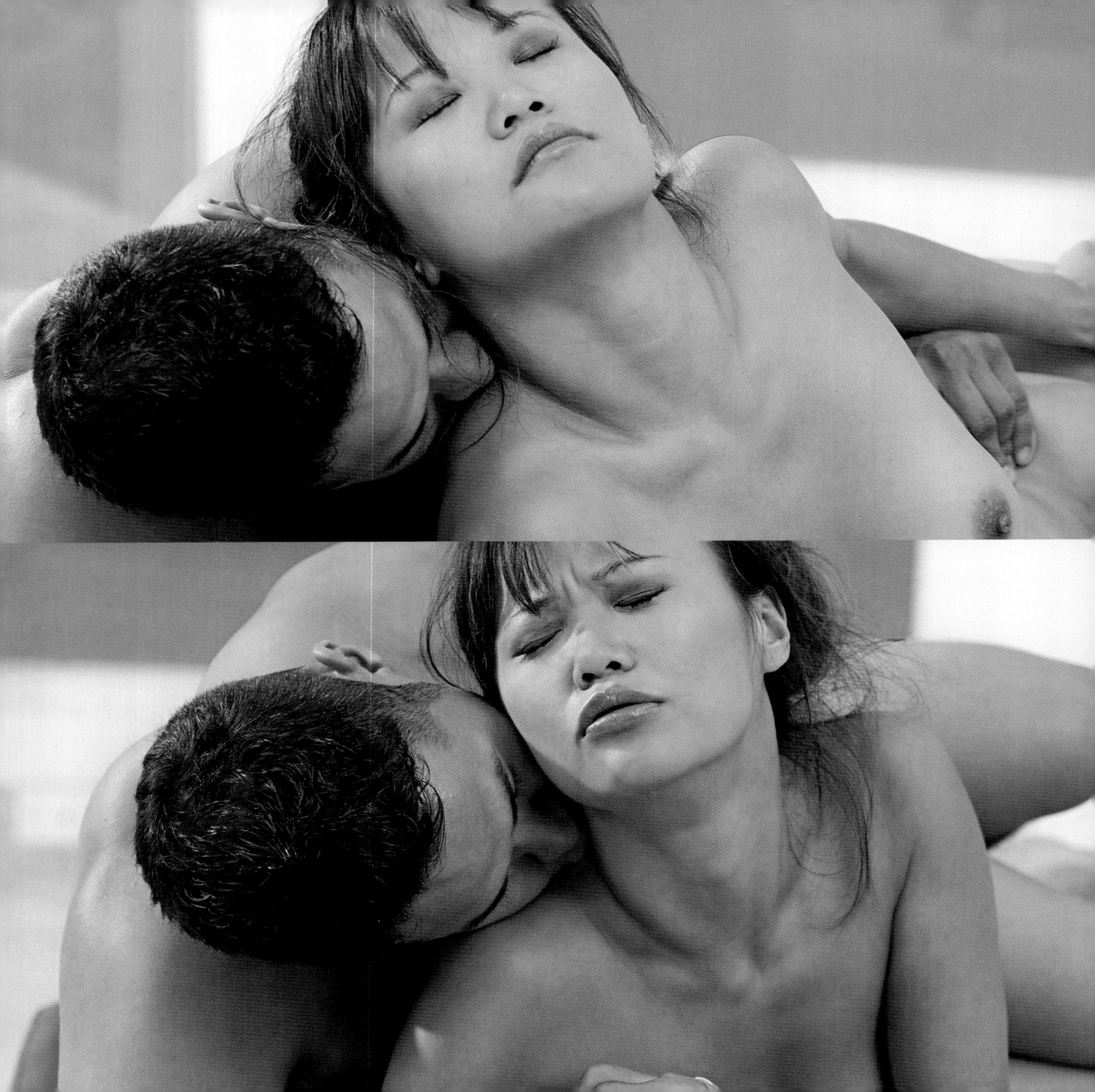

sich vor, wie der kleine Energiepunkt größer und strahlender wird. Bewegen Sie ihn mit Hilfe Ihres Atems nach unten in die Genitalien.

Halten Sie die Energie dort fest.

Imaginieren Sie nun die Spirale aus feuriger, sexueller Energie an der Basis Ihrer Wirbelsäule – die Kundalini-Energie. Leiten Sie sie in Ihre Genitalien. Spüren Sie, wie die Kraft sich um und durch den strahlenden Energiepunkt schlängelt.

Sie haben Ihre Körperenergie in Ihren Genitalien, insbesondere in Ihrer Klitoris, konzentriert. Sie erleben jetzt eine gesteigerte Sensitivität für Berührungen, weil Sie eine physiologische Reaktion in Ihrem Körper hervorgerufen haben. Ihr Herzschlag hat sich beschleunigt. Ihre Körpertemperatur steigt. Dadurch fühlen Sie sich lebendiger und sinnlicher. Und der erhöhte Blutandrang macht Ihre Genitalien unglaublich sensitiv.

Let's get physical

1. Setzen Sie bei konstant aufrechterhaltenem Energiefokus Ihren Atem ein, um die mental-genitale Verbindung zu intensivieren. Visualisieren Sie eine zirkulare Feueratmung: Atmen Sie das Feuer von Ihren Genitalien durch Ihren Körper ein und durch den Mund aus und so fort.
2. Sobald Ihr Feuerring steht, spannen Sie Ihren PC-Muskel im Atemrhythmus an: einatmen – anspannen, ausatmen – entspannen. Die Kombination von kontrollierter Atmung und Energiefokus erzeugt Hitze. Bei der Feueratmung führen Sie diese Hitze buchstäblich in Ihren Körper hinein und wieder hinaus und hinein … Wie jede Art der Tiefenatmung erhöht auch diese den Sauerstoffgehalt im Blut. Zudem zwingt sie noch mehr Blut in Ihre Genitalien.

    Feueratmen Sie während des Geschlechtsakts weiter. Keine Sorge, wenn Ihnen ein oder zwei Zyklen entgehen. Nehmen Sie die Feueratmung einfach wieder auf, speziell wenn Sie zum Höhepunkt kommen: Sie intensiviert den Orgasmus.
3. Stimulieren Sie Ihre Klitoris, oral oder manuell oder indem Sie Ihre Stellung beim Verkehr so justieren, dass der Penisschaft und Ihre Klitoris in Kontakt kommen. Sie werden in diesem Moment nur sehr wenig klitorale Stimulation benötigen, um die Klimax zu erreichen.

Wenn Sie die Atmung und den Energiefokus nach dem Orgasmus beibehalten, anstatt sich zu entspannen, können Sie weitere Höhepunkte haben.

Lassen Sie sich nicht entmutigen, wenn es etwas (oder sogar einige) praktische Übung braucht, bis die O-Schleife reibungslos für Sie funktioniert. Manche Frauen in meiner ersten Testgruppe hatten sehr rasch Erfolg. Eine, die außer durch „Marathon-Masturbationssessions", die sie erschöpft und halb wundgescheuert zurückließen, nie zum Orgasmus kommen konnte, schaffte es mit der O-Schleife beinahe im allerersten Anlauf. Auf der anderen Seite berichtete ein halbes Dutzend der Frauen, die beim Liebesspiel vor Einführung der O-Schleife „oft" zum Orgasmus gekommen waren, dass sie nicht weniger als zehn Versuche benötigten, um die Technik einsetzen zu können – „ohne innezuhalten und an die Anweisungen zu denken oder gar im Ausdruck nachzulesen".

Alle waren sich darin einig, dass der Zeitaufwand für das Erlernen der Methode gerechtfertigt ist: Denn die O-Schleife stattet Sie mit dem aus, was Sie brauchen, um zu bekommen, was Sie wollen – heftige und stabile Erregung und zuverlässige Orgasmen.

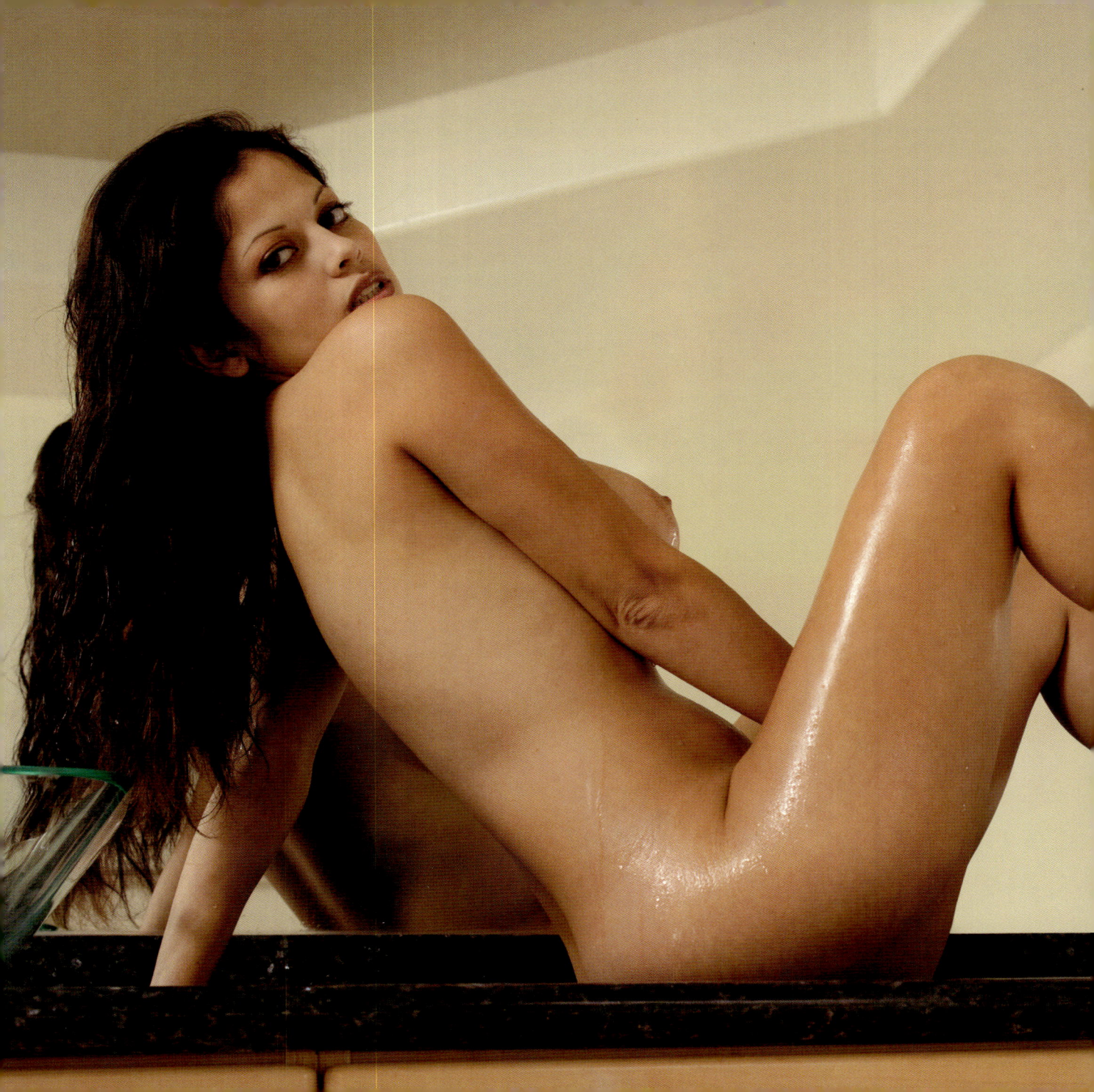

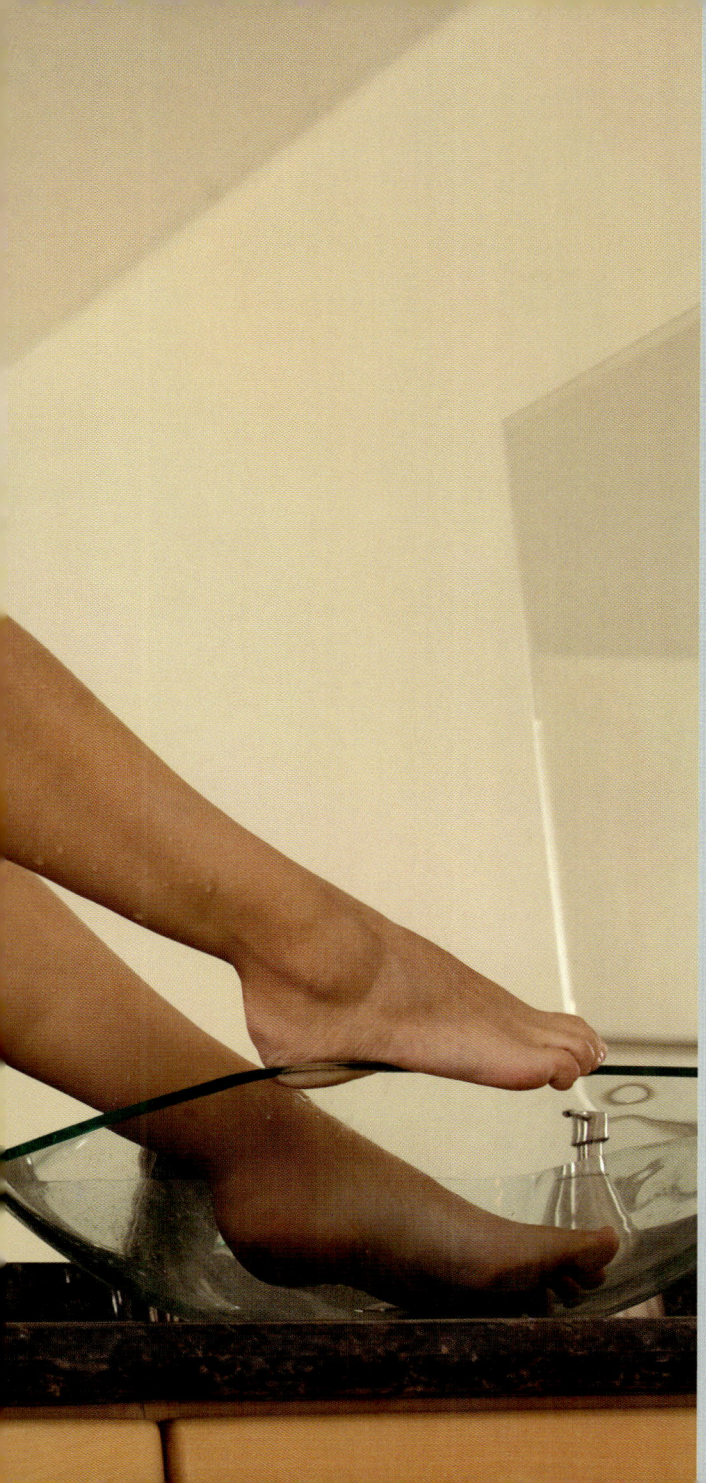

TEIL 2
DIE SEXUALITÄT IHRES KÖRPERS

Wie es Ihnen mit Ihrem Körper geht – und wie gut Sie verstehen, wie er funktioniert –, hat unmittelbare Auswirkungen auf Ihre Sexualität. Sobald es um unsere körperliche Hülle geht, messen wir Frauen uns immer an oft unerreichbaren Standards. Und mit den Veränderungen durch Schwangerschaft und Älterwerden beginnen wir, uns mit unserem jüngeren Selbst zu vergleichen und fragen uns: „Bin ich sexuell noch so attraktiv, wie ich einst war?" Schlimm genug, dass uns die Medien ständig mit unrealistischen Beispielen dafür bombardieren, wie Frauen auszusehen haben. Wenn wir uns aber nach einer Geburt im Spiegel betrachten und denken: „Ich seh' gar nicht mehr aus wie ich!", dann hat das enorme Auswirkungen auf unser Selbstbild – auch und besonders als sexuelle Wesen.

Auch die Zyklen des Lebens haben großen Einfluss auf das Reiz-Reaktions-System der Frauen. Mit dem Älterwerden entwickeln sich ihre sexuellen Reaktionen, sie verbessern sich in vielerlei Hinsicht. Gleichermaßen altern ihre Partner körperlich und ändern sich ihre Sexreaktionen.

Lassen Sie uns „normal" in Bezug auf unsere Figur und wie wir unsere Körper beim Sex einbringen neu definieren. Als neue Norm sollte gelten: Was immer für mich zum gegebenen Zeitpunkt funktioniert. Ein Zustand mag sich für mich gerade jetzt nicht normal anfühlen, weil ich anders aussehe oder reagiere, als ich es gewohnt war, aber die Dinge ändern sich im Leben, und das ist gut so. Wir alle empfinden in verschiedenen Phasen unseres Lebens auf diese Weise; und ja, das ist völlig normal.

Anstatt auf die Veränderungen Ihres Körpers und Ihre Empfindungen diesen gegenüber fixiert zu sein, behalten Sie Folgendes im Sinn: Eine sexuell selbstbestimmte Frau genießt, wie es *jetzt* ist.

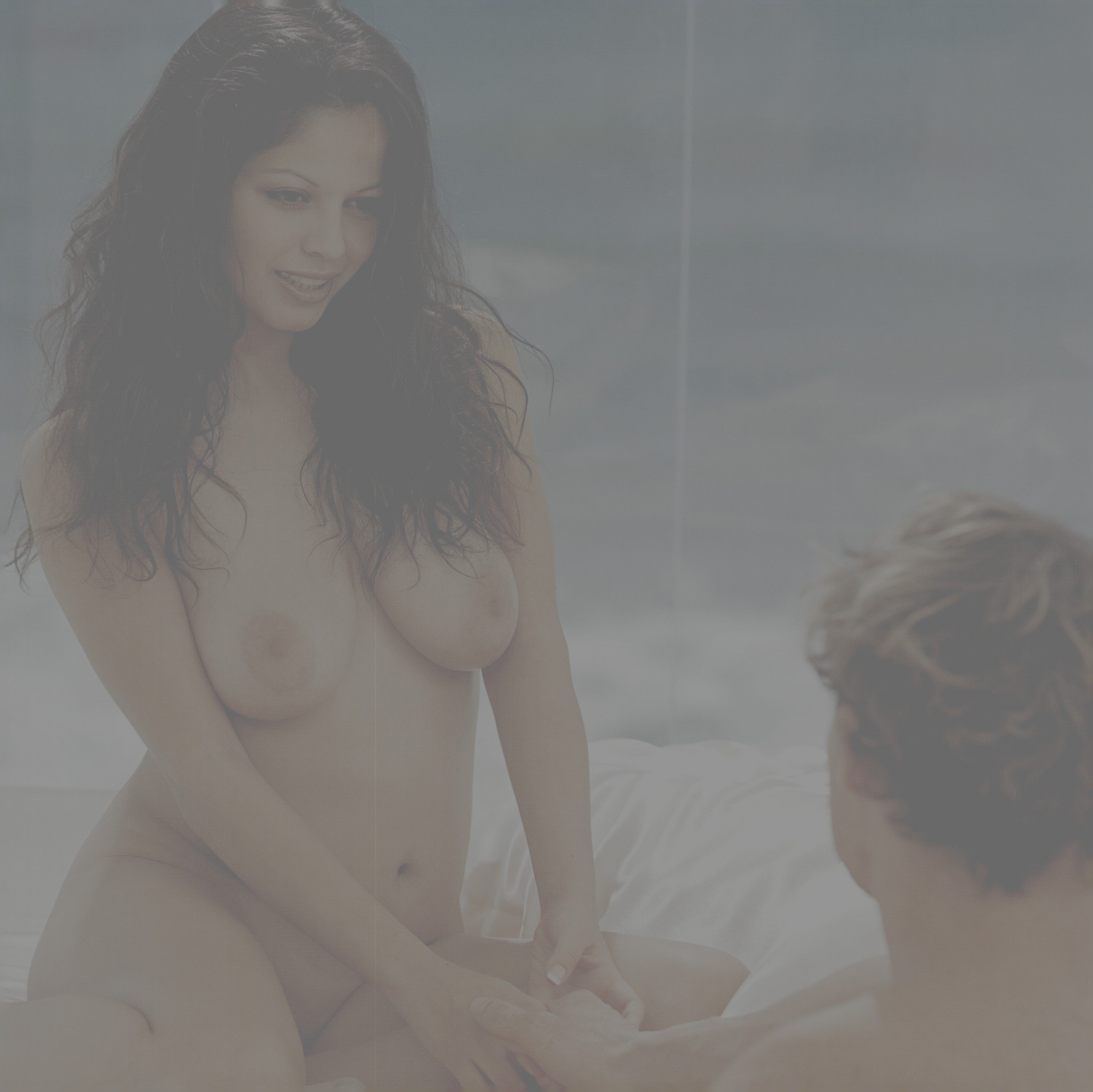

Kapitel 7
KENNEN SIE IHREN KÖRPER SO GUT WIE SEINEN?

Der erste Schritt zur sexuellen Selbstbestimmung besteht darin, mit seinem Körper vertraut und versöhnt zu sein. Wie sollten Sie ein erfülltes Sexleben haben, wenn Sie Ihren Körper nicht gut kennen?

Zugegeben, der Penis ist einfacher zu erkunden als die Vagina. Er verbirgt nichts. Aber Sie haben eine Scheide, und es gehört mehr dazu, eine zu besitzen, als sie bloß regelmäßig enthaaren zu lassen. Der weibliche Körper ist reich an erogenen Zonen. Unsere Rundungen sind sinnlich und wir sollten in ihnen schwelgen.

Entdecken Sie Ihre Sinnlichkeit und Sie werden auch Ihrer Sexualität begegnen.

IHRE EROGENEN ZONEN

Ihr sexueller Körper erstreckt sich über die Klitoris hinaus. Sie verfügen wie alle Frauen über andere erotisch heiße Zonen und zweifellos einige erogene Stellen ganz für sich allein. Je mehr Sie diese erregen, desto sensitiver werden sie. Hier die wichtigsten kurz vorgestellt:

„Um ein wirklich erfülltes Sexleben zu haben, muss eine Frau jene Genusszonen finden, die nicht von ihrer Unterwäsche bedeckt sind. Erkunden Sie sich mit einer Feder, einem Vibrator, Ihren Händen, was auch immer – und finden Sie Ihre fünf empfindsamsten Stellen."

—Dr. Hilda Hutcherson, Sexberaterin des Magazins *Glamour*

- *Klitoris*

  So gut wie alle Frauen wissen, dass ihre Klitoris das kleine rosa Köpfchen unter der Klitorisvorhaut am oberen Ende der Vagina ist, wo die Schamlippen zusammenkommen. Sie wird wegen ihrer schaftartigen Form manchmal mit dem Penis verglichen. Aber in der Klitoris steckt weit mehr, als die kleine sichtbare Erektion erkennen lässt. Sie ist mit einem schwammigen Gewebe und einem weitverzweigten Nervensystem rund um die Scheide verbunden. Bei den meisten Frauen sind die Klitoris und das umgebende Gewebe die sexuell empfindsamsten Körperteile.

- *Der G-Punkt*

  Der G-Punkt ist das schwammartige, raue Gewebe an der Vorderseite der Vagina, auf halbem Weg zwischen dem Schambein und der Zervix und unterhalb der Öffnung der Harnröhre. (Weil Sie ihn durch die Vagina spüren, nahm man fälschlicherweise an, der G-Punkt befände sich in ihrem Inneren.) Popularisiert hat ihn Beverly Whipple, benannt wurde er nach dem deutschen Arzt Ernst Gräfenberg, der ihn 1940 „entdeckte" – allerdings war diese Stelle bereits für den Autor des 5.000 Jahre alten indischen Kamasutra vertrautes Terrain. Aber jede von uns fühlt sich wie eine Entdeckungsreisende, wenn sie ihren G-Punkt findet.

FÜR FORTGESCHRITTENE
FINDEN SIE IHREN G-PUNKT

Schwierigkeiten bei der Lokalisation? Halten Sie Ihre Hand, Handfläche nach oben, an den Eingang Ihrer Vagina. Führen Sie zwei Finger ein und machen Sie die „Komm her!"-Bewegung. Nichts? Versuchen Sie es hockend. Manchen Frauen fällt es in dieser Haltung leichter, ihren G-Punkt zu finden.

Noch immer nichts? Benutzen Sie einen Vibrator, entweder einen speziellen G-Punkt-Vibrator oder einen herkömmlichen mit einem Aufsatz. Das ist die einfachste und beste Methode zum Auffinden des Punkts.

- *Der A-Punkt (Anterior Fornix Erogenous Zone)*

  Dieser kleine, empfindsame Bereich mit texturierter, aber nicht rauer Haut befindet sich an der vorderen Scheidenwand (anterior fornix) nahe der Cervix. Ihn zu berühren löst bei den meisten Frauen sofortige Lubrikation aus. Erkunden Sie Ihre vordere Scheidenwand mit einem Finger. Wenn Sie fühlen, wie sich Feuchtigkeit bildet, haben Sie ihn gefunden.

  Ein Sexualwissenschaftler in Kuala Lumpur wiederentdeckte und benannte diese Stelle 1994. Aber einmal mehr war das Kamasutra zuerst zur Stelle.

- *Der H-Punkt*

  Typischerweise denken wir bei der Harnröhre nicht an eine erogene Zone. Aber der winzige Bereich zwischen der Klitoris und der Öffnung der Urethra ist ein eigenständiger Genusspunkt. Viele Frauen stimulieren bei der Masturbation ihren H-Punkt, ohne sich dessen bewusst zu sein.

  Männer entdecken ihn meist durch Zufall, während sie auf der Suche nach der Klitoris sind. Wenn Sie jemals gedacht haben: „Das ist nicht der Punkt, aber bleib drauf, es fühlt sich gut an", hat er Ihren H-Punkt mit seinem Finger oder seiner Zunge berührt. Der Bereich ist auch ein guter Ausweichpunkt zwischen zwei Orgasmen, auf den er sich konzentrieren kann, wenn Ihre Klitoris für einige Momente zu sensitiv für eine Berührung ist. Versuchen Sie das einmal beim Masturbieren, nachdem Sie das erste Mal gekommen sind.

- *Individuelle heiße Zonen*

  Manche Frauen haben sehr empfindsame Brüste und insbesondere Nippel. Andere Frauen erregt die Berührung der Innenschenkel, der Kniekehlen, der Halsgrube oder des Nackens. Knabbern am Ohr treibt manche Frauen auf die gute, andere auf die schlechte Art in den Wahnsinn. Suchen Sie nach Ihren eigenen heißen Zonen gleich nach einem Orgasmus, wenn Sie am sensitivsten sind. Streicheln Sie sich an diesen oder anderen Stellen oder bitten Sie Ihren Liebsten darum. Finden Sie heraus, was Sie erschauern lässt.

FÜR FORTGESCHRITTENE
SUBTILES SEXCOACHING

Wenn Sie Ihre heißen Zonen kennen, aber zu schüchtern sind, um Ihren Liebhaber um Zuwendung zu bitten – wie können Sie dann ihn (oder sie) dazu bringen, Sie ohne zu fragen an den Stellen zu berühren, wo Sie es möchten?

Kaufen Sie mein Lieblings-Sexgoodie, Honey Dust. Es wird mit einer wunderbaren Federquaste geliefert. Pudern Sie Ihre besonderen Stellen und lassen Sie sich dort lecken (bieten Sie an, den Gefallen später zu erwidern).

SEINE EROGENEN ZONEN

Auch er hat seine eigenen „Hot Spots". Den wichtigsten kennen Sie: die Eichel. Es gibt aber weitere, die allen Männern gemein sind, und bestimmt einige individuelle. (Meinen Liebsten verlangt es nach Glatzenstreicheln und Bartmassage.) Achten Sie darauf, wo er erotisch bzw. sinnlich berührt werden will, und Sie werden ihn ohne ein Wort zu einem einfühlsameren Liebhaber machen.

- *Das große E*

  Die Eichel ist *die* heiße Zone des Mannes, das Pendant zu Ihrer Klitoris. Das wussten Sie. Aber die Spitze allein ist es nicht; beachten Sie den ganzen Peniskopf.

  Vielleicht übersehen auch Sie, wie die meisten Frauen, die Corona, den Wulst am Übergang vom Kopf zum Schaft. Er ist ungemein sensitiv. Streichen Sie mit dem Finger einige Male entlang und lassen Sie dann Ihre Zunge herumgleiten (diesen „Seidenwirbel" verdanken wir italienischen Kurtisanen der Renaissance).

- *Der F-Punkt*

  Das Frenulum oder Vorhautbändchen verbindet Eichel und Vorhaut an der Unterseite des Penis. Es ist bei den meisten Männern höchst sensitiv. Manche kommen schneller, wenn Frauen bei der Fellatio den F-Punkt stimulieren. Auch sehr effektiv: Wenn Sie seinen Penis in der Hand halten, setzen Sie Ihren Daumen für eine Auf-Ab-Stimulation seines Frenulums ein.

- *Die R-Linie*

  Die Raphe penis (Penisnaht) verläuft in der Mitte des Skrotums und ist ein Bereich der männlichen Anatomie, den Frauen häufig übersehen. Die Hodensackhaut ist etwa so sensitiv wie die Schamlippen der Frau. Streichen Sie mit den Fingerspitzen sachte über die Raphe oder lecken Sie bei der Fellatio gelegentlich darüber. Wenn Sie seine Hoden in einer Hand halten, während Sie mit seinem Penis spielen, können Sie die Raphe mit dem Daumen streicheln.

- *Die P-Zone*

  Das Perineum (der Damm) ist ein etwa zwei Zentimeter großer Bereich zwischen dem Anus und dem Ansatz des Skrotums – und noch vernachlässigter als die Raphe. Reich an Nervenenden, ist das Perineum für manche Männer die nach der Eichel zweitwichtigste heiße Zone. Streichen Sie leicht darüber; wechseln Sie zu sanftem Daumendruck und schauen Sie, was passiert.

- *Der männliche G-Punkt*

  Sein G-Punkt befindet sich im Körperinneren, hinter dem Damm; deshalb fühlt sich das Pressen des Perineums so gut an. Sollte er behaupten, keinen zu haben, können Sie ihm auf zwei Arten beim Finden helfen:

  - Drücken Sie mit Daumen oder Finger auf seinen Damm. Fragen Sie ihn, ob er innen etwas fühlt.
  - Stecken Sie einen Finger in seinen Anus und machen Sie dieselbe „Komm her!"-Geste wie bei sich selbst. (Sanft! Es ist keine Prostata-Untersuchung.)

  Seien Sie sich bewusst, dass viele Männer die G-Punkt-Stimulation lieben, manche sie aber hassen. Nehmen Sie es nicht persönlich, wenn Zweiteres der Fall ist.

- *Individuelle heiße Zonen*

  Wie Frauen haben auch Männer spezielle „Hot Spots", Zonen hoher Sensitivität abseits der Genitalien. Es geht nicht nur um den Penis, es sei denn Ihr Typ ist 19. Wir sprechen auch von Ohren, Hals, Schläfen, Innenschenkeln, Augenlidern, Nippeln und Hinterbacken. Wenn Sie ihn postorgasmisch in den Armen halten, streicheln Sie seinen Körper und achten Sie auf seine Reaktionen.

SO WERDEN SIE GUT IM BETT : *Die Erotik-Massage mit Happy End (für ihn und sie)*

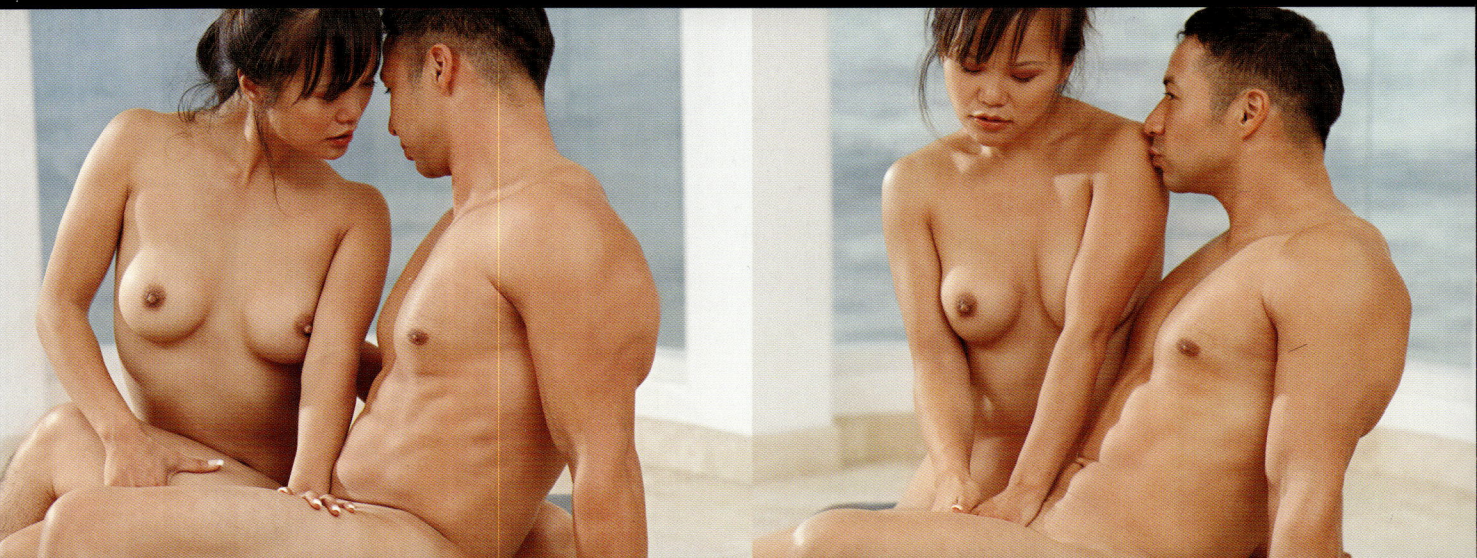

Die Standard-Massage funktioniert bei Mann und Frau:
- Geben Sie ein wenig warmes Öl auf eine Handfläche und verreiben Sie es in Ihren Händen, sodass diese leicht eingeölt sind (nicht tropfend). Streichen Sie anfangs in sanften, langen, nahtlos ineinander übergehenden Zügen großflächig über seinen Körper. Kein Kneten, Reiben oder Zärteln.
- Arbeiten Sie sich mit kreisförmigem Handballen-Einsatz die Wirbelsäule nach oben. Sodann an den Flanken.
- Kneten Sie sachte, nicht so fest wie es eine Masseurin täte, Schultern und Hinterbacken. Umfassen Sie die Muskeln mit den Fingern, dann drücken. Keine Schläge.
- Erneut kreisförmige Bewegungen entlang der Wirbelsäule aufwärts, diesmal aber mit den Fingerkuppen.
- Streichen Sie mit einem oder zwei Fingern die Innenschenkel und/oder den Nacken (zentral und seitlich) und/oder, falls Ihr Liebhaber nicht zu kitzelig ist, die Unterarme entlang.

Nun sollte Ihr Partner Sie umdrehen und:
- Mit der Hand über Ihre Brüste streichen und die Nippel zwischen die zum V geöffneten Finger nehmen. Die Nippel küssen.
- Ihre Nippel *sanft* zwischen zwei Fingern drücken.
- Ihre Innenschenkel vom Knie aufwärts liebkosen. Seine Daumen oder Finger dürfen Ihre Vulva dabei streifen.

Oder Sie drehen ihn auf den Rücken und versuchen dies:
- Wiederholen Sie die langen Züge auf Brust, Bauch und Schenkeln. Liebkosen Sie seine Schenkel, indem Sie sie mit den Händen drücken und mit den Daumen reiben.
- Streicheln Sie langsam die Wurzel seines Penis, drücken Sie den Schaft und massieren Sie den Ansatz. Fassen Sie den Penis mit einer Hand und streichen Sie mit Daumen oder Fingern der anderen den Schaft auf und ab. Variieren Sie den Druck. Lassen Sie die flache Hand auf seiner Eichel kreisen.

Wenden Sie sich nun dem Gesicht Ihres Liebsten zu:
- Streicheln Sie ihn überall mit einem Finger, auch an den besonders sensiblen Stellen wie Augenlidern oder Ohren und entlang seiner Kehle.
- Führen Sie mit den Fingern beider Hände Striche von der Stirnmitte zu den Schläfen aus. Diese leicht drücken.
- Streifen Sie ab: in langen Strichen mit der ganzen Hand entlang seines Körpers bis hinunter zu den Zehen.
- Arbeiten Sie sich, streichen, massieren und kreisen kombinierend, wieder zu seinen Genitalien hoch.

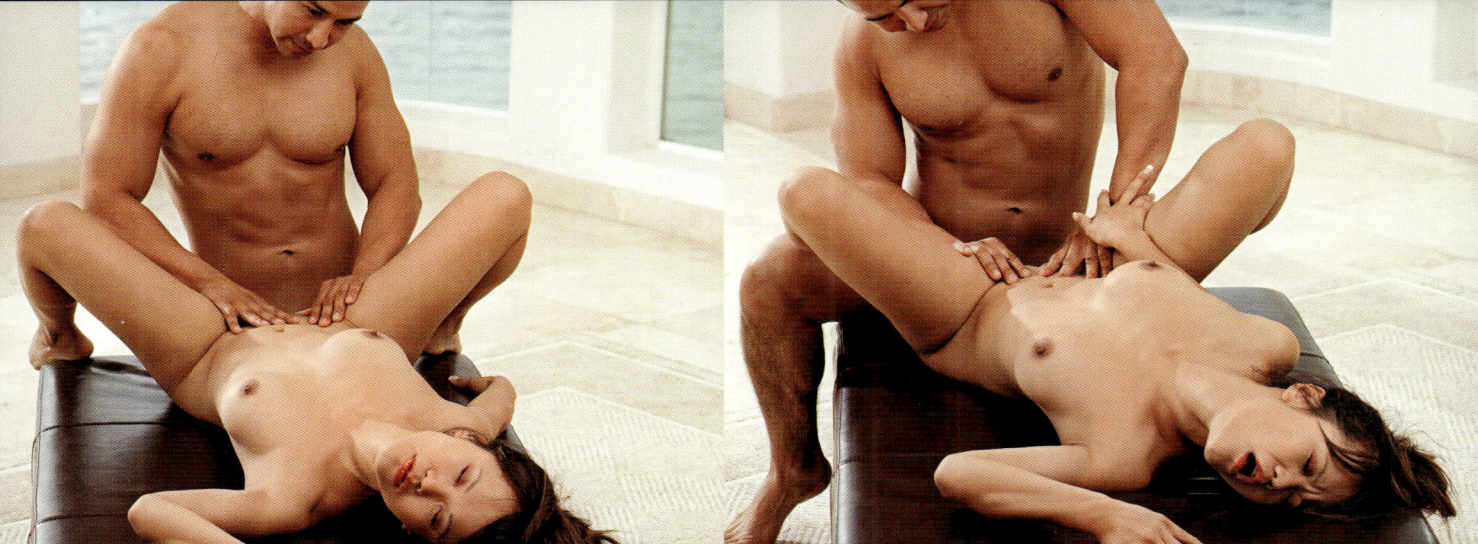

Jetzt ist es Zeit fürs Happy End!

Happy End für sie:

- Er lässt die Fingerspitzen leicht über Ihre Genitalregion kreisen. Teilt Ihre Schamlippen. Streicht mit seinen Fingern die äußeren Lippen entlang. Krümmt dann ein oder zwei Finger und massiert mit dem Fingerrücken leicht Ihre inneren und äußeren Schamlippen in einer Vor-Zurück-Bewegung. Massiert so bis hinunter zum Anus.
- Er wechselt diese Bewegung mit dem Einsatz des Daumens oder Zeigefingers allein ab.
- Er kreist mit einem Finger abwechselnd im und gegen den Uhrzeigersinn um Ihre Klitoris. Streicht dann an den beiden Seiten nach unten. Kreist. Streicht nach unten.
- Er fasst Ihre Klitoris mit zwei Fingern und dreht vorsichtig, wenn Sie direkte Klitorisstimulation möchten. Falls Ihnen das, wie vielen Frauen, zu intensiv ist, kann er oberhalb Ihrer Klitoris (auf zwölf Uhr) eine Fingerspitze kreisen lassen.
- Nun fügt er noch die G-Punkt-Stimulation hinzu. Weiter auf zwölf Uhr kreisend, führt er ein oder zwei Finger in Ihre Vagina ein und massiert Ihren G-Punkt. Jetzt kreist er rasch mit der Fingerspitze um Ihre Klitoris und massiert zugleich Ihren G-Punkt. Es ist gut möglich, dass Sie bei diesem Orgasmus „ejakulieren" (siehe S. 80). „Warnen" Sie ihn vor, damit er nicht allzu überrascht ist.

Happy End für ihn:

- Er hat jetzt vermutlich eine Erektion. Nehmen Sie die Reiterinnenstellung ein, aber ohne seinen Penis in sich aufzunehmen. Senken Sie Ihre Brüste auf seinen Körper herab und necken Sie seine Nippel, indem Sie sich mit Ihren daran reiben. Sie können Ihre Brüste auch ergreifen und so Nippel an Nippel reiben.
- Wandern Sie in der Reitstellung seinen Körper entlang nach unten, bis Sie zwischen seinen Beinen knien. Fassen Sie seine Hoden, einen nach dem anderen, vorsichtig mit Daumen und Fingern. Legen Sie dann einen in Ihre Handfläche und tippen Sie sachte mit den Fingerkuppen darauf. Wiederholen Sie das mit dem anderen Testikel.
- Halten Sie seinen Penisansatz in einer Hand und arbeiten Sie sich mit der anderen kreisförmig bis zur Eichel hoch. Streicheln Sie, oben angekommen, mit der Handfläche die Spitze seiner Eichel.
- Als ob sein Penis ein Stab zum Feuermachen wäre, setzen Sie eine Roll-Reib-Bewegung mit Ihren beiden Handflächen ein. Fangen Sie langsam am Penisansatz an und rollreiben Sie sich bis zur Eichel hoch, dann wieder von vorn. Erhöhen Sie in dem Maß, wie er dem Orgasmus näher kommt, Druck und Geschwindigkeit.
- Lehnen Sie sich nach vorne, damit er auf Ihre Brüste ejakuliert. Soll er rasch kommen, stecken Sie ihm einen Finger in den Anus und drücken Sie leicht.

NUTZEN SIE IHRE KÖRPERKENNTNIS: ERKUNDUNG DER EROGENEN ZONEN

Intime Beziehungen beginnen mit einem Blick, dem eine Berührung folgt. Zumindest unterbewusst ist uns allen klar, wie wichtig Berührung ist. Wenn Sie jemand Neuen kennenlernen, ist das Berühren eine Entdeckungsreise, eine Hand legt sich über eine Hand, man streift einen Arm, das Haar wird zärtlich aus der Stirn gestrichen. Fühlt sich das richtig an, geht das Paar zur Phase „können ihre Hände nicht voneinander lassen" über. Doch auch wenn ein Paar dieser Phase entwachsen ist, braucht es unverändert die Berührung.

Erkunden Sie den Körper Ihres Liebsten mit Ihren Händen. Sie könnten dabei auf den einen oder anderen Hot Spot stoßen, von dessen Existenz Sie nichts wussten.

FÜR FORTGESCHRITTENE
HAND-JOBS

Wenn Sie es ihm öfter mit der Hand machen und etwas Abwechslung ins Geschehen bringen wollen, versuchen Sie Folgendes:

- Der langsame Bihänder: Nehmen Sie beide Hände, um die Auf-Ab-Bewegung an seinem Schaft in Zeitlupe zu vollziehen.

- Die Handkuppel: Legen Sie eine Handfläche auf seine Eichel. Streicheln Sie mit den Fingern der anderen Hand seinen Schaft. Variieren Sie Druck und Tempo.

- Der sanfte Quetscher: Als Abschluss einer Auf-Ab-Bewegung drücken Sie leicht seine Eichel.

- Der Offenhändige: Damit fange ich ab und zu gerne an, besonders zu Beginn des Finales einer erotischen Massage. Legen Sie sich seinen Penis in die Handfläche und schließen Sie die Fingerspitzen locker darum herum. Die Bewegung ist langsam und leicht, die Hand bleibt dabei stets geöffnet, die Finger schlängeln sich am Schaft entlang. Das fühlt sich eher nach zärtlichem Streicheln als energischem Masturbieren an und bringt ihn entweder langsam in Fahrt oder bremst ihn sogar ein, wenn Sie seinen Genuss verlängern wollen.

WEIBLICHE EJAKULATION

Manche Frauen „squirten" (engl. für spritzen) zumindest gelegentlich beim Orgasmus, zumeist wenn G-Punkt-Stimulation im Spiel war. Etliche westliche Sexperten tun das „Ejakulat" als Mythos oder Erguss einer Mischung aus Urin und reichlich Vaginalsekret ab. Ohne Zweifel ist das, was manche Frauen beim Orgasmus ejakulieren, nicht das weibliche Pendant zum Sperma.

Wenn es kein Ejakulat ist, was ist es dann? Etwas geschieht bei vielen Frauen, allerdings hat bis heute noch niemand eine definitive Antwort auf die Frage gefunden: Was?

Männer ejakulieren Spermien, die von ihren Hoden kommen und in der Prostata mit reichlich Samenplasma zum Sperma vermischt werden. Frauen haben keine Prostata. Bei manchen Frauen konzentriert sich jedoch im Urinaltrakt ein besonderes Gewebe, das als Paraurethraldrüse, Skene-Drüse oder auch Prostata feminina bezeichnet wird. Diese Drüse produziert eine Flüssigkeit, die weder Urin noch Vaginalsekret ist, und könnte die Quelle für die ausgespritzte Flüssigkeit sein.

Weibliche Ejakulation ist nicht wirklich eine Technik. Wenn Sie versuchen wollen, eine zu erreichen, stimulieren Sie ausgiebig Ihren G-Punkt und halten Sie sich nicht zurück, wenn Sie den Drang zum Urinieren verspüren. (Aber versuchen Sie das nicht mit einer vollen Blase; erleichtern Sie sich vor dem Sexspiel.)

SO WERDEN SIE GUT IM BETT : *Das besondere Geschenk für ihn*

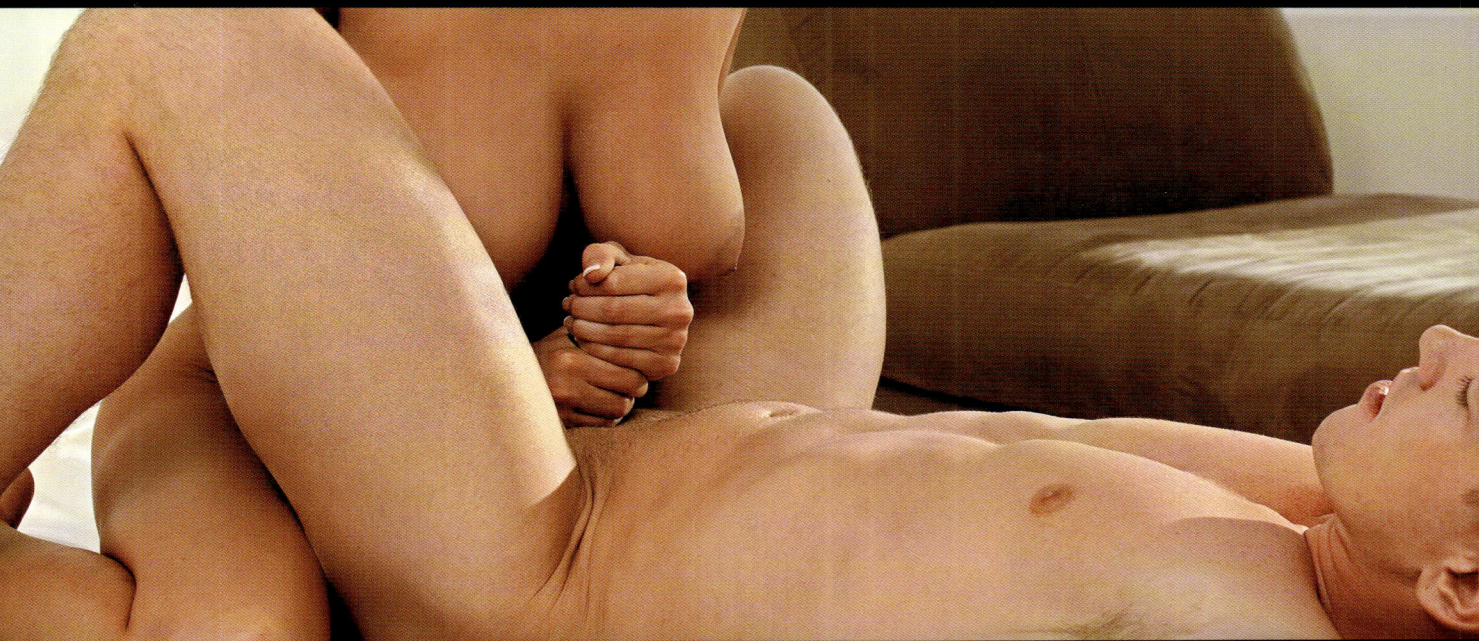

Schon wahr, er braucht Ihre Hilfe zum Onanieren nicht, aber ab und zu macht es Spaß, ihm dabei die Hand zu reichen. Manche Frauen genießen den Anblick eines ejakulierenden Mannes. Wenn Sie bei der Handarbeit nackt sind, lassen Sie ihn auf Ihre Brüste kommen.

Den folgenden Ablauf habe ich mir mittels Pornofilm-Schauen – und Übung – angeeignet, die Eröffnung ist allerdings von Lou Paget entlehnt.

Die Krönung des Hand-Jobs

- Schließen Sie Ihre mit Gleitmittel eingeschmierten Hände mit ineinander verschränkten Fingern eng um seinen Penis. Machen Sie lange, drehende Bewegungen, auf und ab. Variieren Sie, indem Sie die Drehung aus der Bewegung nehmen.

- Umfassen Sie seinen Schaft am Ansatz, sobald er eine feste Erektion hat. Drücken Sie zu – mit Gefühl – und lösen Sie den Druck wieder, in etwa im Sekundentakt. Wiederholen Sie das entlang des ganzen Schafts bis hoch zur Corona, dem Wulst, wo der Schaft in die Eichel übergeht.

- Alternieren Sie das drehende und pressende Auf- und-Ab, bis er bereit für die Ejakulation ist. Halten Sie seinen Penis dann fest mit beiden Händen und drücken Sie sachte im Rhythmus mit seinen Kontraktionen zu.

- Bringen Sie es zu Ende, indem Sie mit Ihrem Daumen die ganze Unterseite seines Schafts bis zur Eichel entlangstreichen.

SO WERDEN SIE GUT IM BETT
Gemeinsame Masturbation

Ihrem Partner beim Onanieren zuzusehen, während Sie dasselbe tun, ist eine heiße Erfahrung mit einigem Sexcoaching-Potenzial. In den ersten Tagen einer Beziehung sind die Hände (und Lippen) ständig auf Kontakt aus. Ist dieser Rausch bei Ihnen vorbei? Schließen Sie Ihre Augen und erinnern Sie sich, wie gut sich die vielen Berührungen angefühlt haben. Betrachten Sie die gleichzeitige Selbstberührung als eine extraheiße Übung zur manuellen Erforschung. So klingt es wichtiger – und es *ist* wichtig. Experimentieren Sie mit Berührung, erweitern Sie Ihren erotischen Horizont!

Partner-Masturbationsspiel Nr. 1:
Zeigen Sie ihm, wie er seinen Orgasmus verlängern kann

- Fordern Sie ihn heraus, möglichst lange zu masturbieren, ohne zu kommen. (Erschwerend muss er Ihnen zusehen, wie Sie es sich machen.)

- Schlagen Sie die Stopp-Start-Methode oder Wechselreize vor, variieren Sie, wenn er kurz vor der Explosion steht. (Wird er langsamer, werden Sie schneller.)

- Nehmen Sie jetzt seinen Penis in die Hand, während Sie sich mit der anderen weiter selbst zu Genuss verhelfen (sofern Sie nicht bereits einen Orgasmus hatten). Zählen Sie die Kontraktionen, wenn er ejakuliert: zwischen drei und acht ist üblich. Können Sie anhand des Pochens seines Penisses Unterschiede in der Intensität der Kontraktionen ausmachen? Typischerweise wird die erste Zuckung die stärkste sein (bei der es Ihnen vielleicht auch kommt.)

- Wenn Sie das nächste Mal spielen, fordern Sie ihn erneut zur Verzögerung seiner Ejakulation auf.

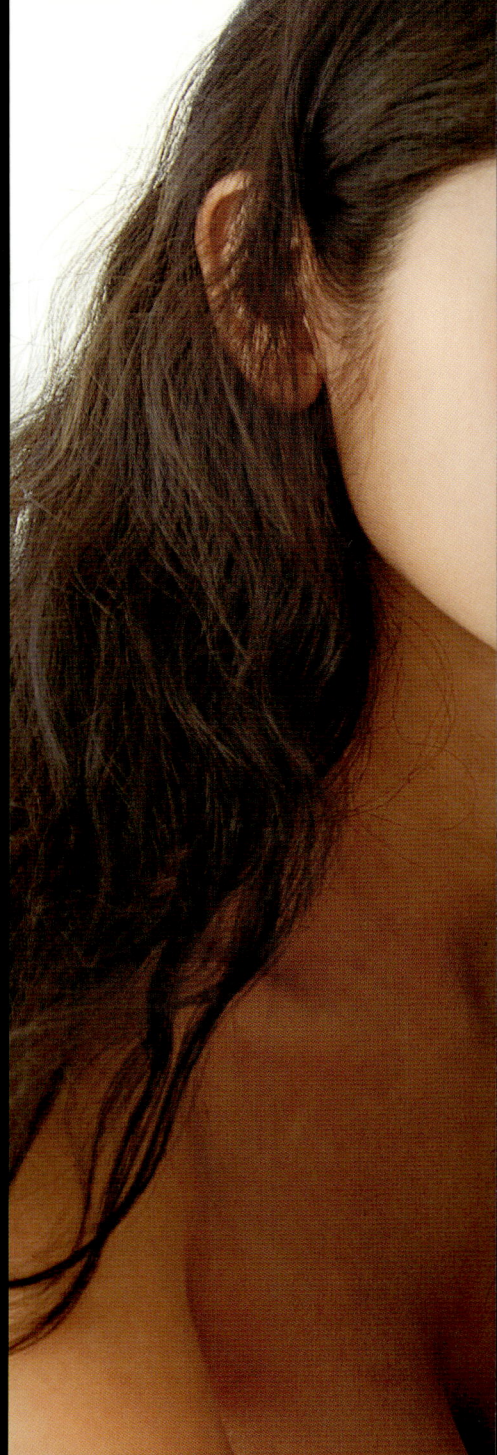

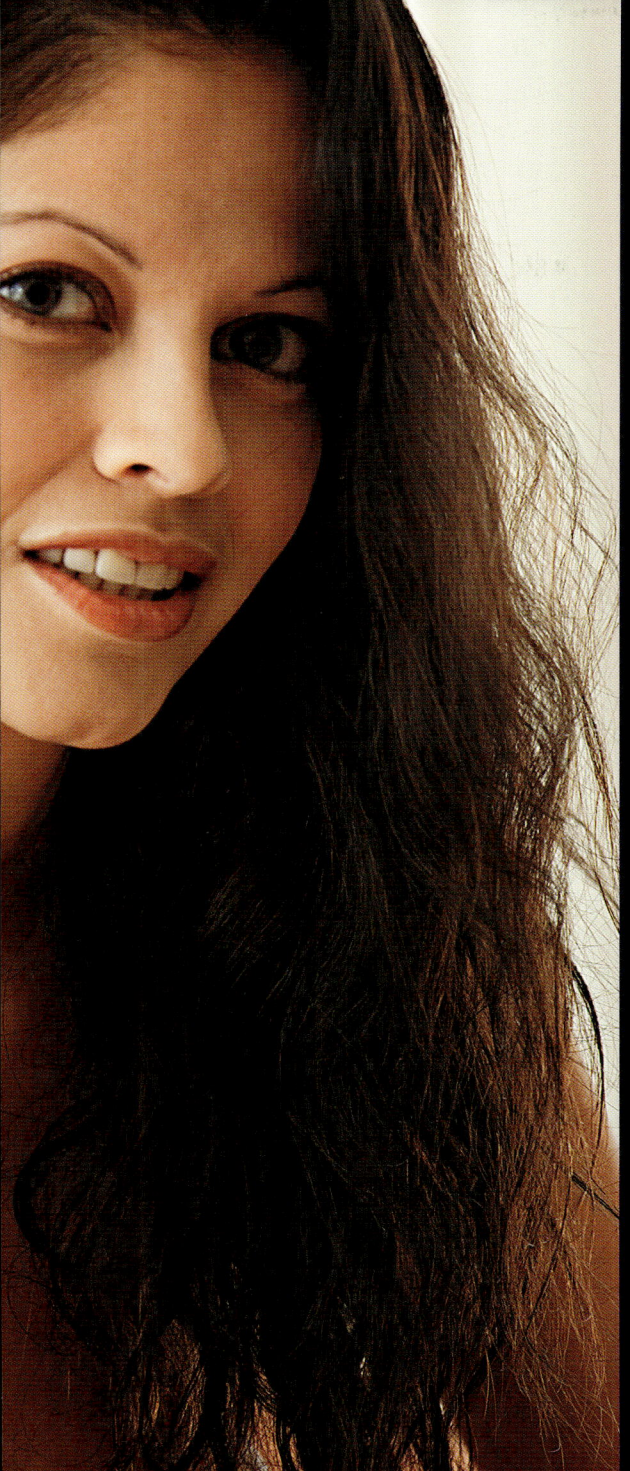

- Nehmen Sie wieder seinen Penis in die Hand. Dieses Mal soll er im Moment des Orgasmus seinen PC-Muskel anspannen – während Sie weiter seinen Penis sehr langsam stimulieren und im Kontraktionsrhythmus pressen. Das verlängert effektiv das Orgasmusempfinden.

Partner-Masturbationsspiel Nr. 2:
Zeigen Sie ihm, wie er Ihren Orgasmus verlängern kann

- Onanieren Sie mit Hilfe der O-Schleife. (Anleitung ab S. 68. Üben Sie zuerst alleine, bevor Sie es mit ihm tun.) Lassen Sie ihn wissen, dass Sie diese Technik einsetzen und erklären Sie ihm die einzelnen Schritte, während Sie sie praktizieren.
- Konzentrieren Sie sich auf Ihr Erregungsbild.
- Atmen Sie Feuer und spannen Sie Ihren PC. Wenn er will, soll er mit Ihnen feueratmen.
- Stimulieren Sie per Hand oder mit einem Vibrator Ihre Klitoris und den umliegenden Bereich, sobald Sie stark erregt sind.
- Wenn Sie kurz vor der Klimax sind, massieren Sie mit Ihrer anderen Hand Ihre Vulva, die Innenschenkel und die Leisten mit leichten Strichen. Stellen Sie sich vor, Ihre Erregung in diese Bereiche zu verteilen. Setzen Sie die Massage auch während des Orgasmus fort. Sie werden fühlen, wie sich Ihr Höhepunkt über die Genitalien hinaus in Ihrem Körper verbreitet. Er wird diese Lektion lieben.

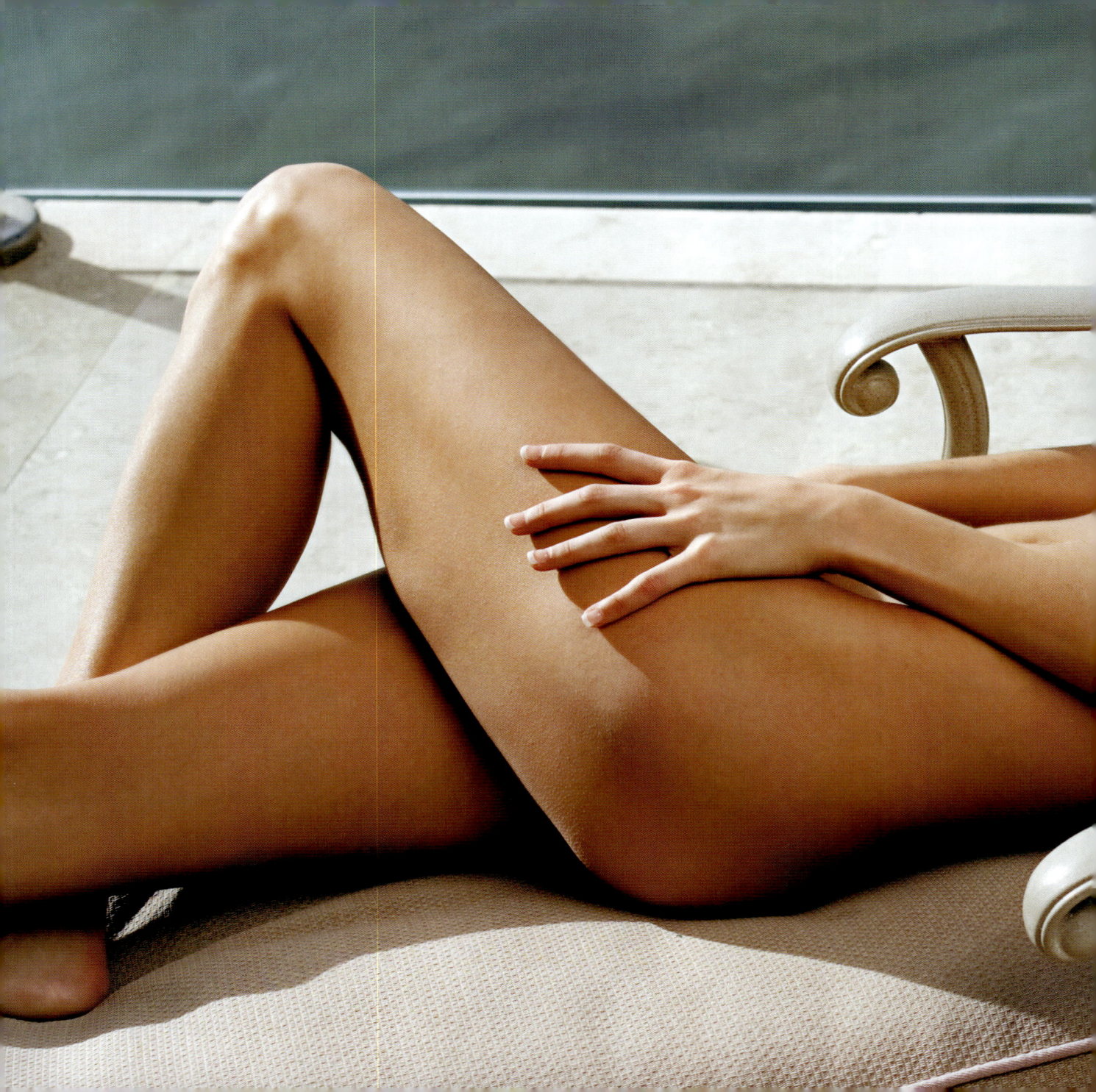

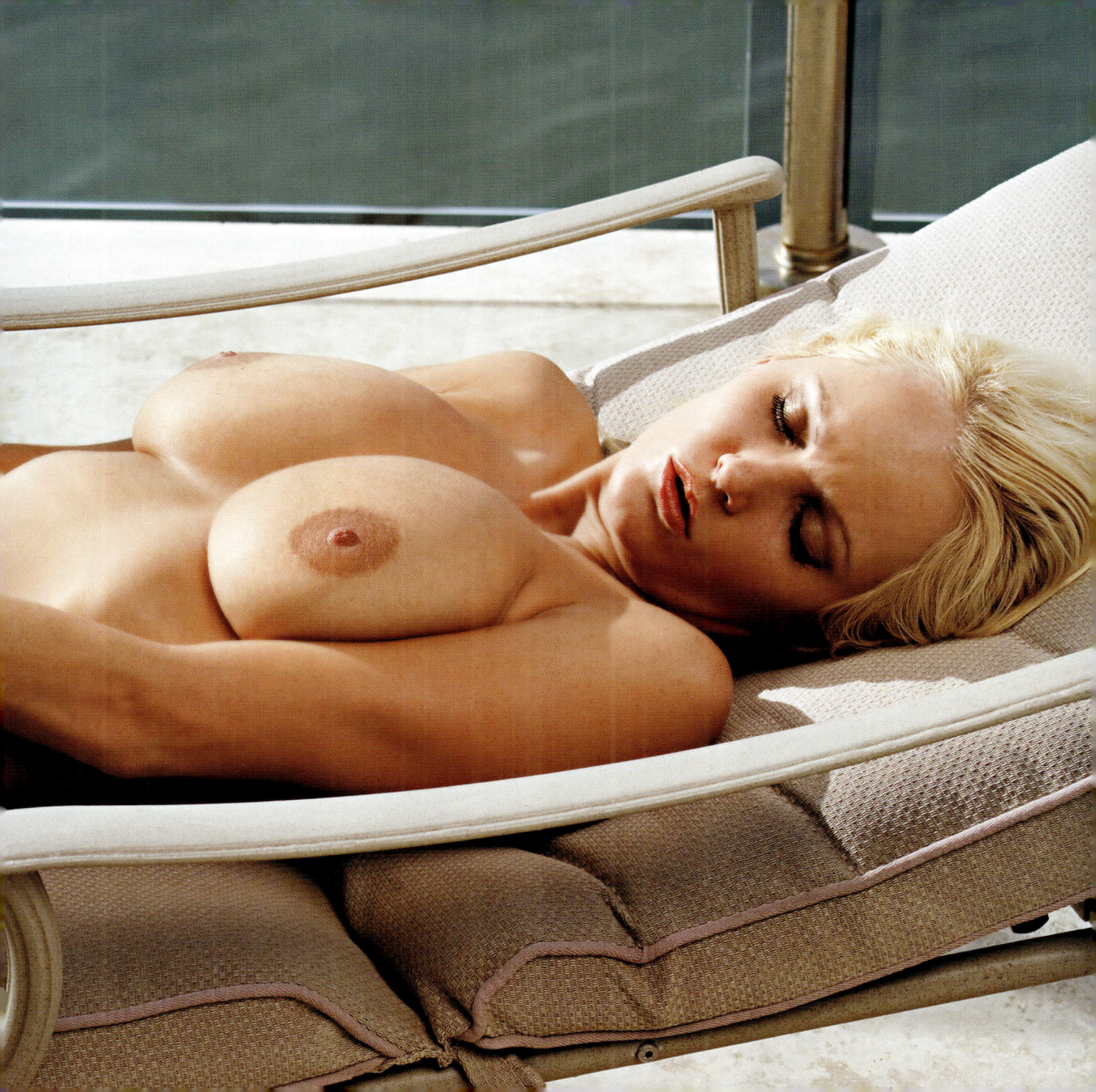

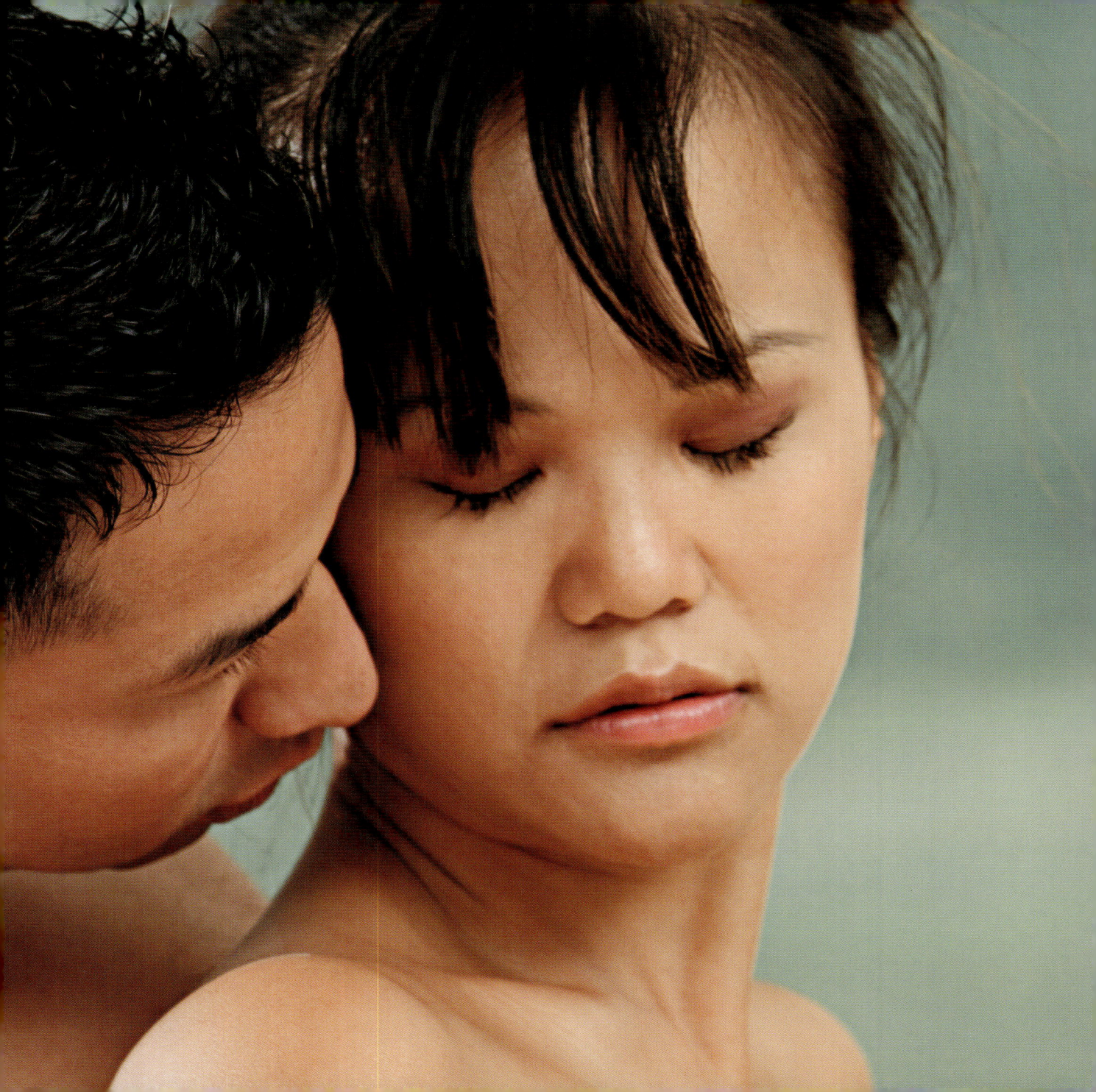

Kapitel 8
DIE HASSLIEBE ZUM KÖRPER

Sie betrachten Ihren Körper mit weit kritischeren Augen als Ihr Liebhaber. Er (oder sie) ist auf die Körperteile fokussiert, die er liebt – die vollen (oder nicht so vollen) Brüste oder Hüften, Ihren graziösen Hals, Ihre schmalen Hände, sogar diese so süß aufgereihten Zehen und die strammen Beine, die Sie für dürr halten, oder die reifen Hüften, die Ihnen einfach fett vorkommen. Ihr Partner vergleicht Sie nicht mit der unmöglich schönen Hausfrau aus der TV-Serie oder auch nur mit dem hübschesten Mädchen aus der Nachbarschaft. *Sie* hingegen machen dies täglich, so gut wie immer zu Ihrem eigenen Nachteil.

Die westliche Kultur fördert weiblichen Körperselbsthass. Wir fühlen uns immer unzureichend, selbst wenn Figur, Haar, Make-up und Kleidung perfekt harmonieren. Diese Unzufriedenheit hält uns sexuell zurück. Haben Sie je einen Witz über einen Glatzkopf mit Speckrollen gehört (oder gemacht)? Männer machen sich nur über ihren Penis Gedanken, wir über alles. Wären wir doch mehr wie Männer und verziehen uns unsere Lachfalten, pummeligen Hüften und die Pickel auf unseren Ärschen.

VEREHRUNG DER SEXUALITÄT

Sollten Sie jemals das Glück gehabt haben, die Khajuraho-Tempelanlage in Indien durchstreift zu haben, sind Ihnen mit Sicherheit die erotischen Bildnisse an den Mauern, Säulen, Toren und sogar Decken aufgefallen. Vielleicht sind Ihnen aber die Symbole für *Yoni* (Vagina) und *Lingam* (Penis) entgangen. Die Yoni gleicht einer Schüssel, der Lingam ist ein dazupassender ovaler Zylinder. Mitunter finden sich auch jeweils eigene Altäre. Die Hindus verehrten an diesen Altären ganz ungeniert die Heiligkeit der Sexualität.

Auch in einem anderen Teil der Welt dieser Zeit wurde der Phallus verehrt – von den Taoisten in China und Japan. Heute beten wir die glänzenden, digital nachbearbeiteten Fotos von Models und Stars an. Ist das wirklich ein Fortschritt?

Falls Sie annehmen, eine moderne Frau könne keinen Penis verehren, ohne die Macht über den Mann einzubüßen, liegen Sie falsch. Ich bewundere den Penis meines

Liebhabers. Ich könnte eine erotische Ode für ihn dichten. Er liebt meine Penisliebe – erwartet sich aber deshalb nicht, dass ich bei ihm einziehe, für ihn bügle und anfange, sein Frühstück zu machen. Wenn ich über Nacht bleibe, bringt er mir den Morgenkaffee ans Bett. Jetzt, wo ich darüber nachdenke: Jeder Mann in meinem Leben hat mir die erste Tasse Kaffee des Tages ans Bett gebracht.

Verehren Sie die Genitalien Ihres Liebsten. Und ermutigen Sie ihn dazu, dass er Ihre verehrt.

VER(K)EHRUNG

In einer perfekten Welt sollten Sie Ihren Körper lieben, wie Sie ihn kennen.

Manche Menschen betrachten aber ihre Körper und sehen nur, was sie nicht leiden können – oder ändern wollen. Unsere momentane Welt-Leitkultur verherrlicht Jugend und Schönheit und idealisiert die Bilder von Stars, die nicht einmal der Realität der Stars entsprechen. Cindy Crawford sagte, nicht einmal sie sei Cindy Crawford, wenn sie morgens aus dem Bett steige. Jamie Lee Curtis bestand für ein Covershooting des Magazins *More* darauf, Davor und Danach festzuhalten. Ohne Stylisten, die passende Kleidung, schmeichelhafte Lichtsetzung und Bildbearbeitung sah sie wie irgendeine attraktive Frau mittleren Alters aus, die man auf der Straße zu sehen bekommt. In den fertigen Fotos glich sie einer Göttin.

VAGINALANGST

Würden wir alle Verehrung erleben, gäbe es vielleicht keine Genitalangst – bei Männern oder Frauen. Gibt's aber.

Vaginale Bedenken beschränkten sich bis vor Kurzem auf Geruch und Geschmack. Die Frauen der Babyboom-Jahre haben die Indoktrination mit allgegenwärtiger Deo-Werbung noch bestens in Erinnerung. Diese Sprays waren keine gute Idee, weil sie die Selbstreinigungskräfte der Vagina beeinträchtigten und viele Frauen für bakterielle und Pilzinfektionen anfällig machten. Für eine gesunde, saubere Vulva braucht es nichts außer Seife und Wasser außen und

FORSCHUNG
Plastische Chirurgie und Orgasmen

Verschiedene Studien haben gezeigt, dass durch plastische Chirurgie das Interesse von Frauen an Sex zunimmt. Einer Erhebung der *University of Pittsburgh* von 2006 zufolge gaben 95 Prozent der Frauen an, seit den Operationen habe sich ihre Orgasmusqualität gesteigert. Viele davon gaben zu Protokoll, gerade „den besten Sex" ihres Lebens zu haben. Wie können kosmetisch-chirurgische Eingriffe einen derartigen Effekt auf das Sexleben haben?

Ein neues Gesicht, eine neue Figur treiben den sexuellen Selbstwert der Frauen in die Höhe. Viele Frauen erleben denselben Effekt durch Gewichtsverlust oder indem sie die Spannkraft ihres Körpers erhöhen.

ab und zu etwas Wasser, ohne Seife, innen. Jede Frau sollte mit Geruch und Geschmack ihrer Sekrete vertraut sein, um eine beginnende Infektion sofort zu erkennen.

Eine saubere Vagina reicht aber nicht mehr. Für uns Frauen gibt es immer einen Weg, uns mit eingebildeten Idealen zu vergleichen und unattraktiv zu finden. Mit 30 fangen etliche urbane Frauen bei den winzigsten Stirnfältchen mit Botox-Injektionen an. Auf der Jagd nach physischer Perfektion geht es seit Neuestem um die Vulva – genauer gesagt, um deren Erscheinungsbild.

Wenn Sie über 40 sind, können Sie sich noch erinnern, dass erwachsene Frauen eine Schambehaarung hatten – was gut war. Das Mindeste ist heute Enthaaren. Zu einem Teil können Sie der Pornoindustrie für das Entstehen der Designer-Vagina als Fetisch die Schuld geben. Laut dem *Amerikanischen Verband für plastische Chirurgie* sind die umstrittenen Vagina-Operationen die kosmetische Maßnahme mit den höchsten Zuwachsraten in den USA. Ein aktiver Vaginaplastie-Chirurg in Manhattan sagt, junge Frauen kämen mit herausgerissenen Seiten aus dem *Playboy* zu ihm und forderten: „Ich will eine Lippenkorrektur [Labioplastik], damit meine Muschi wie die hier aussieht."

Nicht jede vaginaplastische Kandidatin ist jedoch auf der Suche nach (ihrer Meinung nach) formvollendeteren Labiae. Manche wünschen sich eine engere Scheide, um die Sexqualität für sich und den Partner zu steigern. Die „Revirginalisierung", die Wiederherstellung des Hymens, ist z. B. vor konservativen Eheschließungen ein Thema.

Andere Frauen haben medizinische Probleme. *Laser Vaginal Rejuvenation* (LVR, Laser-Vaginalverjüngung) wird bei Frauen durchgeführt, die unter stressbedingter Inkontinenz leiden, deren Vagina bei einer Geburt beschädigt wurde (was auch misslungene Dammschnitte umfasst), oder deren Wand zwischen Scheide und Blase oder Rektum geschwächt ist. Nach diesem Eingriff kann sich die Vagina enger anfühlen.

Operationen bergen stets ein Risiko. Es könnten Narben zurückbleiben oder durch Nervenschädigungen die Sensitivität leiden. Bevor Sie ab 7.000,- US-Dollar (natürlich privat) für eine Designer-Vagina hinblättern, erkundigen Sie sich genau und holen Sie insbesondere die Meinung von Ärzten ein, die Vaginaplastik nicht anbieten.

OFFEN GESAGT

Designer-Vaginas im Kreuzverhör, Fall Nr. 1

Am 31. August 2007 veröffentlichte der *American Congress of Obstetricians and Gynecologists* (gynäkologisch-geburtshilfliche Fachgesellschaft) eine Stellungnahme zu Operationen mit Bezeichnungen wie „Vaginaverjüngung", „Design-Angioplastie" und „Revirgination": Diese seien „medizinisch nicht indiziert" und es gebe „keine Garantie für eine sichere Durchführung".

Dr. Abbey Berenson, die Sprecherin der Gesellschaft, verlautbarte: „Vielen Frauen ist nicht bewusst, dass sich das Erscheinungsbild der äußeren Geschlechtsorgane von Frau zu Frau erheblich unterscheidet ... Mit operativen Eingriffen sind immer Risiken verbunden. Es ist wichtig, dass die Frauen das Gefahrenpotenzial dieser Maßnahmen verstehen und zur Kenntnis nehmen, dass es für den erhofften Nutzen keinerlei wissenschaftlichen Beweis gibt."

OFFEN GESAGT

Designer-Vaginas im Kreuzverhör, Fall Nr. 2

Was denkt eine führende Frauenärztin über Vaginal-Operationen?

Dr. Laura Berman, Gründerin und Leiterin des *Berman Center* in Chicago, einer Klinik, die sich auf die Behandlung weiblicher Sexualprobleme spezialisiert hat, sagt:

„Viele Frauen, die sich für zu wenig eng halten, machen ihre Kegelübungen nicht richtig. Es gibt etliche Geräte am Markt, die bei der korrekten Durchführung hilfreich sind. Ich rate zusätzlich zu Übungen zur Stärkung des Musculus transversus abdominis." (*Der Baucheinzieher, verantwortlich zudem für das Absenken der Rippen und beteiligt an der Ausatmung, Anm. d. Übers.*)

„Mit dem Kräftigen einiger Muskeln ist es aber nicht getan; es geht auch darum, diese beim Sex richtig einzusetzen. Viel zu oft haben Frauen solche Operationen, weil ihnen irgendein Wichser weisgemacht hat, sie wären zu weit gebaut, obwohl in Wahrheit er zu klein ist. Trainiert sie aber ihre Muskeln regelmäßig und lernt sie auch, diese richtig zu verwenden, kann sie jede Größe fest umschließen, und wenn's ein kleiner Finger ist."

PENISANGST

Männer haben ein vergleichbares Körperthema, und zwar nicht erst seit genitalhistorisch jüngster Zeit: Penisangst. Junge Männer sorgen sich um die Ausmaße: Ist er groß genug? Wie wichtig ist den Frauen die Länge, Dicke des Penis? Mit vierzig haben die meisten Männer die eine oder andere erektile Dysfunktion erlebt und beginnen sich zu sorgen. „Bin ich hart genug? Werde ich meine Erektion verlieren?" Danach beginnen die Viagra-Jahre.

Auf diese männlichen Sorgen reagieren Frauen auf unterschiedliche Weise, manche zielführender – indem sie ein erfülltes Sexleben führen – als andere.

Zehn Antworten auf eine Frage

An der Bar des *Tao*, einem schicken Restaurant in Manhattan, habe ich unter dem Blick einer gigantischen Buddha-Statue zehn Frauen gefragt:

Wie wichtig ist Ihnen die Penisgröße?

„Sie muss angemessen sein – 13 bis 15 cm im erigierten Zustand und nicht zu dünn. Optisch liebe ich die großen, aber in der Praxis kann ich mit allem ab knapp 13 cm etwas anfangen. Kleinere turnen mich ab." – Jocie, 26

„Ich bin Größenfetischistin und stehe dazu." – Carlin, 34

„Nach meiner nicht gerade geringen Erfahrung haben die meisten Männer in etwa dieselbe Größe. Kleine wachsen mehr als große, wenn sie erigieren. Ich mag sie steif. Das ist wichtig." – Gwen, 39

„Der Anblick einer nackten Frau hat Männer einst glücklich gemacht. Sie mochten die Schamhaare. Das unterschied die Frauen von den Mädchen."

– Joy Behar, Komikerin und Co-Gastgeberin von *The View*

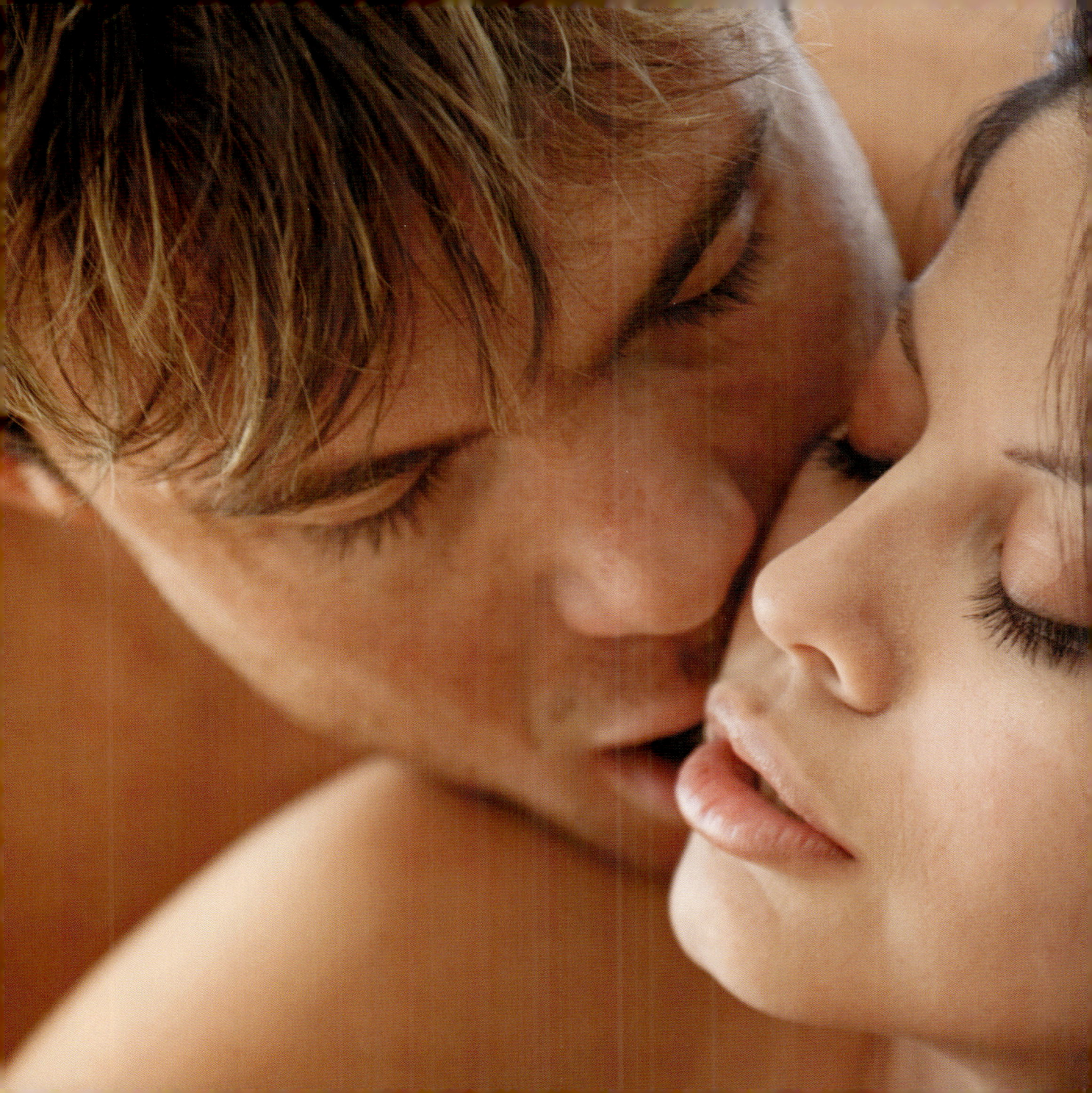

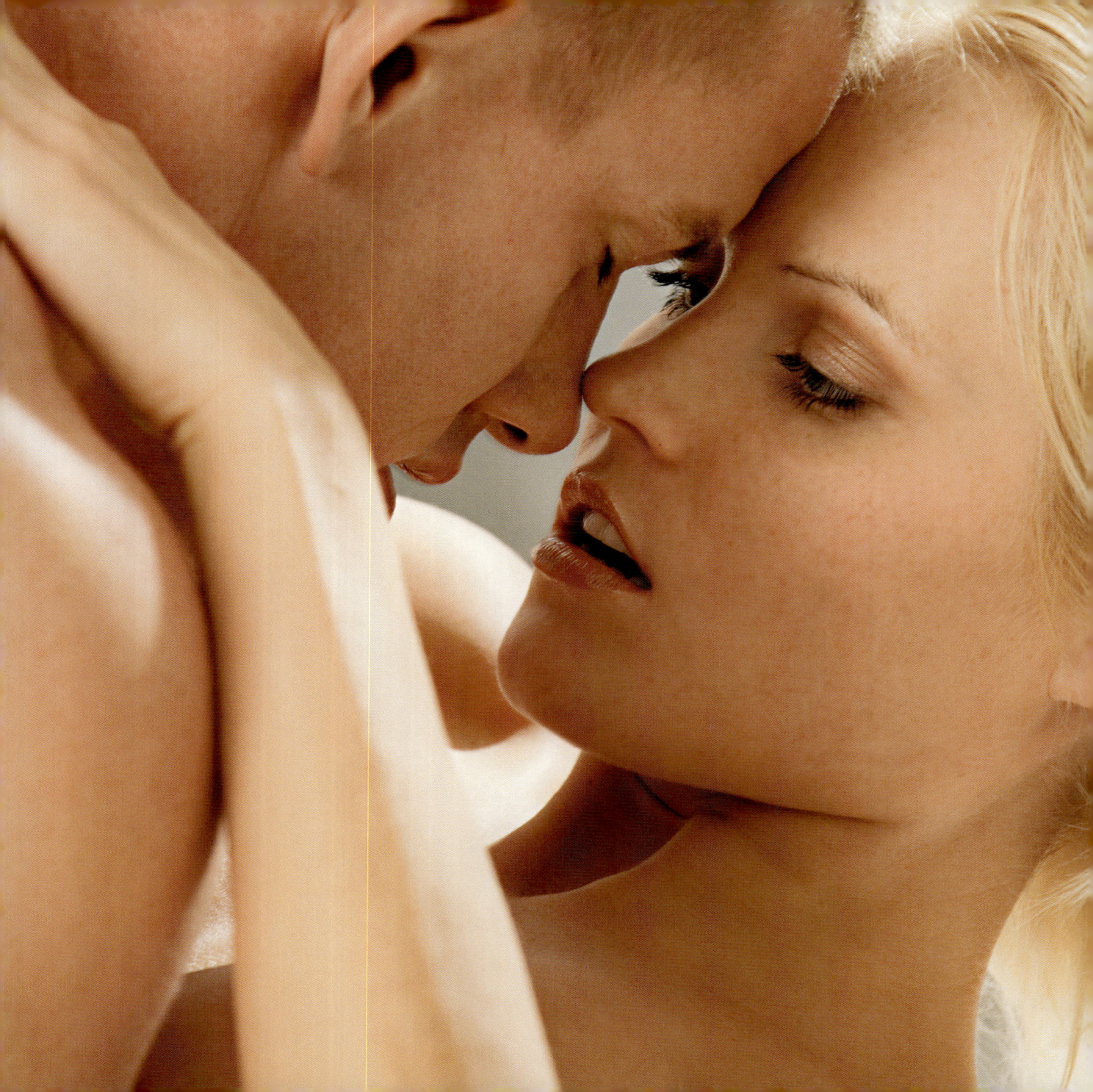

„Die Qualität insgesamt ist wichtiger. Ist er gut geformt? Ist er nett und gerade? Ist die Eichel hübsch? Wird er steinhart?" – Jen, 29

„Ich war in meinem Leben mit zwei Männern mit wirklich großen Schwänzen zusammen – ich rede von 23 oder 25 dicken Zentimetern. Das ist ein bisschen zu viel Schwanz. Mit einem in Durchschnittsgröße lässt sich mehr anfangen." – Lonnie, 43

„Ich mag Analsex, daher sind mir mittelgroße Penisse lieber. Mit kleinen komme ich auch gut aus." – Jamie, 25

"Es spielt eine Rolle, aber die Größe des Penis ist nicht das Wichtigste. Ein Mann mit einem kleinen Schwanz kann ein guter Liebhaber sein, einer mit einem großen eine Enttäuschung. Bei gleichen Voraussetzungen ziehe ich die größere Ausführung vor." – Eileen, 38

„An der Penisgröße kann nicht alles scheitern – wie z. B. an Unfähigkeit beim Cunnilingus." – Nan, 40

"Ich liebe Fellatio – und dafür schätze ich einen schönen, großen Schwanz." – Adrianna, 31

„Mein Mann hat einen perfekten Schwanz, etwas größer als der Durchschnitt, sehr hart, nur ganz wenig nach links gekrümmt. Ich würde ihn wohl auch mit einem weniger perfekten Schwanz lieben, aber ich bin mir nicht sicher, ob ich auch über seine kleinen Charakterschwächen so leicht hinwegsehen könnte wie jetzt." – Lisa, 34

Wenn der Penis ein Thema ist

Wenn es um die Größe geht, sagen Sie nicht: „Das spielt für mich keine Rolle." Männer glauben das nicht. Und wenn Sie das sagen müssen, ist Ihnen beiden klar, dass er nicht allzu gut bestückt ist. Machen Sie das Beste draus: Passen Sie Ihren Sexstil seiner Penisgröße an.

- Was Ihnen ein kleiner Penis ermöglicht: Analverkehr, effektvolles Deepthroating bei der Fellatio, jede Sexstellung, solange Sie einen kräftigen PC-Muskel haben.
- Was Ihnen ein großer Penis ermöglicht: Weder Deepthroating noch Analverkehr; überlassen Sie ihm beim Verkehr das Kommando und lehnen Sie sich zurück.
- Wenn die Form das Thema ist: Ist sein Penis gekrümmt, passen Sie die Stellung so an, dass er beim Verkehr Ihren G-Punkt trifft!

DER HÄRTEFAKTOR

Die meisten Frauen stimmen vermutlich der Aussage zu, die Qualität einer Erektion sei wichtiger als die Größe eines Penis, zumal der Großteil der Erektionen dem Durchschnitt von 12 bis 17 cm entspricht. (Laut dem *Kinsey Institute* ist der Penis von ca. 2 % der Männer 22 cm lang oder länger, von ebenfalls 2 % 8 cm oder kürzer.) Die Steifheit ist entscheidend. Wäre dem nicht so, gäbe es dann Viagra – das heute von ebenso vielen Männern unter 40 ohne medizinische Indikation verwendet wird wie von Männern über 60 auf ärztliche Verschreibung?

Ungeachtet der modernen Pharmakologie ist es wahrscheinlich, dass Ihr Mann ab und zu beim Sex ein wenig schlappmacht. Alkohol- oder Marihuanakonsum, übermäßiges Essen, Beziehungsprobleme, Müdigkeit und Stress sind sämtlich Faktoren, die den Penis erschlaffen lassen können, zumindest zeitweilig. Jede Frau braucht ein paar Aufsteh-Tricks in ihrem Sexrepertoire, genauso wie sie Mascara und Lipgloss in ihrer Handtasche benötigt. (Zwei Last-Minute-Rettungsmethoden siehe S. 95.)

Der Rettungsplan zur Wiederbelebung einer schwächelnden Erektion ist natürlich Fellatio. Mitunter wird ein Mann aber nicht wollen, dass Sie sich seines Schlaffis annehmen. Achten Sie auf seine Körpersprache. Wenn er Widerwillen gegen Ihre oralen Ambitionen zeigt, leiten Sie seine Hand oder seinen Mund zu Ihren Genitalien und helfen Sie ihm, Ihnen einen Orgasmus zu verschaffen.

Stimmt er der Oralhilfe zu, können Sie meinen Beitrag zum Thema verwenden: eine perfekte Oralsex-Technik, elegant, simpel und effektiv – das „kleine Schwarze" unter den Blowjobs. (Siehe „Der perfekte Aufsteh-Kuss", S. 96)

Sexuell aktive Frauen sind meist glücklich mit ihren Körpern. Wie könnten wir Sex lieben, wenn wir unseren Körper hassen? Ich schätze Frauen, die mit dem, was sie haben, im Reinen sind, das Beste daraus machen und mit regelmäßiger Übung ihre sexuelle Energie erhalten. In New York City sehe ich täglich alle Arten von schönen, vitalen Frauen (und Männern). Fokussieren Sie auf das, was an Ihnen schön und sexy ist, und ehren Sie es. Und: Etwas Hingabe an die Genitalien schadet keinem Sexleben.

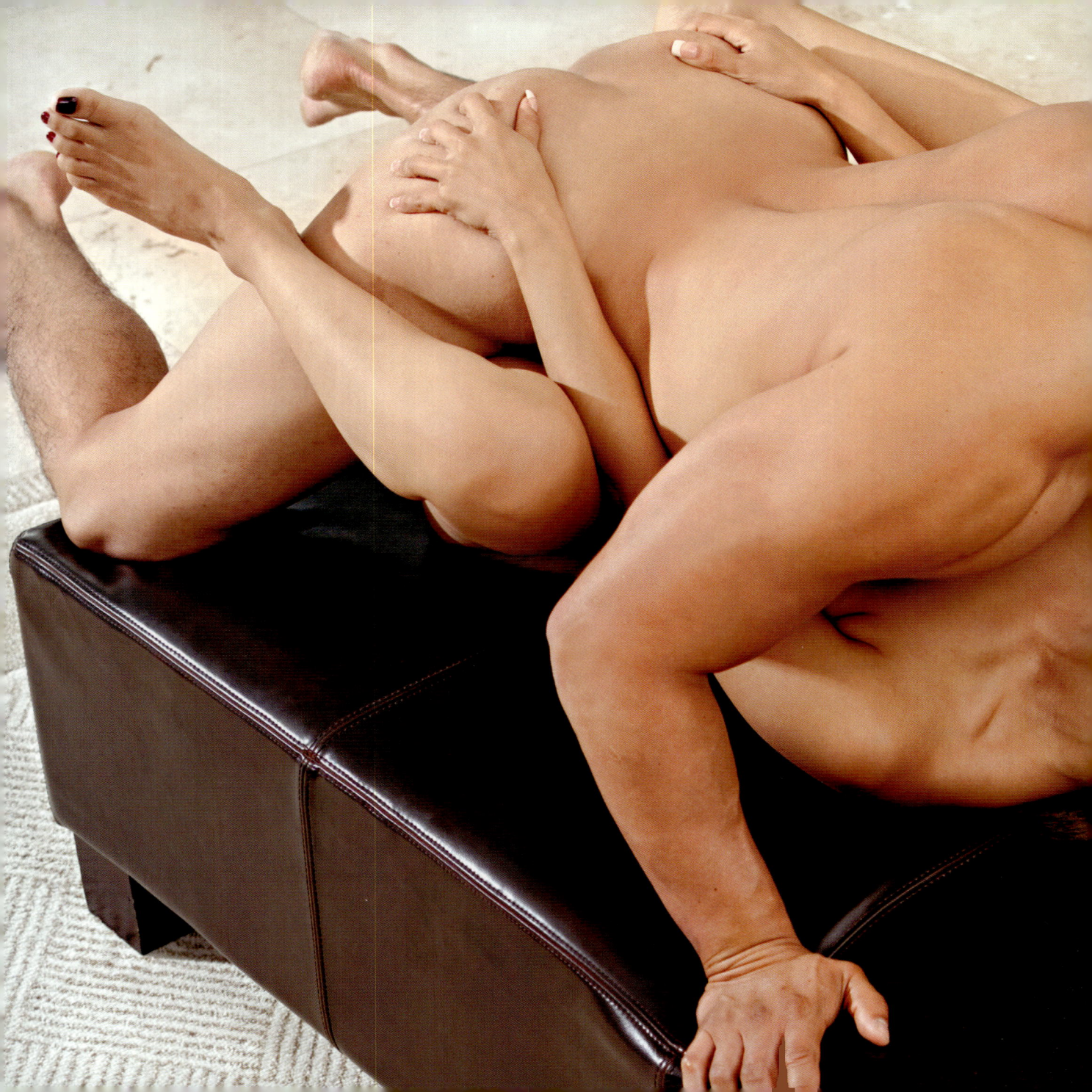

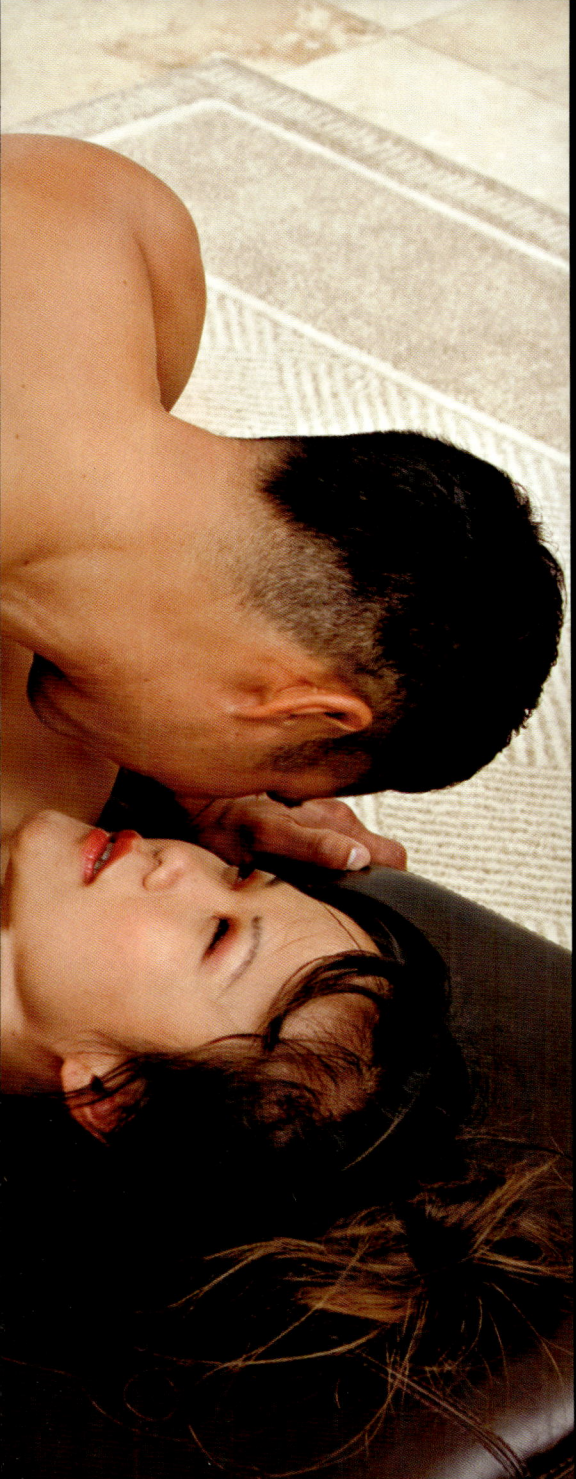

SO WERDEN SIE GUT IM BETT
Zwei Last-Minute-Rettungsmethoden

Es gibt zwei gute Gründe für Sie, alles in Ihrer Macht Stehende zu tun, um einer schwachen Erektion zu neuer Standhaftigkeit zu verhelfen: die Fortsetzung der Stimulation, die Ihnen seine Erektion beschert hat, und die Rettung seines Egos. Klar können Sie auch ohne seine Erektion zum Orgasmus kommen, aber was spricht gegen das komplette Paket?

- Szenario 1: Er ist oben und Sie kurz vor der Klimax, wenn Sie seine nachlassende Erektion bemerken. Spannen Sie Ihren PC-Muskel an, fest genug um ihn in sich zu halten. Packen Sie seine Hüften oder den Hintern und bewegen Sie ihn hin und her, vor und zurück, Ihren PC spannen Sie im Rhythmus der Bewegung an. Sie kontrollieren die Richtung seiner Beckenbewegungen, das Tempo der Stöße, die Tiefe der Penetration, und haben ihn da, wo Sie ihn brauchen. Dort können Sie ihn so lange belassen, bis Sie kommen; wahrscheinlich wird sein Penis wieder steif werden. Vermutlich wird auch er einen Orgasmus haben, und es wird sich anfühlen, als würden Sie die Klimax auf sehr explosive Art aus ihm herausziehen: eine sexuelle Win-Win-Situation.

- Szenario 2: Sie sind oben und kurz vor dem Orgasmus, wenn seine Erektion nachlässt. Packen Sie mit Ihrem PC zu, umfassen Sie mit Ihren Händen seine Hüften und ziehen Sie ihn nach oben in sich hinein. Verlagern Sie Ihr Gewicht auf Ihre Knie, damit Sie seine Hüften nicht niederdrücken. Auch auf diese Art werden Sie bekommen, was Sie von ihm brauchen, und ebenso wird er wahrscheinlich zum Orgasmus kommen.

Und selbst wenn er mit diesen beiden Methoden keine volle Erektion wiedererlangt und ejakuliert, wird es ihn freuen, dass Sie einen Orgasmus hatten. Die Männer wollen uns im Bett Genuss bereiten.

SO WERDEN SIE GUT IM BETT

Der perfekte Aufsteh-Kuss

Das Geheimnis dieser Technik ist die Kombination von Mund- und Handeinsatz. Sie ist soweit unfehlbar, wie das bei einer Sextechnik überhaupt möglich ist.

- Halten Sie seinen Penis fest in einer Hand.
- Nehmen Sie ihn in den Mund, sodass das erste Drittel rein und raus flutscht. (Denken Sie daran: Das erste Drittel des Penis ist der sensitivste Teil. Falls Sie die beiden unteren Drittel oral nicht aufnehmen können: kein Grund zur Sorge.)
- Stimulieren Sie mit den Fingern Ihrer anderen Hand sein Perineum: mit leichten, kraulenden „Komm-zu-Mama"-Bewegungen.
- Winden Sie eine Hand aufwärts (niemals abwärts) um seinen Schaft, sobald sein Penis anzuschwellen beginnt. Lecken Sie zugleich mit geschmeidiger Zunge über und unter seine Corona (die Wulst zwischen Eichel und Penisschaft). Kümmern Sie sich besonders um das Frenulum (das Eichel und Vorhaut verbindende Bändchen an der Penisunterseite).
- Wechseln Sie das Lecken mit dem „Schmetterling" ab – einer raschen, schnalzenden Zungenbewegung.
- Setzen Sie die Handarbeit fort, während Sie einen Hoden nach dem anderen in den Mund nehmen und leicht daran saugen.
- Lecken Sie seinen Damm.
- Kehren Sie zu seinem Penis zurück und wechseln Sie lecken, schnalzen und saugen ab. Nehmen Sie seinen Penis beim Saugen nicht zu tief auf, weil dann kaum noch ein Sauggefühl zu spüren ist.

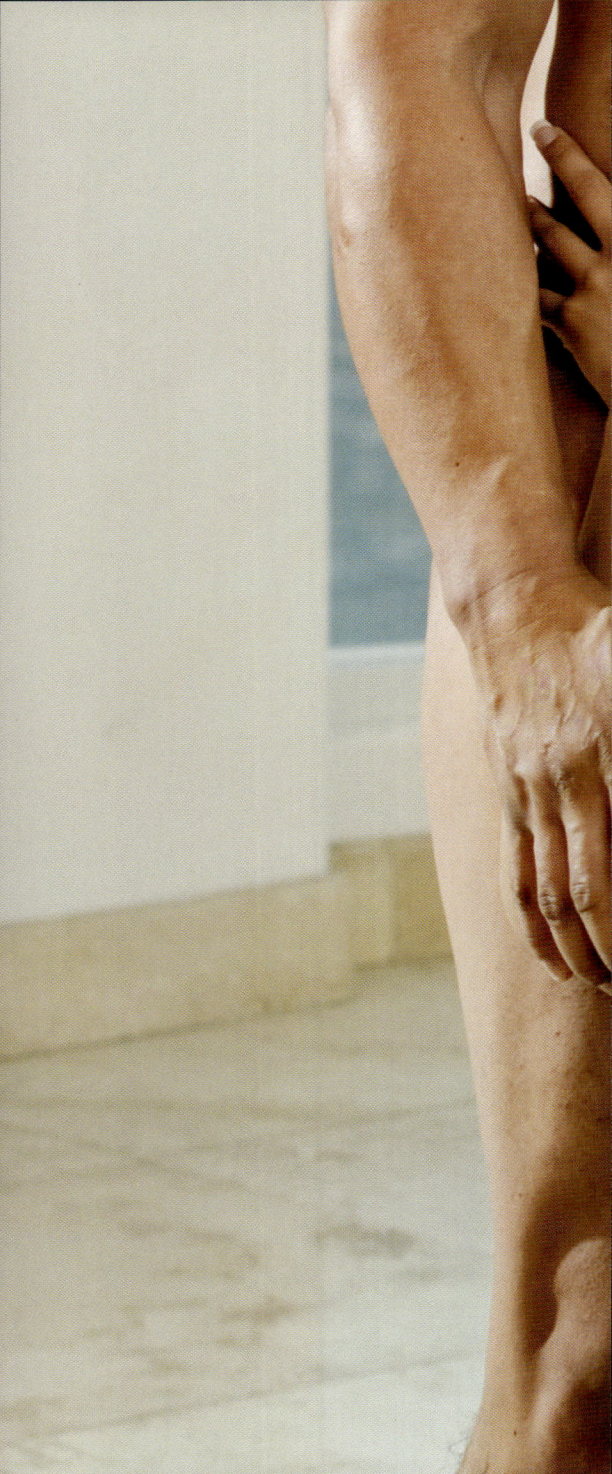

für Frauen

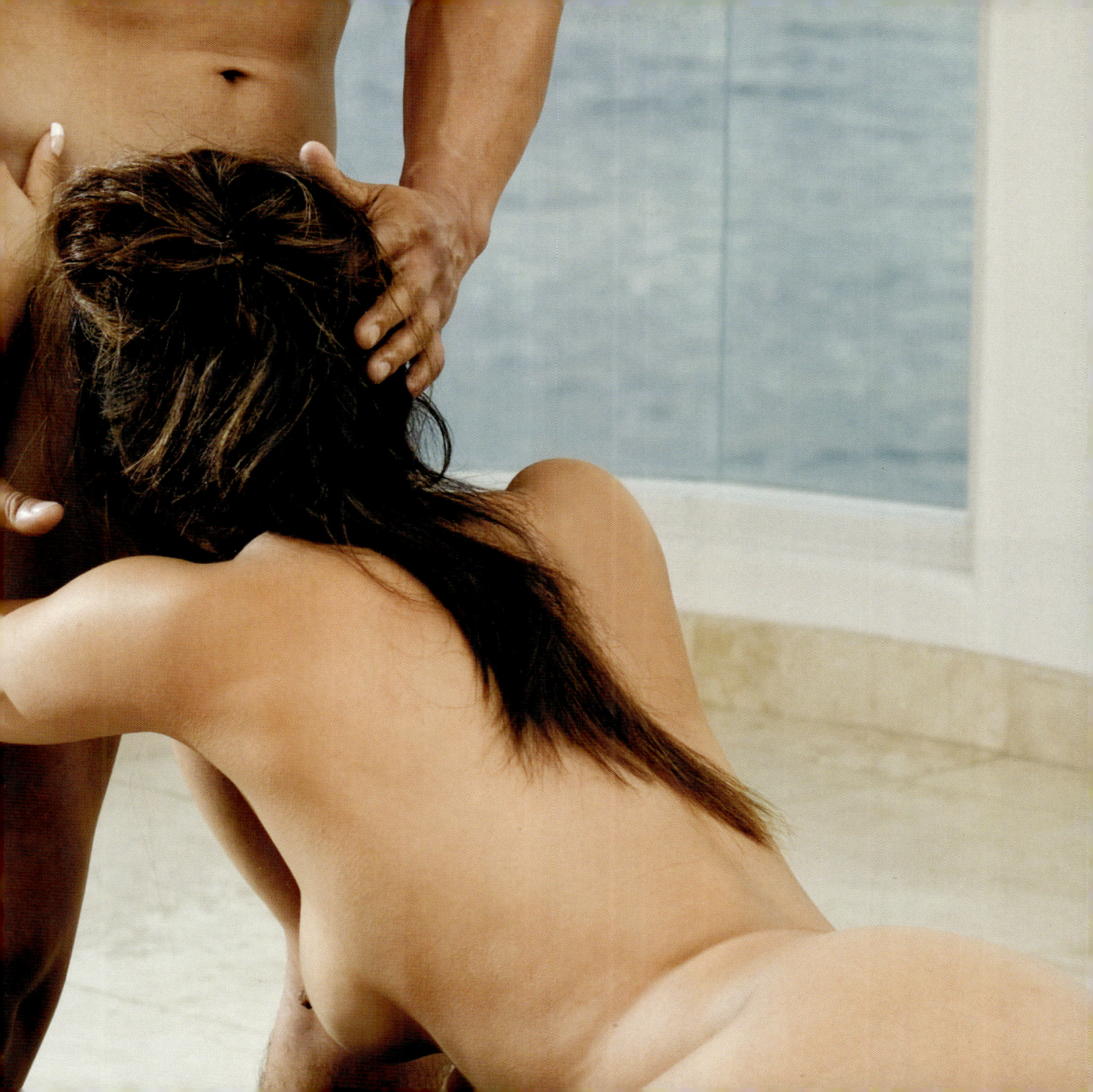

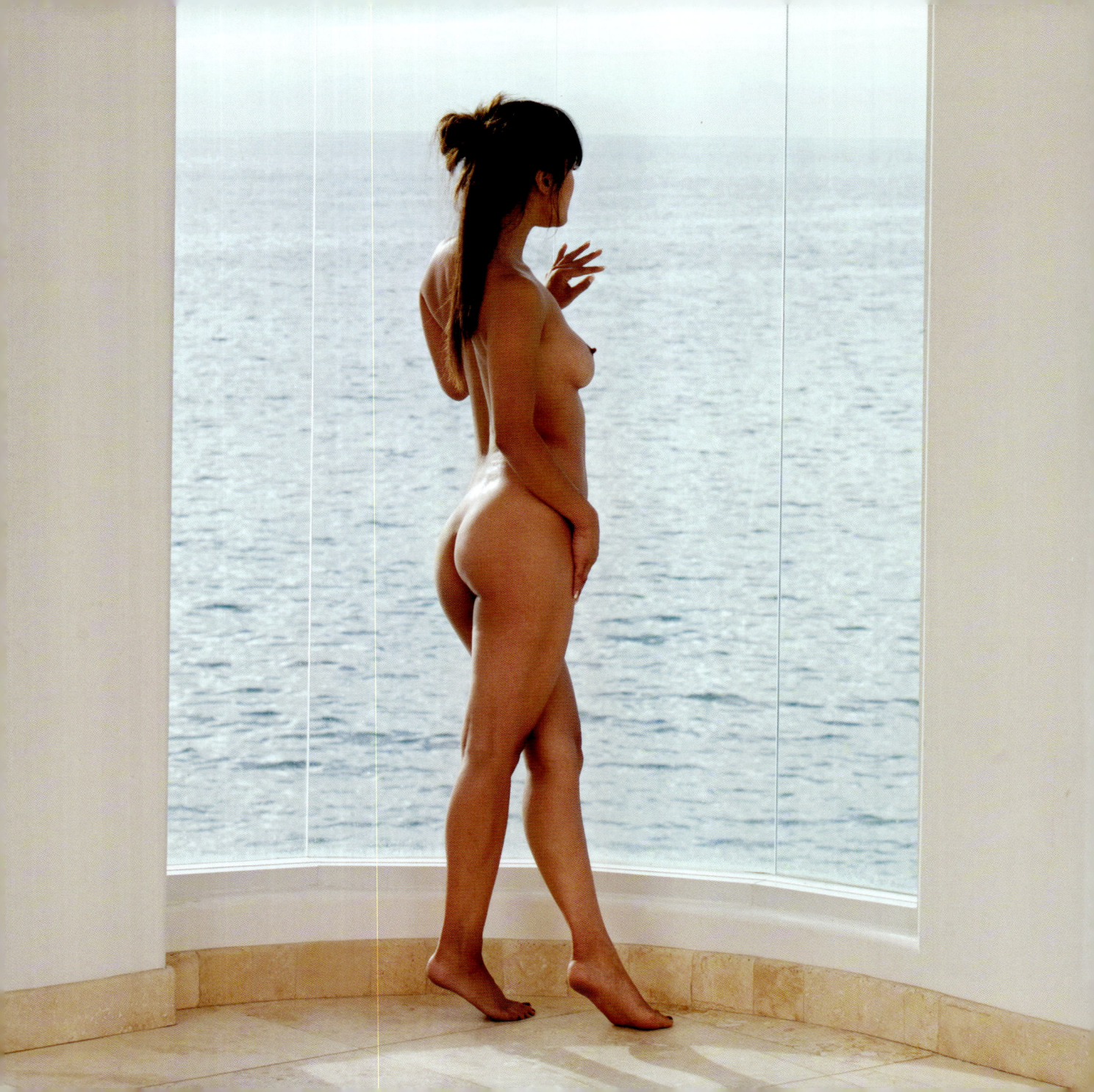

Kapitel 9

SEX UND PHYSIS IM LAUF DES LEBENS

Ihre Sexualität entwickelt sich im Lauf Ihres Lebens weiter. Die Normfrau verliert ihre Jungfräulichkeit mit 17, hat vor der Eheschließung mit 26 fünf Sexpartner, gebiert zwei Kinder, bevor sie 40 ist, und stirbt sieben Jahre nach ihrem Partner mit 78. (Die meisten von uns entsprechen dieser Norm nicht in jeder Weise.) In einem Sexleben wird sie viele hormonelle Stadien durchlaufen, von denen manche Erregung und Begehren steigern, andere dämpfen. Die Sextriebkräfte werden zudem von etlichen weiteren physischen (auch genetischen), emotionalen, psychologischen und pragmatischen (wie der Verfügbarkeit eines Partners) Faktoren beeinflusst.

Alle diese Faktoren bilden zusammen die Phasen der Sexualität, die gleichermaßen allen Frauen gemein sind wie in ihrer spezifischen Ausprägung individuell einzigartig. (Mehr zu den Phasen der Sexualität im Teil 4.)

In ihren 30ern und 40ern hat eine Frau wahrscheinlich eine besser entwickelte Fähigkeit, Erregung und Orgasmen zu erleben, als in ihren 20ern. Manch eine Frau reizt Sex während einer Schwangerschaft mehr. Und die Jahre vor der Menopause könnten, teils wegen des höheren Testosteronspiegels, ihre heißesten sein. Viele Frauen sagen, sie hätten nach dem Wechsel den Sex dank dem Wegfall der Geburtenkontrolle wiederentdeckt. Beklagen Sie Ihren 30., 40. oder auch 50. Geburtstag nicht! Das Alter allein definiert Sie nicht als sexuelles Wesen – und jedes Alter hat seine sexuellen Vorzüge. Z. B. berichteten Frauen mittleren Alters von ihrem gestiegenen Selbstbewusstsein, dank dem sie Sex mehr genössen als in ihrer Jugend.

PHYSISCHE PROBLEME – NICHT IMMER PHYSISCHEN URSPRUNGS

Probleme beim Sex reflektieren häufig Paarprobleme; nicht *ihr* sexuelles Funktionieren, sondern was zwischen den Partnern (nicht) geschieht, verursacht sie. Paarprobleme haben so viel mit der Beziehung wie mit dem Alter zu tun. Bis in ihren 60ern hat das Alter einer Beziehung (vorbehaltlich etwaiger medizinischer Probleme) stärkere negative Auswirkungen auf die Erregungs- und Orgasmusfähigkeit als das biologische Alter einer Frau. Eine 50-Jährige in einer neuen Beziehung könnte z. B. öfter und besseren Sex haben als ihre 30-jährige Tochter, die seit zehn Jahren mit demselben Mann zusammen ist. Die Neue Beziehungs-Euphorie, der Höhepunkt der *Desire Curve*, betrifft jede neue Beziehung, egal, ob die Liebenden Großeltern oder Teenager sind.

Vier Hauptfaktoren begünstigen (in jedem Alter) einen nachlassenden Sexualtrieb:

- Ein sitzender Lebensstil, der zu Energieverlust führt
- Gewichtszunahme
- Gesundheitsprobleme
- Unterdrückte Wut

Dieser letzte Punkt ist wichtig. Paare sehen sich oft ungelösten Konflikten gegenüber, was zu unterdrückter Wut führt. Wenn Sie immer wieder über dasselbe streiten – egal ob Geld, Kinder, Verwandte oder Politik –, erzeugen Sie zwischen Ihnen beiden Stagnation. Eine Seite wiederholt, die andere blendet sich aus und schaltet ab.

Eine Frau könnte auch von den Liebhaberqualitäten ihres Mannes enttäuscht sein, besonders, wenn dabei keine regelmäßigen Orgasmen für sie herausschauen. Vielleicht hat sie Orgasmen vorgetäuscht und jetzt genug davon, weiß aber nicht, wie sie den Status quo im Schlafzimmer ändern könnte. Unterbewusst zahlt sie es ihm vielleicht heim, indem sie seine Avancen zurückweist.

Aus all diesen Gründen kann auch er das Interesse an Sex verlieren. Unterdrückte Wut ist, einigen Therapeuten zufolge, eine der wichtigsten Ursachen für Sextriebverlust bei Männern. Vielleicht neidet er ihr den Berufserfolg, stößt sich an ihrem Kaufverhalten oder an irgendetwas, das nichts mit dem Sexleben zu tun hat. Er könnte sich in der Beziehung nicht vollständig akzeptiert, verstanden oder wertgeschätzt fühlen, sich aber fürchten, ihr gegenüber Schwäche zu zeigen und dies zuzugeben. Da er weder seine Gefühle ausdrücken noch mit den Beziehungsproblemen umgehen kann, schaltet er ab. Auch er zahlt ihr das möglicherweise unterbewusst heim. Lauter üble (und viel zu übliche) Beziehungsmuster, die niemandem helfen.

FÜR FORTGESCHRITTENE
KISSENSCHLACHT FÜR ERWACHSENE

Eine Zeitlang in den 1970ern und '80ern überreichten Beziehungsberater Eheleuten mit Konflikten Styropor-Schläger oder Kissen, um auf Möbel einzudreschen und ihrer unterdrückten Wut ein Ventil zu verschaffen.

Das können Sie auch zu Hause machen. Fangen Sie eine Kissenschlacht an. Bringen Sie etwas zur Sprache, womit Ihr Partner Sie wiederholt verärgert hat („Nie hörst du mir zu!"), und prügeln Sie das Bett mit dem Kissen. Dann ist er (oder sie) an der Reihe.

Die körperliche Aktivität, ganz zu schweigen vom Rauslassen der Wut, bringt Sie ein wenig ins Schwitzen und lässt Sie schwerer atmen. Das ist sexy. Sie könnten überrascht sein, *wie* sexy.

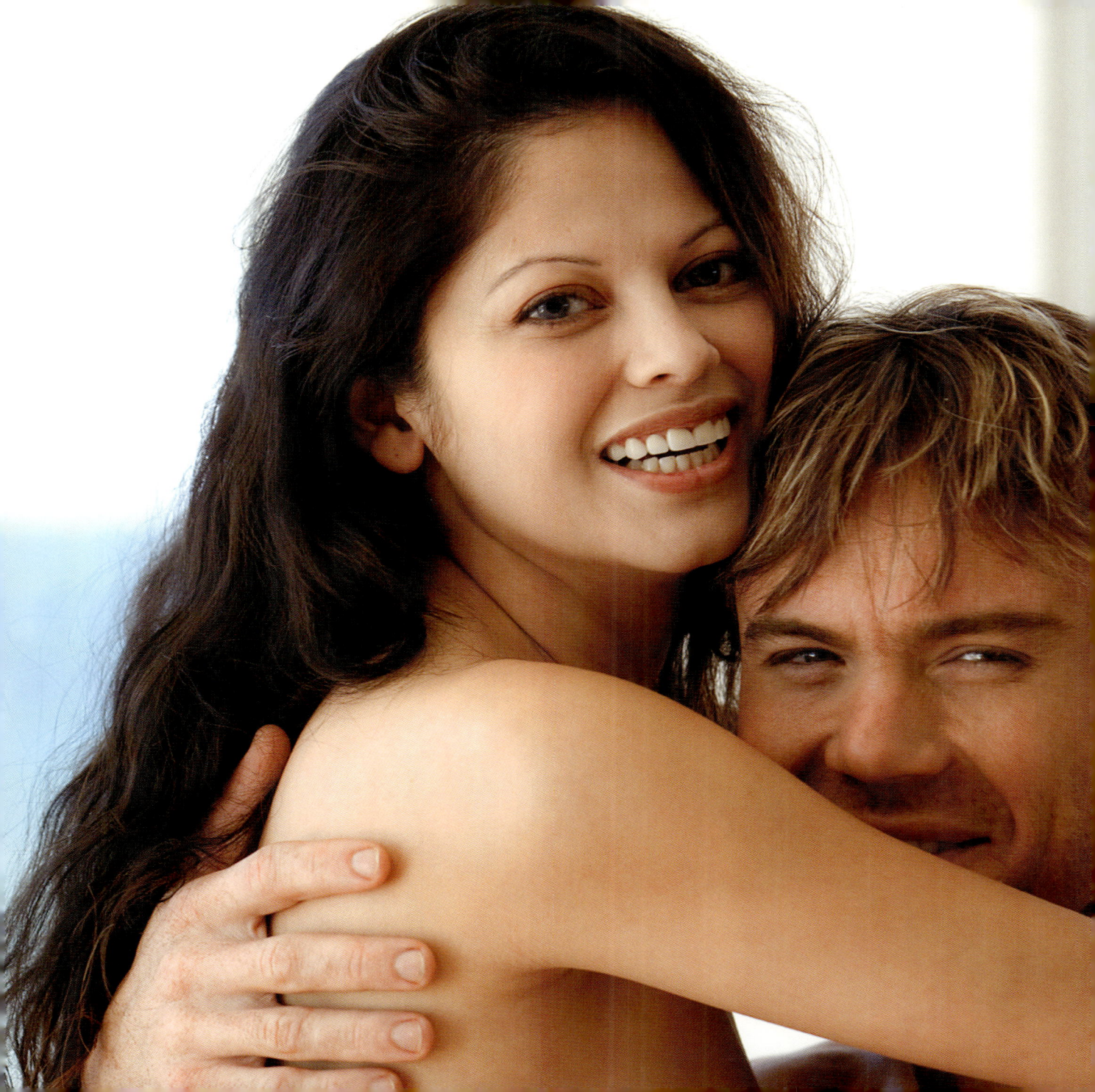

„Natürlich begegnen mir Frauen jeden Alters, die die Lust verloren haben. Die Ursachen sind kompliziert. Aber auf jede Frau, die sagt: ‚Ich bin nicht interessiert‘, kommt eine mit der Aussage: ‚Mein Mann ist nicht interessiert. Ich will Sex, aber er nicht.‘ Diese Frau kann dreißig sein – oder siebzig."

– Dr. Carolyn Armstong, Spezialistin für Sexualprobleme von Frauen

Fortpflanzung und Sexualität

Geburtenkontrolle, Schwangerschaft, Wochenbettdepression und künstliche Befruchtung richten in unserem Hormonhaushalt verheerenden Schaden an. Alles, was das Hormongleichgewicht in Frauen stört, wirkt sich auch auf Begehren, Erregung und Orgasmusfähigkeit aus. Doch dies ist nur ein Teil der biologisch/psychisch/sozialen Einflussfaktoren auf unser Verhalten. Wie hormonelle Veränderungen sich auf Sie auswirken, hängt auch von den anderen Faktoren ab. Sie sind Ihren Hormonen nicht ausgeliefert, auch wenn es sich mitunter so anfühlen mag. Im Folgenden einige Beispiele, wie komplexe Kombinationen der erwähnten Faktoren Ihre Sexualität beeinflussen:

- Eine **Schwangerschaft** steigert bei manchen Frauen den Sextrieb und die Orgasmusfähigkeit. Der erhöhte Blutfluss und die vergrößerten Genitalien versetzen sie in einen permanenten Zustand leichter Erregbarkeit. Bei anderen Frauen sinken Begehren und Erregung während der Schwangerschaft. Schwanger zu sein verstört sie vielleicht, der Stress in der Arbeit und mit den Kindern zu Hause überfordert sie, sie fürchten sich vor der Geburt oder sind unglücklich wegen der körperlichen Veränderungen. Eine große Rolle für den Komplex „Schwangerschaft und weibliche Sexaltät" spielen auch die Reaktionen des Partners.

- **Antibabypillen** befreien manche Frauen von der Sorge, schwanger zu werden. Befreit und entspannt öffnen sie sich der Lust und erleben sich als sexueller denn je. Andererseits belegen Studien, dass sich die „Pille" bei Frauen auch negativ auf das sexuelle Verlangen auswirken kann. Diese Effekte können sogar noch nach dem Absetzen des Präparats eine Weile anhalten. Was genau an der Pille die Libido unterdrückt, hat die Forschung noch nicht klären können. Das Hormongleichgewicht ist delikat: Die Kombination aus Östrogenen und Progesteron in der Pille scheint bei manchen Frauen das Testosteronniveau zu senken, bei anderen zu heben. Bei einigen Frauen löst das Mittel Depressionen aus. Ob diese Nebenwirkung biochemisch oder psychologisch ist, steht nach wie vor zur Debatte.

- **Künstliche Befruchtung** wirkt sich stärker negativ auf die Sexualität aus als die Antibabypille. Die starken Drogen, die dabei zum Einsatz kommen, haben Nebenwirkungen: Übelkeit, Angst, Stimmungsschwankungen – oder alles zugleich. Rechnen Sie dazu noch den immensen Druck, mit dem eine Frau zwischen Frustration, Enttäuschung und dem Gefühl der biologischen Unzulänglichkeit fertig werden muss. Vor der Behandlung konnte sie kein Kind empfangen. Was, wenn es wieder nicht klappt?

Den Fortpflanzungszyklus und dessen hormonelle Effekte auf Ihre Sexualität zu verstehen ist entscheidend. Nur dann sind Sie in der Lage, die hormonellen Vorteile zu nützen und mit den Nachteilen umzugehen. Nehmen Sie den emotionalen Rückhalt Ihres Liebsten in Anspruch, wenn es nötig ist. Verlangen Sie Sex, wie Sie ihn wollen – auch wenn sich das auf Streicheln und Küssen beschränkt.

FORSCHUNG
Sexuelle Erregung beim Stillen

Stillende Frauen erleben häufig sexuelle Erregung, in Ausnahmefällen kommen Sie beim Stillen sogar zum Orgasmus. Weil diese Erfahrung verwirrend ist und bei manchen Schuld- oder Schamgefühle verursacht, wurde über dieses Phänomen kaum berichtet. In einer Studie über stillende Frauen von 2005 (nachzulesen im *Journal of Midwifery and Women's Health [Journal für Geburtshilfe und Frauengesundheit]*) gaben 40 Prozent der Teilnehmerinnen an, beim Stillen ihrer Babys punktuell sexuell erregt worden zu sein.

Was geht hier vor?

Durch das Nuckeln des Babys wird die Produktion von Oxytocin angeregt. Das Hormon fördert die Milchbildung, es ist aber auch für die starken Empfindungen von satter Zufriedenheit und vertrauter Nähe zum Partner nach einem Orgasmus verantwortlich. Das „Kuschelhormon", das eine Frau an ihren Liebhaber bindet, hilft genauso bei der Entstehung der mütterlichen Bindung zu ihrem Kind. Erregung beim Stillen ist kein Grund, sich zu schämen; tatsächlich können diese Gefühle einer Frau helfen, die erotische Verbindung zu ihrem Mann wiederherzustellen, hat sie das Baby erst einmal niedergelegt.

Ob Frauen diese unerwarteten Empfindungen nun haben oder nicht, einen weiteren netten Nebeneffekt des Stillens gibt es immer: gesteigerte Sensitivität der Brüste und Nippel. Machen Sie das Beste daraus und genießen Sie es beim Sexspiel mit Ihrem Partner. Nach der ganzen Arbeit mit dem Säugling haben Sie sich das verdient!

Der Einfluss des Alterns auf das große weibliche Sexthema: Lustlosigkeit

Einige Umstände arbeiten gegen die Sexualität von Frauen (und Männern) ab den mittleren Jahren.

Die Spiegel an Östrogen, Testosteron und DHEA, dem wichtigsten Steroidhormon und Vorstufe der erstgenannten Sexualhormone, sinken mit dem Alter. Dem wird vielfach die Schuld an geringer Libido zugeschoben, aber der Einfluss wird vermutlich zu hoch eingeschätzt.

Bei Frauen reduziert sich ab den mittleren Jahren auch der erregungsbedingte Blutandrang in die Klitoris und die Vagina. Das und die sinkenden Hormonlevels verringern die Elastizität und die Lubrikation der Vagina, was den Sex unangenehm macht. Bei einem ernsten Fall von Trockenheit und mangelnder Geschmeidigkeit wird der Geschlechtsverkehr schmerzhaft und kann sogar zu Blutungen führen.

Die Hormone sind nicht in Wallung, der Sex schmerzt – warum sollte man sich das antun?

Es ist wirklich wahr: Ohne Lust bleibt nur Verlust. Die Nervenenden in der Vagina verkümmern mit den Jahren, wenn sie nicht regelmäßig zum Einsatz kommen. Wollen Sie dünner werdende, schrumpfende Scheidenwände und tote Nervenenden? Nein? *Verwenden Sie Gleitmittel und masturbieren Sie mit vaginalen Vibratoren!*

„10 % der postmenopausalen Frauen erleben eine gesteigerte, manche eine sinkende Libido. Bei den meisten bleibt das sexuelle Verlangen in etwa auf demselben Niveau. Das spontane Begehren nimmt im Lauf des Lebens jedoch generell ab."

– Dr. Sandra Leiblum, Autorin, Therapeutin und Forscherin

Lust-Tiefs überwinden

Sie wissen, was geschieht, wenn Sie in irgendeinem Loch versinken: Manchmal ist es so schwer, sich daraus zu befreien, dass man einfach nur still hocken bleiben will. Wie schwierig kann es sein, sich an einem regnerischen Novembersamstag aus seinen Schlabberklamotten zu winden, wenn man verkühlt ist! Genau so kann es mit der Lustlosigkeit sein. Hier elf Tipps, um ein Midlife- oder postnatales Lust-Tief zu überwinden:

- **Haben Sie Sex!**
  Regelmäßige Sexaktivitäten (auch Masturbation mit Vibratoren) sind der Schlüssel zum Erhalt eines erfüllten Sexlebens. Je mehr Sex Sie haben, desto mehr werden Sie wollen. Und es hilft auch der Beziehung.
- **Verwenden Sie Gleitmittel!**
  Der häufige Gebrauch von (insbesondere lange wirksamen) Gleitmitteln hilft bei vielen physischen Problemen, die mit dem Altern zusammenhängen.
- **Gönnen Sie sich eine Runderneuerung!**
  Eine neue Frisur, ein tolles Make-up, schicke Kleidung – jede braucht ab und zu eine Veränderung. Solche Sachen sind Impulse und Sie fühlen sich gut dabei. Zahlreiche Erhebungen belegen, dass reifere Frauen, die sich selbst als „immer noch attraktiv" einstufen, ein besseres Sexleben haben als die, die das nicht tun.
- **Masturbieren!**
  Masturbieren Sie, ob Sie einen Partner haben oder nicht. Selbstbefriedigung steigert Ihr Verlangen nach Sex mit Ihrem Partner – und hält Sie am Leben, wenn Sie keinen haben. (Verwenden Sie in diesem Fall Vibratoren zum Einführen, die Ihnen helfen, die Elastizität Ihrer Vagina wiederzuerlangen und zu erhalten.)
- **Sprechen Sie mit Ihrem Arzt!**
  Gehen Sie aktiv ins Detail; zählen Sie nicht darauf, dass Ihr Arzt fragt: „Wie ist Ihr Sexleben?" Die Mehrheit der Gesundheitsfachleute wird das nicht machen. Eine Umfrage der *The Women's Sexual Health Foundation* im Mai 2007 ergab, dass weniger als 8 % der Frauen über ihre Sexualfunktionen befragt wurden. Die Botschaft ist eindeutig: Es liegt an Ihnen, einen Dialog zu initiieren.
- **Erkundigen Sie sich über Hormonersatztherapien!**
  Bevor Sie mit irgendeiner derartigen Behandlung beginnen, recherchieren und lernen Sie so viel darüber, wie Ihnen auf eigene Faust möglich ist. Besprechen Sie dann Ihre Optionen ausführlich mit Ihrem Arzt, um sicherzugehen, dass eine neue Therapie für Sie das Richtige ist. (Seien Sie sich bewusst, dass über die Sicherheit und Sinnhaftigkeit von Hormonersatztherapien unverändert kontrovers diskutiert wird.)

- **Achten Sie auf Ernährung, Schlaf und Fitness!**
Eine ausgewogene Ernährung, ausreichend Schlaf und ein regelmäßiges, ausgiebiges Fitnessprogramm nützen Ihrer Libido mehr als alles, was Sie schlucken können. Wenn Sie abnehmen müssen, nehmen Sie ab. Und Ihr Fitnessprogramm braucht in keiner Weise kompliziert zu sein – selbst simples Walken ist ausreichend. Kommen Sie in Schwung! Bewegen Sie sich!
- **Ein Leben für die Kegelübungen.**
Bringen Sie Ihren PC-Muskel in Form und halten Sie ihn fit. Das ist die beste Einzelmaßnahme, die eine Frau für ihr Sexleben ergreifen kann – in jedem Alter.
- **Nehmen Sie sich mehr Zeit fürs Vorspiel!**
Manchmal glauben Paare, das Interesse an Sex zu verlieren, weil sie nicht mehr so rasch erregt werden wie in jüngeren Jahren. Ab den mittleren Jahren benötigen Männer wie Frauen ein ausgedehnteres Vorspiel.
- **Verwenden Sie Vibratoren, Vibratoren, Vibratoren!**
Ich propagiere den Einsatz von Vibratoren derart enthusiastisch, dass mich Frauen manchmal fragen, ob ich Anteile an einem Vibrator-Unternehmen halte. (Die Antwort ist nein.) Häufiger Vibratorgebrauch (bis zum Orgasmus) erhält in Kombination mit regelmäßigem Beckenbodentraining die Gesundheit Ihrer Vagina, verschafft Ihnen die physischen und emotionalen Vorteile von sexuellen Höhepunkten und lässt Sie sich jugendlicher fühlen als es je mit Botox möglich wäre.
- **Führen Sie notwendige Anpassungen durch!**
Über die Jahre ändern und entwickeln Sie sich – und ebenso Ihr Sexleben. Deshalb ist es wichtig, bei Bedarf individuelle Änderungen an Ihren Sexpraktiken vorzunehmen: Variieren Sie die Art der Berührung der Genitalien des Partners, nehmen Sie in Reaktion auf körperlichen Wandel andere Stellungen beim Verkehr ein, haben Sie Oralsex. Offen und empfänglich für solche persönlichen Änderungen zu sein, wird dazu beitragen, dass Ihr Sexleben in reiferen Jahren immer besser wird!

WECKRUF FÜR IHRE VAGINA

Diese beiden Sexübungen werden Ihnen helfen, die sexuell relevanten Nervenenden in Ihrer Beckenregion anzuregen. Sie eignen sich für jede Frau in jedem Alter:

Sexy Kniebeuge

Stellen Sie sich gerade hin, die Beine etwa schulterbreit auseinander. Senken Sie Ihr Gesäß, als wollten Sie sich auf einen Stuhl setzen. Spannen Sie die Muskulatur in Ihrem Beckenboden und Ihren Hinterbacken an, wenn Sie wieder aufstehen. Machen Sie das dreimal täglich.

Der Sitz

Hocken Sie sich auf Ihre Fersen und strecken Sie die Arme nach vorne aus. Halten Sie diese Position eine Minute lang. Kommen Sie dann aus der Hocke hoch und lehnen Sie sich so weit zurück, wie es Ihnen möglich ist. Stützen Sie sich mit Ihren Händen hinter Ihnen auf dem Boden ab. Ebenfalls eine Minute lang halten. Machen Sie auch diese Übung dreimal täglich.

LIBIDO-BOOSTER

Eine runderneuerte, voll aufgeladene Libido kann man nicht kaufen, weder in der Apotheke noch im Reformladen, aber ein bisschen Hilfe ist schon zu bekommen:

- Aphrodisiaka, z. B. bestimmte Nahrungsmittel und Kräutertees, beflügeln Ihre Libido nur, wenn Sie von der Wirkung 100 %ig überzeugt sind. (Dann setzt der Placebo-Effekt ein.)
- Yohimbin, der Wirkstoff aus der Rinde des afrikanischen Yohimbébaums, wirkt besonders auf die Sexualorgane gefäßerweiternd und ist nachweislich für beide Geschlechter aphrodisierend. Der dabei beschleunigte Herzschlag kann allerdings ein wenig beängstigend sein. Bitte informieren Sie sich vorher eingehend. In Deutschland ist Yohimbin verschreibungspflichtig.
- Cremes und Gels zur Stimulierung der Klitoris erzeugen Wärme – und mitunter allergische Reaktionen. Zestra ist das beste dieser Produkte und funktioniert bei vielen Frauen, die es getestet haben.

Angeboten aus dem Reformhaus oder besonders Sexshops gegenüber ist Skepsis angebracht: Alle diese Mittel sind nicht als Arzneien zugelassen, sondern zumeist als Nahrungsergänzungsmittel, und können sich in ihrer Zusammensetzung von Marke zu Marke deutlich unterscheiden. Glaubwürdige unabhängige (also nicht von den Produzenten beauftragte) Studien zur Wirksamkeit sucht man vergeblich. ArginMax (Hauptbestandteile Arginin und Ginseng) hat von sämtlichen Lustverstärkern die beste Presse bekommen und wird mit Geld-zurück-Garantie angeboten – allerdings wird es als natürliche Viagra-Alternative angepriesen und ist wie fast alle „Aphrodisiaka" im engeren Sinne ein erektionsförderndes Potenzmittel für Männer.

SO WERDEN SIE GUT IM BETT
Spiel auf Zeit

Ab etwa 40 und danach benötigen Liebende mehr direkte, konzentrierte Stimulation, um erregt zu werden und zum Orgasmus zu kommen. Die hier vorgestellten Techniken sind auf diese Bedürfnisse zugeschnitten. Sie funktionieren auch für jüngere Paare, die vom Jonglieren mit Kindern, Arbeit und Haushalt müde und gestresst sind. Wenn Sie öfter das Gefühl haben, sich mental nicht von den Alltagsbelastungen lösen zu können, bevor es zur Sache geht, versuchen Sie es ganz langsam:

Spiel auf Zeit 1

Sie liegt am Rücken. Er kniet zwischen ihren Beinen, sein Penis liegt am Eingang zur Vagina. Langsam liebkost er ihre Vulva mit den Fingern, bis sie sehr feucht ist. Nun führt er behutsam die Spitze seines Glieds in sie ein. Er stimuliert ihre Klitoris mit seinen Fingern und „streichelt" ihre Vagina innen mit sehr flachen, langsamen Schüben.

Kurz bevor sie kommt, stößt er tief und schnell in sie und stimuliert weiter ihre Klitoris, falls sie das möchte.

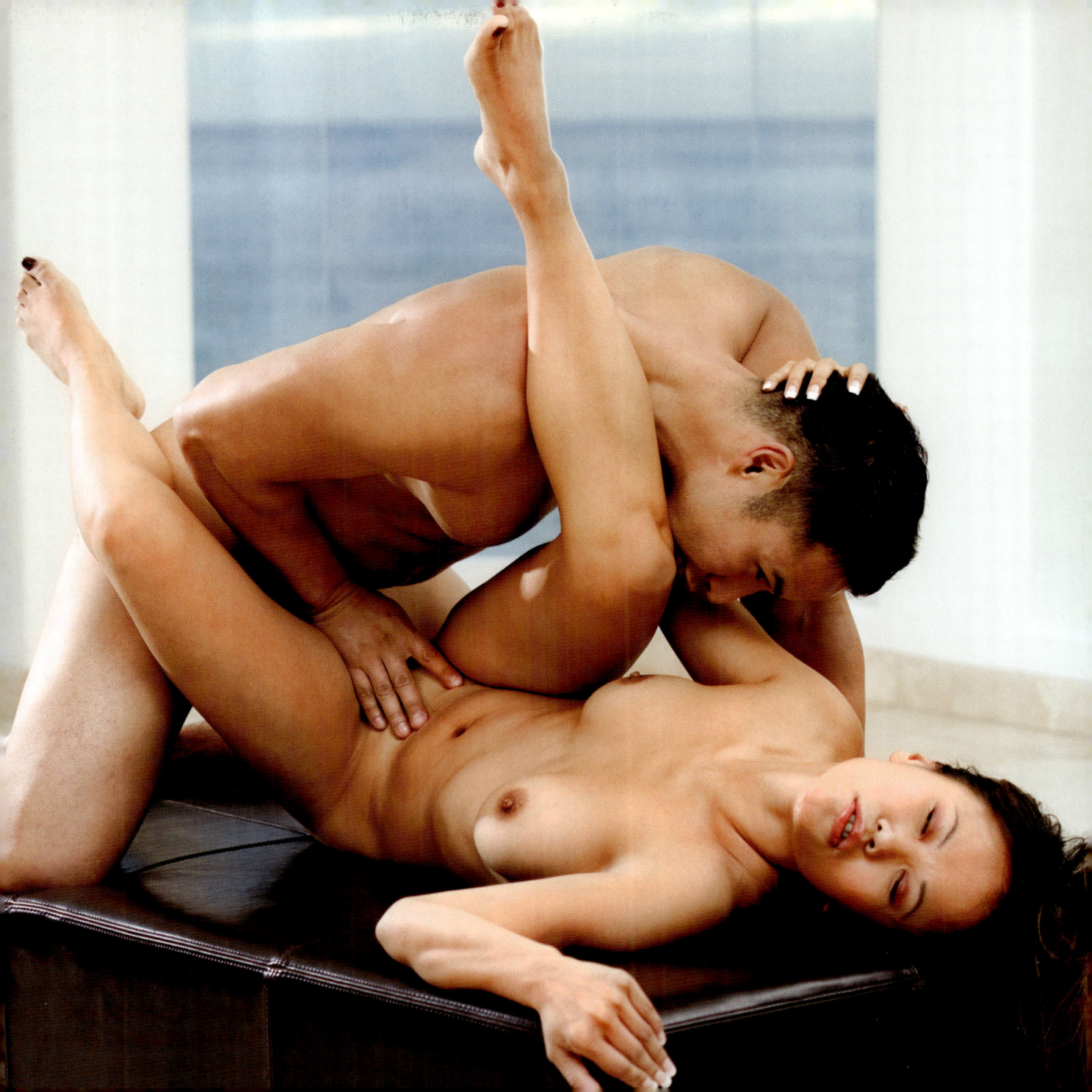

SO WERDEN SIE GUT IM BETT

Spiel auf Zeit 2

Sie liegt am Rücken und zieht ihre Knie an die Brust. Ihre Vagina reckt sich ihm entgegen – ein Anblick, der ihm sehr gefallen wird, wenn er sich vor sie hin kniet.

Er bringt sie durch wiederholtes Einführen und Zurückziehen seines Penis an den Rand des Wahnsinns. (Wahrscheinlich wird, um dies zu erreichen, zusätzliche klitorale Stimulation mit der Eichel oder den Fingern nötig sein.)

Sie kann sich nur eingeschränkt bewegen, was ihm hilft, seine Erektion länger aufrechtzuerhalten.

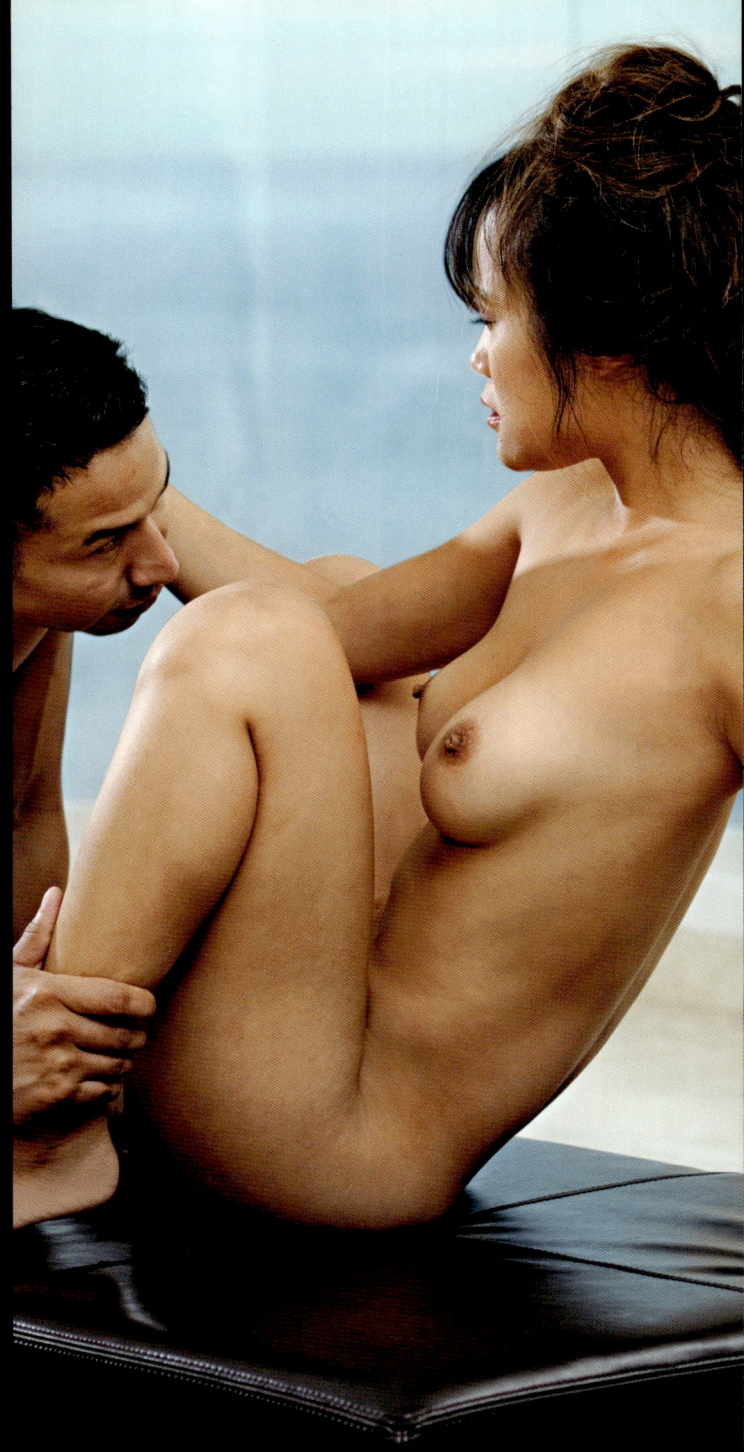

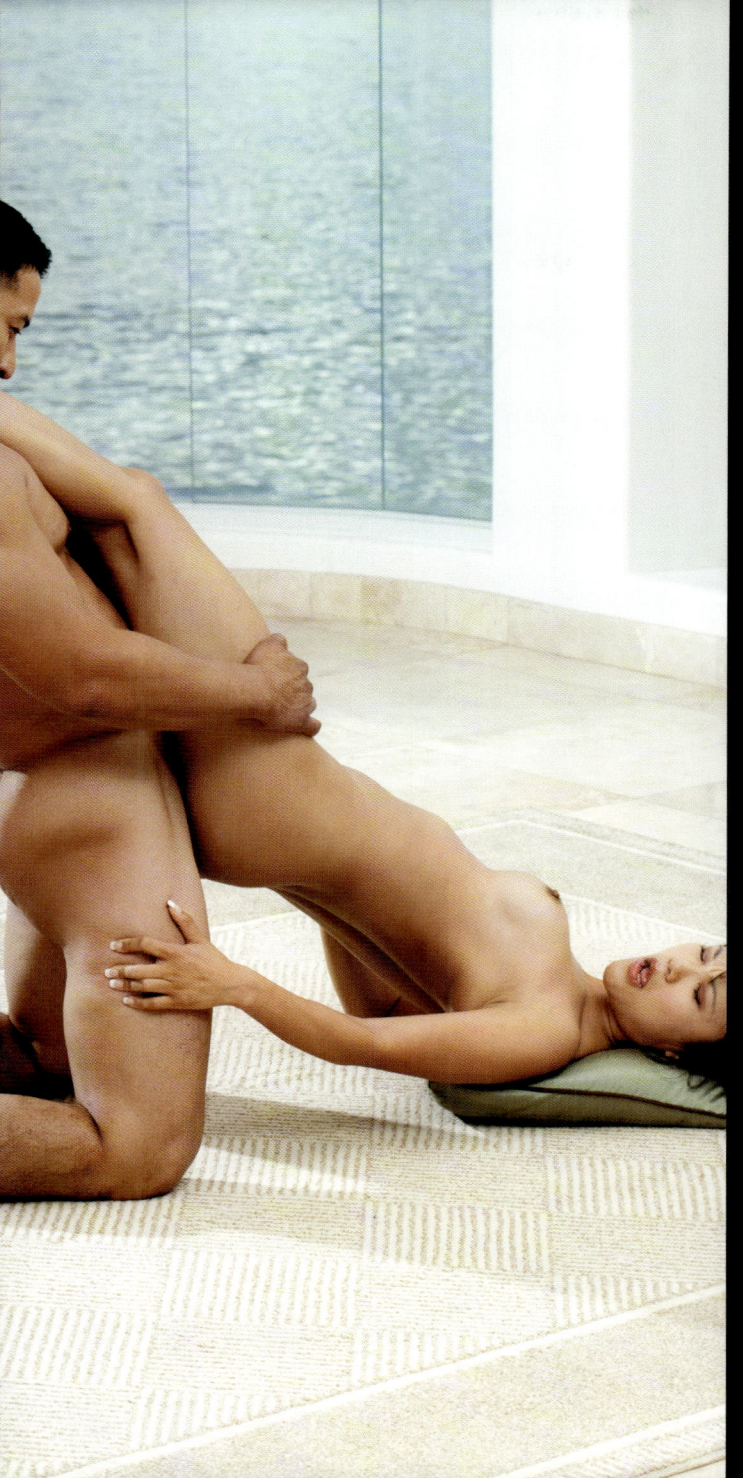

Spiel auf Zeit 3

Sie liegt am Rücken. Wieder kniet er vor ihr nieder, diesmal aber zu ihren Füßen. Er hebt ihre Beine, bis nur noch ihr Kopf und ihre Schultern Boden- bzw. Bettkontakt haben. Nun rückt er an ihre Vagina heran. Nachdem er in sie eingedrungen ist, legt sie ihm ihre Beine um den Hals. (Ein rampenförmig angeordneter Kissenstapel macht diese Stellung für mehr Paare durchführbar.)

Ihr G-Punkt wird stimuliert. Er kann (wie immer) ihre Klitoris erregen. Und der Bonus: Diese Position unterstützt den Mann sehr gut dabei, seine Erektion lange beizubehalten.

(Für mehr Tipps siehe Kapitel 18, Die Bindungsphasen, auf Seite 197.)

ORGASMUS-ENTWICKLUNG

Orgasmen regen die Bildung des Hormons Prolaktin an. Und zwar bei einem Orgasmus beim Partnersex um 400 Prozent mehr als bei einem durch Masturbation.

Prolaktin wirkt auf jene Bereiche des Zentralnervensystems, die das sexuelle Verlangen regeln, zum Teil durch die Steuerung von Dopamin, dem Sextrieb-Hormon. Deshalb sagen wir: „Je mehr Sex Sie haben, desto mehr wollen Sie." Und je mehr Sex Sie haben, desto bessere Orgasmen erleben Sie.

Frauen berichten manchmal, ihre Orgasmen seien im mittleren Alter nicht mehr so stark oder gut. Das stimmt für sie hauptsächlich deshalb, weil sie nicht regelmäßig zur Klimax kommen und so die Produktion von Prolaktin und Dopamin hoch halten. Hier kommt auch das Oxytocin ins Spiel. In jungen Jahren bilden Frauen beim Orgasmus mehr Oxytocin als Männer. Der Überfluss an diesem Hormon erweckt in den Frauen den Wunsch, bald wieder Sex mit ihrem Mann zu haben. Mit dem Absinken des Oxytocinspiegels im mittleren Alter hat sie es nicht mehr so eilig – selbst wenn Sie, einmal im Bett, dort eine gute Zeit hat.

Interessanterweise gleichen sich die Oxytocinniveaus von Männern und Frauen ab 40 zunehmend an. Das führt dazu, dass gemeinsame Orgasmen einen Mann enger an die Frau binden, als das davor der Fall war. Und das erklärt auch, warum alte Schwerenöter wie Warren Beatty letztlich doch die Richtige finden.

ZEHN ANTWORTEN AUF EINE FRAGE

Ich habe zehn Frauen im *National Museum of Women in the Arts* (Staatsmuseum für Frauen in der Kunst) in Washington, DC, gefragt:
Was ist in Sachen Sex normal?
„Heterosexueller Sex." – Allison, 42
„Geschlechtsverkehr, oral, anal – alles, was nicht abartig ist, ist normal." – Ginger, 34
„Normal ist es, einen Mann zu lieben und dann im Bett alles zu machen, was beide dort machen wollen."
 – Catherine, 44
„Normal? Sowas gibt es nicht mehr." – Chelsea, 19
„Über ‚normal' weiß ich nichts, aber die Norm ist wohl eine monogame Sexbeziehung mit gelegentlichen Seitensprüngen." – Cynthia, 45
„Normal ist, was immer ich im Bett machen will – und *abnormal* ist das, was mein Ehemann tun will, weil er es in einem Porno gesehen hat." – Rachel, 29
„Ich wünsche mir ein normales Leben für meine Mutter. Sie hat zu viele, altersmäßig unpassende Liebhaber. Und sie überschreitet Rassengrenzen wie andere die Straße."
 – Jennifer, 30
„Normal ist Sex zwei-, dreimal die Woche. Ich will mehr als normal. Wenn ich Sexstatistiken lese, denke ich mir: ‚Okay, das kann ich übertrumpfen.'" – Jillian, 41
„Das hängt vom Alter ab. In meiner Altersgruppe ist es normal, mit Mädchen rumzuspielen, Fickkumpel zu haben, Typen, denen du einen blasen, die du aber nicht vögeln würdest, und Typen, die du an der kurzen Leine hältst, weil sie Beziehungsmaterial sind. Ich denke nicht, dass all das in den Jugendjahren meiner Mutter normal war." – Christina, 27
„Für mich ist es normal, immer zwei Liebhaber zu haben. Ich brauche die Abwechslung und den Ausgleich, den du erreichst, wenn du deine Zeit auf zwei Männer aufteilen musst. Das ist vielleicht für viele Frauen normal, aber sie haben Angst es zuzugeben." – Wendy, 38

VERGESSEN SIE „NORMAL"

Was steht Ihrem sexuellen Genuss entgegen? Was trennt Sie von Ihrem und dem Körper Ihres Liebsten? Was stimmt für Sie?

Ein Mangel an Wissen über Ihre Sexualität und Ihren bzw. den Körper Ihres Partners kann Genuss verhindern. Was uns sehr häufig von einem erfüllten Sexleben ausschließt, sind falsche Vorstellungen von dem, was „normal" ist, ein Wust an unerreichbaren Standards und unrealistischen Erwartungen wie „heiße Monogamie", „perfekte Schamlippen" oder „Sechzig ist das neue Vierzig".

In jedem Lebensabschnitt vergleichen wir uns mit anderen Frauen – mit deren Physis, ihren Beziehungen und ihren Sexstatistiken. Können unsere Zahlen mit ihren Schritt halten? Wie viele Partner hätten wir haben *sollen*? Wie oft pro Woche *sollten* wir Sex haben? Wie viele Orgasmen *sollten* es sein? Diese Art von Vergleichen führt zu nichts – das aber in den unterschiedlichsten Richtungen. Wenn alle in diesem Buch bereits zitierten Studien irgendetwas belegen, so scheint es der Umstand zu sein, dass Frauen sich permanent Sorgen darüber machen, die Zahl ihrer Sexpartner könnte zu hoch liegen. Aber das Gegenteil, also wenige Partner oder sehr geringe Erfahrungen mit Sex, kann ebenso die Ursache für Ängstlichkeit und schwaches Selbstbewusstsein sein. Ständig diese Zahlen im Kopf zu haben kann sogar Ihr Sozialleben beeinträchtigen – wenn es Ihnen unangenehm ist, neuen Menschen zu begegnen, aus Angst, das Thema könnte zur Sprache kommen.

Der Maßstab, den unsere Gesellschaft heutzutage in puncto Sexualität an die Frauen anlegt, ist verdreht und schädlich: Einerseits fürchten sich die Frauen davor, in einem schlechten Licht gesehen zu werden, weil sie zu viel Sex/zu viele Partner haben; auf der anderen Seite erzählt das mediale und popkulturelle Bild, das uns vorgehalten wird, eine einzige Botschaft: Von jungen, intelligenten, attraktiven Singlefrauen wird erwartet, dass sie sexy bzw. völlig übersexualisiert sind.

Es läuft in Zeiten wie diesen darauf hinaus, dass eine Frau, egal, wofür oder wogegen sie sich entscheidet, sich immer in Frage stellt. Wie sie es auch anstellt, es ist in jedem Fall falsch.

Vergessen Sie alles, was sein *sollte* – und vergessen Sie auch, was alle anderen tun oder lassen. Definieren Sie „normal" neu: Normal ist, wer Sie sind, was Sie wollen und wo Sie jetzt gerade stehen.

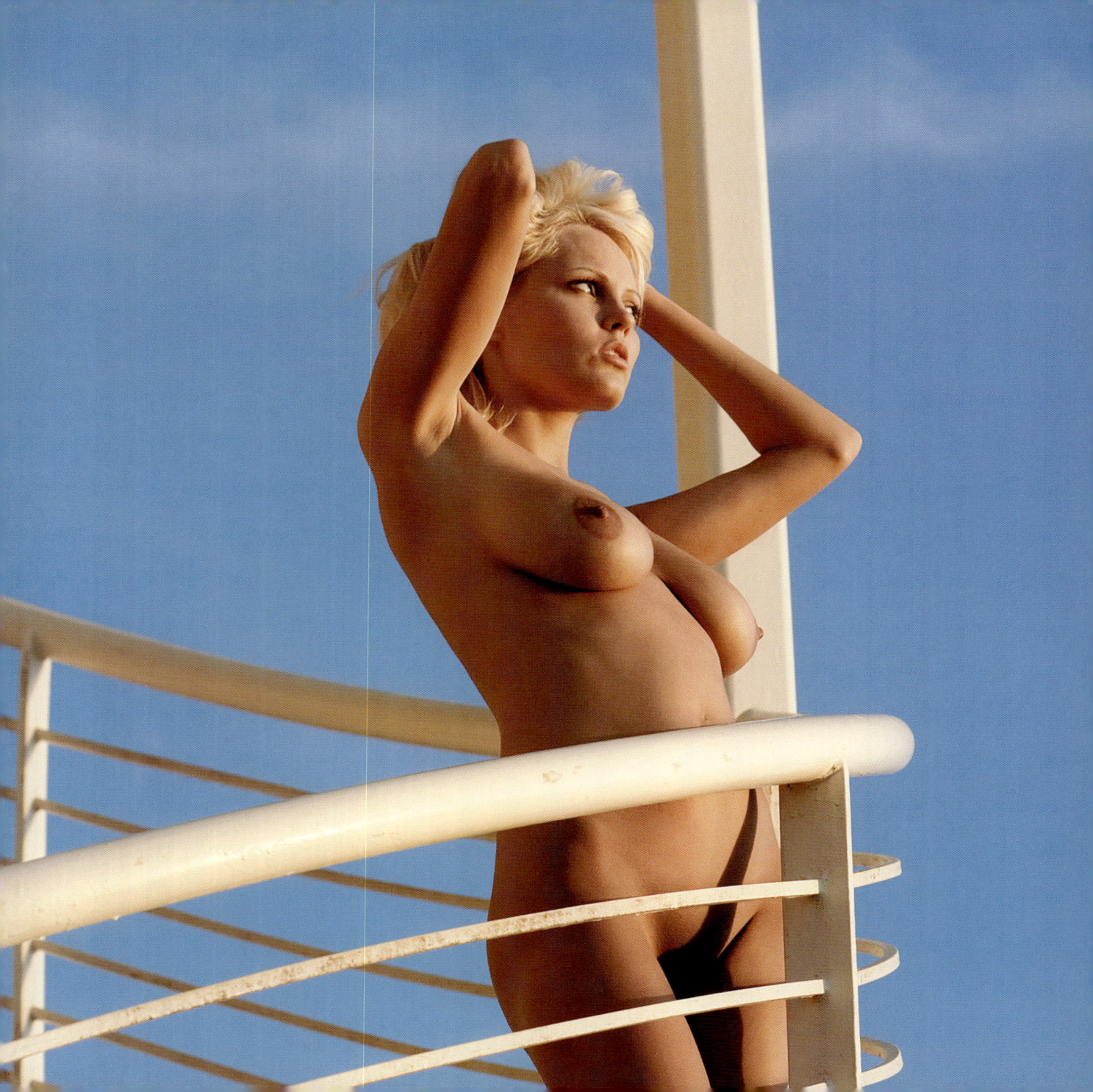

Kapitel 10
DIE PATHOLOGISIERUNG WEIBLICHER SEXUALITÄT

Die kulturell akzeptierte Definition von „normaler" Sexualität weist einen besonders hässlichen Aspekt auf. „Normal" diente der Kategorisierung und Beschränkung von Frauen – öfter als der von Männern. Die weibliche Sexualität wurde durch alle historischen Epochen hindurch auf die eine oder andere Weise pathologisiert.

FRAUEN UND SEXUALITÄT IM LAUF DER GESCHICHTE

Ob Sünderin oder Persönlichkeitsgestörte, Frauen mit atypischem oder starkem Sextrieb wurden stets gebrandmarkt. Folgende Etiketten wurden ihnen umgehängt:

- *Nymphomaninnen* nannte man Frauen im Viktorianischen Zeitalter, die aus Sexualkontakten zu Männern Genuss ziehen wollten. Dieser Begriff wurde durch einen deutlich vulgäreren Ausdruck ersetzt:
- Als *Schlampen* gelten, grob gesagt, alle Frauen, die mit mehr als einem Mann Sex hatten oder ihre Jungfernschaft bereits vor der Ehe einbüßten. (Im 20. Jahrhundert akzeptierte man endlich, dass eine Frau im Bett mit ihrem Ehemann auch ein wenig Spaß haben darf.) Gegen Ende des Milleniums erhielt eine lustvolle Frau dann das Label:
- *Borderline-Persönlichkeitsstörung*, und Therapie ersetzte die patriarchale Kirche.

Ich kenne einige Frauen, die sich als Journalistinnen, Forscherinnen oder im Porno-Business mit Sex befassen und von weiblichen Verwandten zu hören bekamen: „Mein(e) Therapeut(in) sagt, du seist sexbesessen und habest eine Borderline-Persönlichkeitsstörung." Nur in aburteilenden, puritanischen Kulturen würde sich ein(e) professionelle(r) Therapeut(in), allein aufgrund der Klagen einer Patientin, zu einem derartigen Pauschalurteil über eine nie gesehene Person hinreißen lassen.

Feministische Autorinnen von Betty Friedan über Susan Faludi bis zu Laura Kipnis haben gegen die Pathologisierung weiblicher Sexualität angeschrieben. Die Wissenschaft, die herausfand, dass Frauen sexuell empfindungsfähiger als Männer sind, eher zur Bisexualität neigen und *keine* stärkere Veranlagung zur Monogamie besitzen, stützt deren Argumentation. Sie weisen die als Allgemeinwissen gehandelte Behauptung zurück, eine Frau, die sich nicht für eine langfristige, monogame Bindung interessiere, habe eine Beziehungsstörung; wie ihr das von allen, von ihren Freundinnen bis zu den Seelenklempnern, die bei *Oprah* zu Gast sind, ständig weisgemacht wird. Weil dies der Stand der Erkenntnis ist: Wenn Sie eine Frau sind, die sich nicht festlegen will, haben Sie eine Beziehungsstörung. Beachten Sie gar nicht, dass überzeugte Junggesellinnen in der Regel sehr starke Bindungen zu Familie und Freunden und häufig langjährige Liebhaber haben. Obwohl das doch eigentlich schon beweist, dass sie zur Knüpfung enger Beziehungen in der Lage sind, oder? Leider sind Freundinnen, Schwestern, Mütter und sonstige Frauen großteils der Ansicht, dass die Bindung an einen Mann über jede andere Form der Lebensführung zu stellen ist.

Das Urteilen hört hier aber noch längst nicht auf. Sind wir Frauen nicht auf mehr als eine Weise unsere ärgsten Feinde? Wir wägen natürlich ein Single- gegen das Eheleben ab. Auch in der Frage „Kinder oder keine Kinder" wird gewertet. Wenn Sie verheiratet sind, wird sofort Druck wegen des Nachwuchses auf Sie ausgeübt – ob Sie bereit sind oder nicht. Haben Sie dann ein Kind, wird ein zweites verlangt. Und nach den Kindern geht der Spaß erst so richtig los. Dann gibt es Frauen, die sich über Mutterthemen in die Haare kriegen – Fläschchen oder Brust, Karriere oder Hausfrau ...

FORSCHUNG
Ein starker (oder schwacher) Sextrieb könnte veranlagt sein

Evolutionspsycholog(inn)en und Anthropolog(inn)en spekulieren seit Langem über die Möglichkeit, der Sextrieb könnte zum Teil auch genetisch bedingt sein.

Eine Gemeinschaftsstudie der *Ben-Gurion-Universität* und der *Hebräischen Universität von Jerusalem* schlussfolgerte 2006, dass sich an Unterschieden am Dopamin-D-4-Rezeptorgen (DRD4) auch Unterschiede beim Grad an sexuellem Verlangen, der Erregungsfähigkeit und allgemein den Sexualfunktionen festmachen ließen. Bestimmte Genvariationen korrespondierten mit schwacher, andere mit stark ausgeprägter Libido.

Zu diesem Rezeptorgen besteht noch erheblicher Forschungsbedarf, dem man auch nachkommen wird, aber diese ersten Ergebnisse stützen die Behauptung, wir hätten alle natürliche Lust-Basiswerte. Das Fazit der Forscher(innen) lautete: „Geringes (oder starkes) sexuelles Verlangen könnte eine normale Körperfunktion sein, kein psychologisches Problem."

Historisch betrachtet wurde der Sextrieb stets mit zweierlei Maß gemessen: Bei Männern trug eine ungezügelte Libido zur Bewunderung bei, während Frauen dafür krankgeredet wurden.

114　Die Sex-Bibel für Frauen

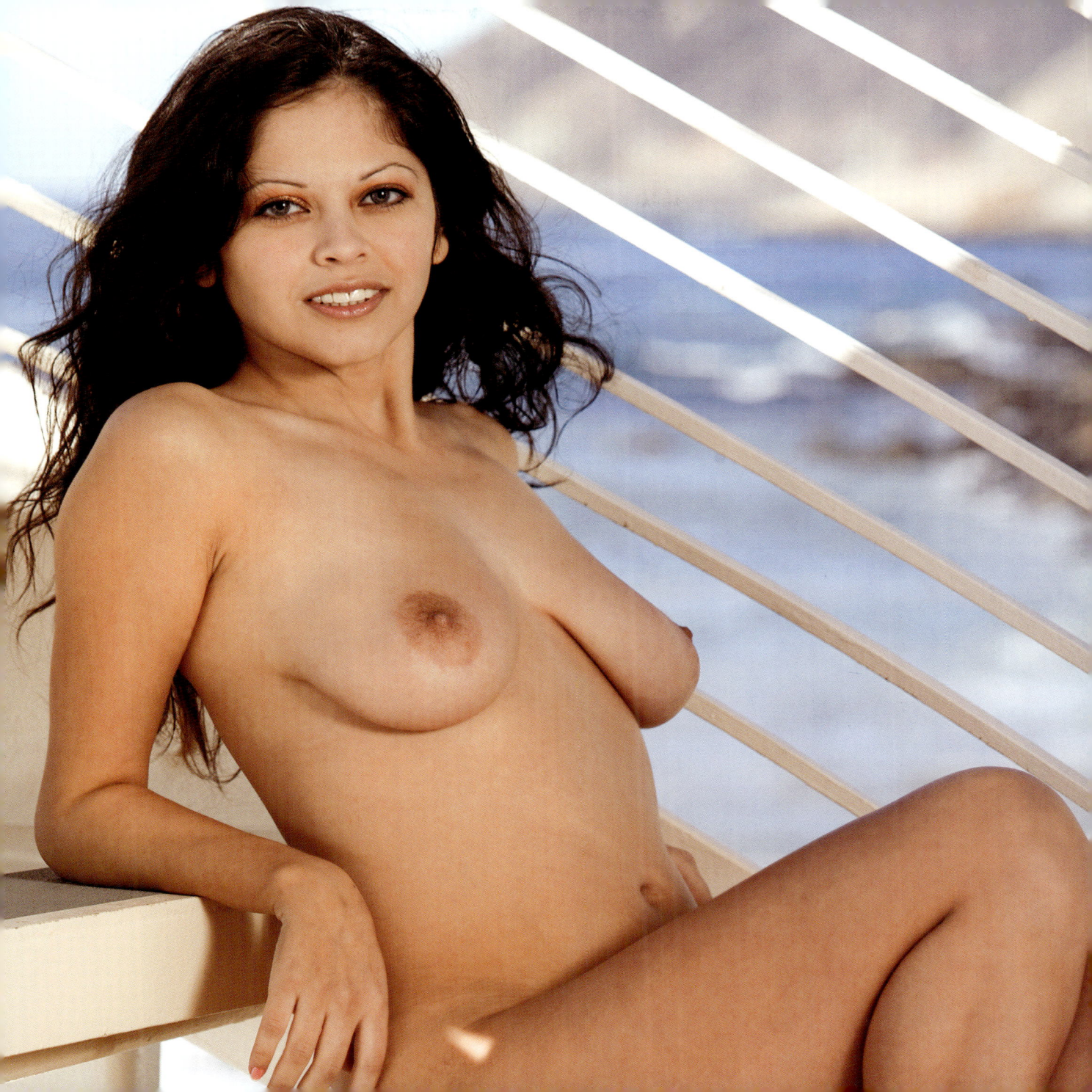

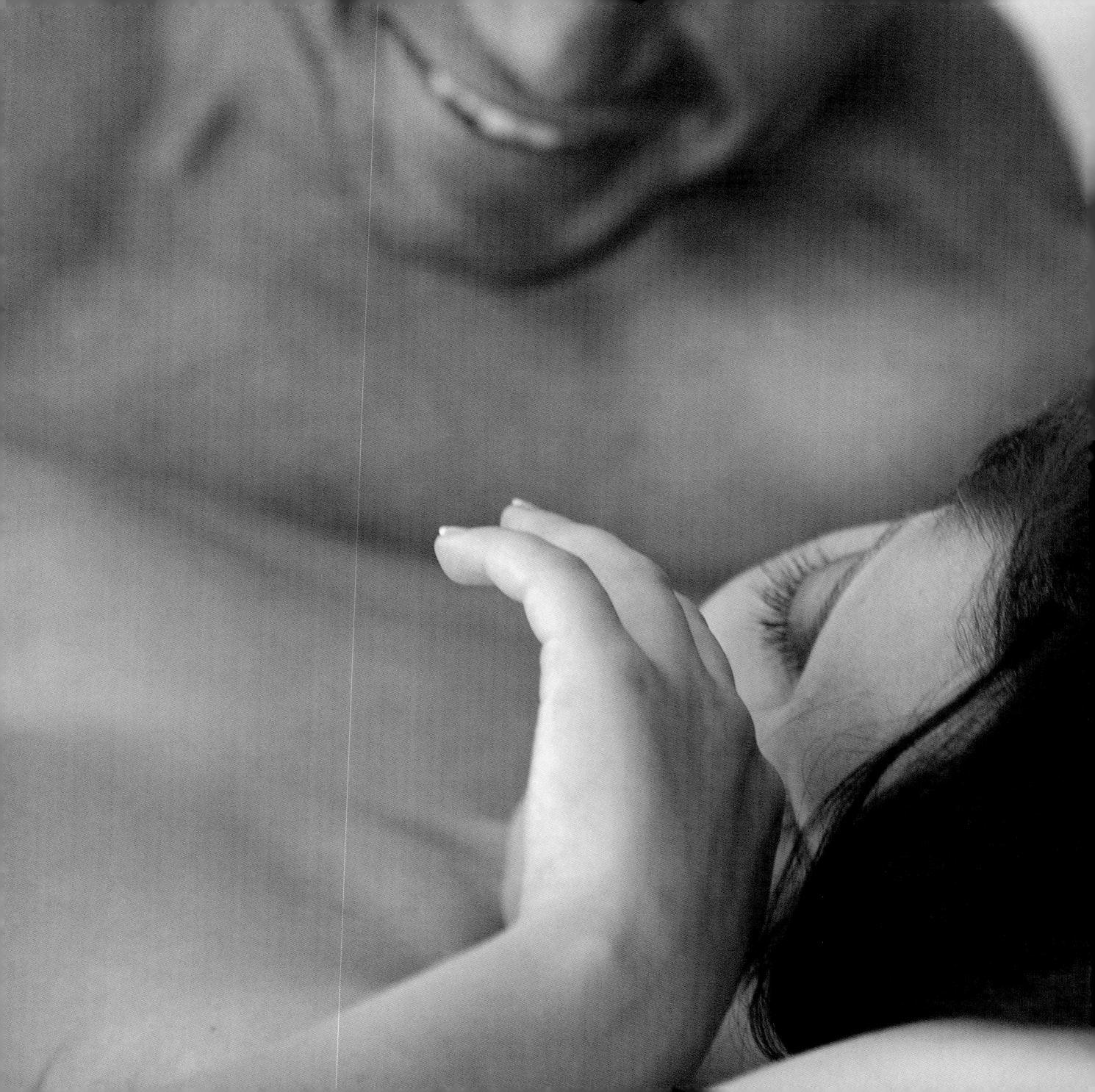

„Frauen wird das Label ‚funktionsgestört' umgehängt, ob ihr spontanes Begehren für zu groß oder zu klein erachtet wird. Eine Frau mit zu geringem sexuellen Verlangen gilt als frigide. Eine mit zu starkem nennt man eine Schlampe. Jede Frau, die Sex will – nicht mit einem bestimmten Mann, einfach Sex mit irgendeinem Mann –, ist eine Schlampe."

– Nan Wise, Therapeutin und Schöpferin der *Desire Curve*

Warum können wir Frauen nicht damit zufrieden sein, dass wir unser Bestes geben, um wohlüberlegte, sich richtig anfühlende Entscheidungen zu treffen, und allen anderen dieselbe Freiheit zu lassen? Warum sind wir so unsicher, dass wir es untereinander austragen müssen? Bei Männern gibt es so ein Verhalten einfach nicht. Wir sollten uns da von unseren männlichen Gegenstücken ein paar Tipps geben lassen. (Mehr zur Bewertung von Lebensentscheidungen im Teil vier.)

Was richtet die öffentliche Anprangerung der weiblichen Sexualität mit der individuellen Sexualität einer Frau an?

Sie kann ihr Begehren und ihre Erregung unterdrücken. Die Lügen über ihre wahre Sexualität, das Verstecken und Verleugnen, können sie von ihrem eigenen Reiz-Reaktions-System entfremden, sogar bis hin zur Unfähigkeit, Verlangen und/oder Erregung überhaupt noch wahrzunehmen. Aus einer Art Trotzreaktion heraus haben manche Frauen Sex, den sie nicht wollen, mit Männern, die sie nicht mögen – was für ihr körperliches und emotionales Wohlbefinden gefährlich sein kann und schädlich für ihr Selbstwertgefühl.

In einer Atmosphäre von Scham und Schuld ist es nicht einfach, zur sexuellen Selbstbestimmung zu gelangen.

DIE ÜBERMEDIKAMENTIERUNG DER SEXUALITÄT

Viagra hat eine Revolution ausgelöst. Vor Viagra haben Forscher wie Kinsey, Masters und Johnson, Kaplan und andere die Sexualität untersucht. Seit Viagra werden Sexualforschungen fast nur noch von den Pharmakonzernen betrieben, in der Hoffnung, die nächste Superpille zu finden, die ein Sexproblem behebt. Insbesondere zielt man auf ein Mittel bei sexueller Dysfunktion der Frau ab – zumeist verstanden als geringes oder fehlendes Verlangen.

Viagra und Cialis, sein jüngerer Bruder, erhöhen den Blutandrang zum Penis, was zu einer Erektion führt. Das macht aus ihnen keine 100%ige Erfolgsstory: Erstens wirken sie nicht bei allen Männern. Zweitens haben viele Männer, die die Mittel erfolgreich verwendet haben, sich dennoch keine mehr verschreiben lassen; Drogen können keine Beziehungsprobleme lösen oder am Sex eines Paares etwas ändern, bei dem das Problem an unterschiedlich starker Libido oder der sexuellen Technik liegt.

In den letzten Jahren haben Pharmaunternehmen versucht, eine Frauenversion von Viagra gegen weibliche sexuelle Dysfunktion zu entwickeln – ohne Erfolg. Vielleicht, weil es gar kein Problem mit den sexuellen Funktionen der Frauen gibt? Unser mangelndes Verständnis des weiblichen Reiz-Reaktions-Systems ist das Problem.

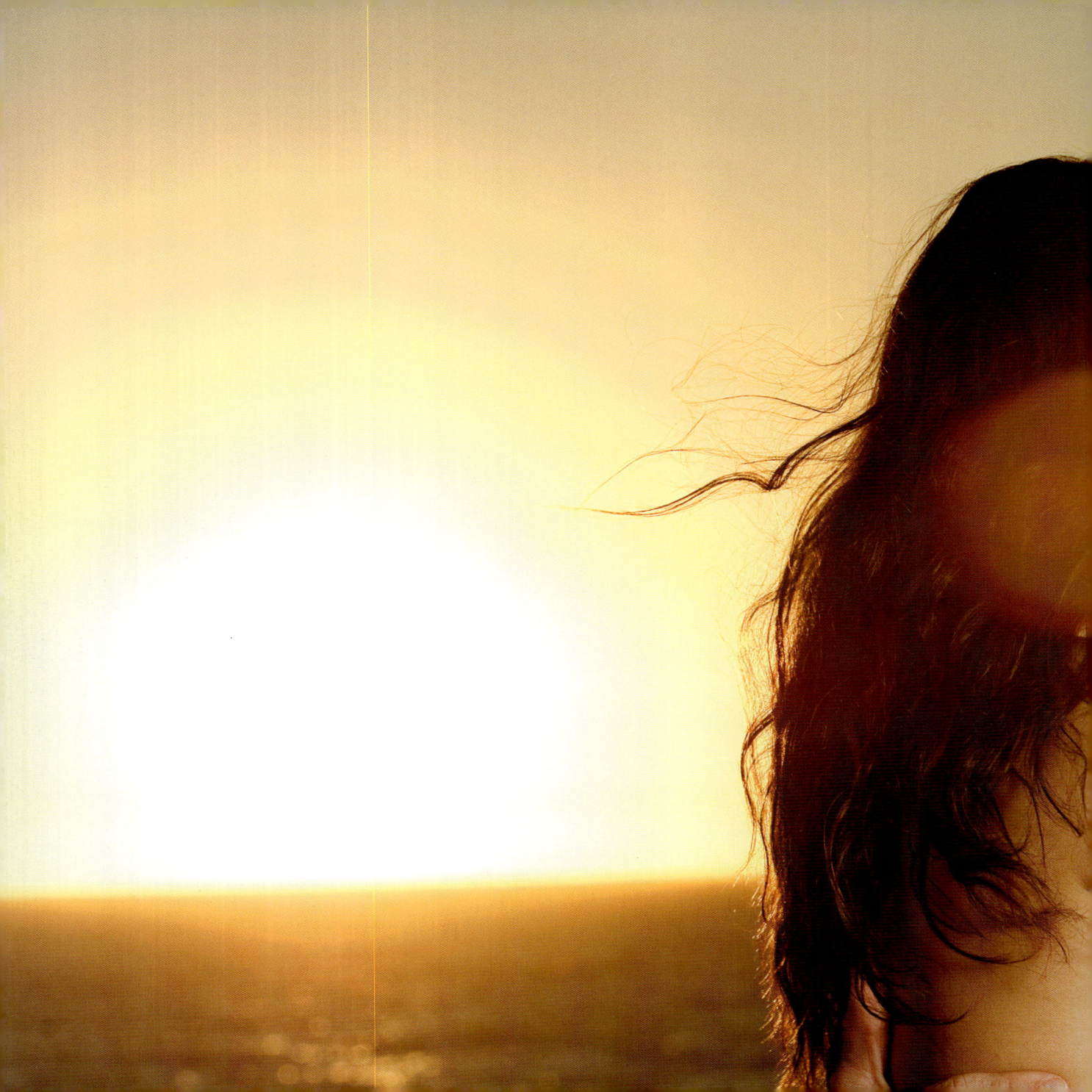

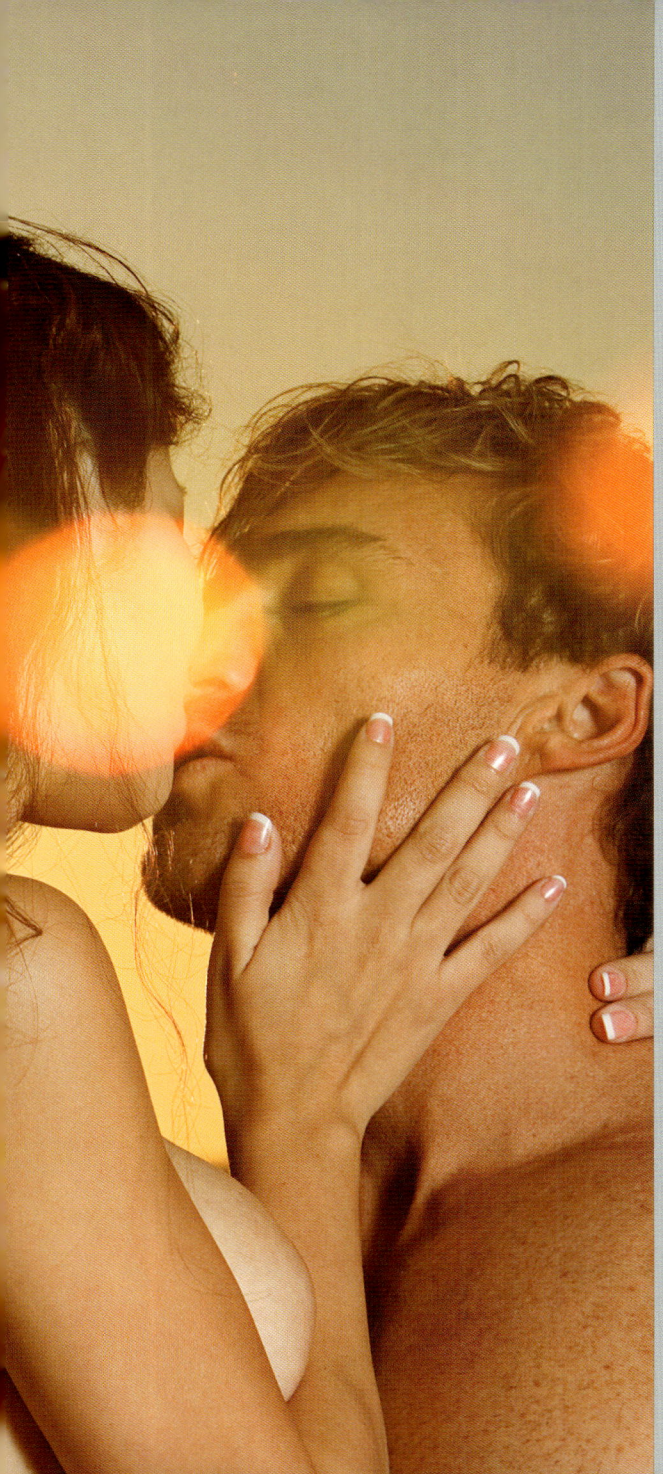

TEIL 3
SEXUAL-VERHALTEN

Auf wie viele Arten kann man Sex haben?

Das kommt darauf an, welche Vorlieben Sie haben, wie viele Sexpartner Sie an Ihren Aktivitäten beteiligen und welchem Geschlecht diese angehören.

Zu Großmutters Zeiten bevorzugten brave Mädchen Küssen, manuelles Vorspiel und Geschlechtsverkehr – und böse Mädchen trieben Oralverkehr. In der Babyboom-Generation kam erstmals der Gedanke auf, dass er sie durch Cunnilingus zum Orgasmus bringen sollte, bevor er selbst kam. Die Mädchen der Generation X haben vor dem Verkehr Oralsex – für sie ist Fellatio so selbstverständlich wie Zungenküsse für ihre Großmütter. Die noch jüngere Generation Y steigt bald nach dem ersten Rendezvous mit einem Neuen ins Bett. Dank der explosionsartigen Verbreitung von Pornos spielen Frauen der Babyboom-Generation und Jüngere gerne ein bisschen mit SM herum und versuchen es mit Spanking oder sogar Härterem. Brustklammern und Peitschen werden bei Sex-Verkaufspartys in den Vorstädten und im ganzen Land verkauft, nicht nur in den „sündigen" Großstädten.

Heutzutage gehört zum Sexleben des durchschnittlichen Paares manuelle und orale Stimulation, wobei Oralsex manchmal auch schon als Akt ausreicht. Manche Paare verkehren auch anal, bei manchen ist ein Hauch von SM dabei.

OFFEN GESAGT

Bin ich normal?

Oral, anal, pervers? Orgasmus – einer oder mehrere? Die in San Francisco tätige Sexkolumnistin, Autorin und Therapeutin Dr. Isadora Alman sagt:

„Vor 20 Jahren wollten die Leute wissen, ob Oralsex normal wäre. Heute ist es SM. Die Menschen machen sich Sorgen, dass ihr Körper, ihre sexuellen Reaktionen und ihre sexuellen Aktivitäten nicht normal sind.

Wer sagt, was normal ist? Ist Größe 34 das neue Normal? Ist es normal, dass eine Frau Liebe und Sex trennen kann? Dass sie mehr als einen Mann gleichzeitig liebt? Bisexuell ist? Dass Sex länger als zehn Minuten dauert? Heute gelten in der modernen Welt mehr sexuelle Spielarten als jemals zuvor als akzeptabel – trotzdem fragt sich jede/r: Bin ich normal?"

Hetero-, bi- oder homosexuelle Menschen genießen zum Großteil dieselben sexuellen Aktivitäten: orale und manuelle Stimulation sowie Verkehr. Und wie Hetero-Paare, so werden auch gleichgeschlechtliche Paare nach einigen Jahren Beziehung zunehmend „pervers" und anfällig für Seitensprünge. Die Mehrzahl der Bevölkerung ist heterosexuell, doch etwa zehn Prozent (vielleicht auch weniger, je nach Auftraggeber der Erhebung) sind schwul oder lesbisch. Immer mehr Hetero-Frauen (vor allem jüngere) haben bereits mit anderen Frauen sexuell experimentiert; einigen Studien zufolge hatte bereits mehr als ein Drittel der Befragten zumindest einmal Sex mit einer Frau.

Eine beträchtliche und steigende Zahl an Menschen hat Gruppensex, besucht Swingerclubs oder hat mehr als einen regelmäßigen Sexpartner.

Frauen mögen noch immer Probleme haben, zum Orgasmus zu kommen, aber zumindest können sie sich die sexuelle Enttäuschung jetzt auf verschiedene Weise holen.

Einige Studien weisen darauf hin, dass Frauen eher mit einer Frau zum Orgasmus kommen als mit einem Mann. Jennifer Baumgardner, Autorin von *Look Both Ways: Bisexual Politics*, meint, dass die Erwartungen bisexueller Frauen an Männer aufgrund ihrer Erfahrungen mit Frauen höher seien. Doch natürlich haben beide Geschlechter ihre Probleme.

Zahlreiche Umfragen, darunter auch meine eigenen, haben ergeben, dass Frauen mehr Vorspiel wollen. Frauen wollen, dass das Vorspiel 20 Minuten dauert, Männer 15. (Fragt man sich da nicht, wieso der durchschnittliche Sexualakt dann nur zehn Minuten dauert?) Beide beschweren sich, dass der Sex „langweilig" sei, wobei Frauen sich „mehr Romantik" wünschen und Männer mehr Würze. Frauen wünschen sich, dass Männer nicht mit dem Küssen aufhören, wenn sich die sexuelle Beziehung etabliert hat. Männer wünschen sich, dass Frauen Fellatio nicht mehr bloß versprechen, wenn sich die sexuelle Beziehung erst mal gefestigt hat.

Trotzdem behaupten wir, dass wir den anderen im Bett noch immer verrückt machen wollen.

„Frauen könnten ihr Sexleben verbessern, indem sie ihren Mann z. B. fragen, ob er seinen Blowjob vor oder nach dem Essen haben möchte. Die Blowjob-Methode wirkt immer; sie macht aus Männern dankbare und großzügige Liebhaber. Kein Mann auf dieser Welt ist dagegen immun."

– Nan Wise, Autorin, Neurowissenschaftlerin und Therapeutin

Nach „Wie kann ich beim Geschlechtsverkehr kommen?" ist die häufigste Frage, die mir Frauen im Lauf der Jahre gestellt haben: „Wie kann ich ihn im Bett verrückt machen?"

Die Antworten sind ganz klar:

Kommen Sie zum Orgasmus – Ihrem Orgasmus.

Lernen Sie, wie man echt gut bläst.

Lernen Sie seinen Körper kennen, finden Sie seine erotischen Hotspots und spielen Sie damit.

Sie hätten nicht gedacht, dass die Antwort so einfach ist? Es überrascht mich immer wieder, wie viele Frauen glauben, sie müssten Sexakrobatinnen sein und über die Fähigkeiten der sagenhaften Kurtisanen verfügen, um ihn zum Wahnsinn zu treiben. Jede Frau kann ihren Mann im Bett verrückt machen. (Stellen Sie sich das vor als Begleitspruch zu: „Jede Frau kann einem Mann einen Orgasmus vortäuschen.") Das ist fast so einfach wie einen Orgasmus vorzuspielen und macht viel mehr Spaß.

DIE GRUNDLEGENDEN SEX-FÄHIGKEITEN

Es gibt laufend Debatten zwischen Sexualtherapeut(inn)en – die hauptsächlich mit Beziehungsproblemen und weniger mit Sextechniken zu tun haben – und Sexolog(inn)en bzw. „Sexpert(inn)en" – das sind diejenigen von uns, für die Sexforschung und Sextechniken oberste Priorität haben und die insgeheim abwertende Bemerkungen über „Intimitätsförderung" machen. Die Diskussionen drehen sich um Intimität versus Technik. Therapeut(inn)en neigen zu der Ansicht, dass Frauen Nähe wichtiger sei als ein Orgasmus. Und wir Sexolog(inn)en erwidern: „Ach, wirklich?"

Ein ziemlich berühmter Therapeut/Autor erklärte mir einmal, dass es auf Technik nicht ankomme. (Ich nenne seinen Namen nicht, um ihn nicht bloßzustellen.) Doch das tut es. Nein, Sie müssen keine Meisterin sein, doch ja, Sie benötigen ein paar grundlegende Fähigkeiten. Ebenso ihr Liebhaber.

Wenn Sie Sport betreiben, stricken oder backen, dann wissen Sie, dass man neben Begeisterung und Freude an der Tätigkeit auch etwas Geschick dazu braucht. Warum sollte Sex die einzige körperliche Aktivität sein, für die das nicht gilt? Grundlegende Fähigkeiten sind auch beim Sex notwendig.

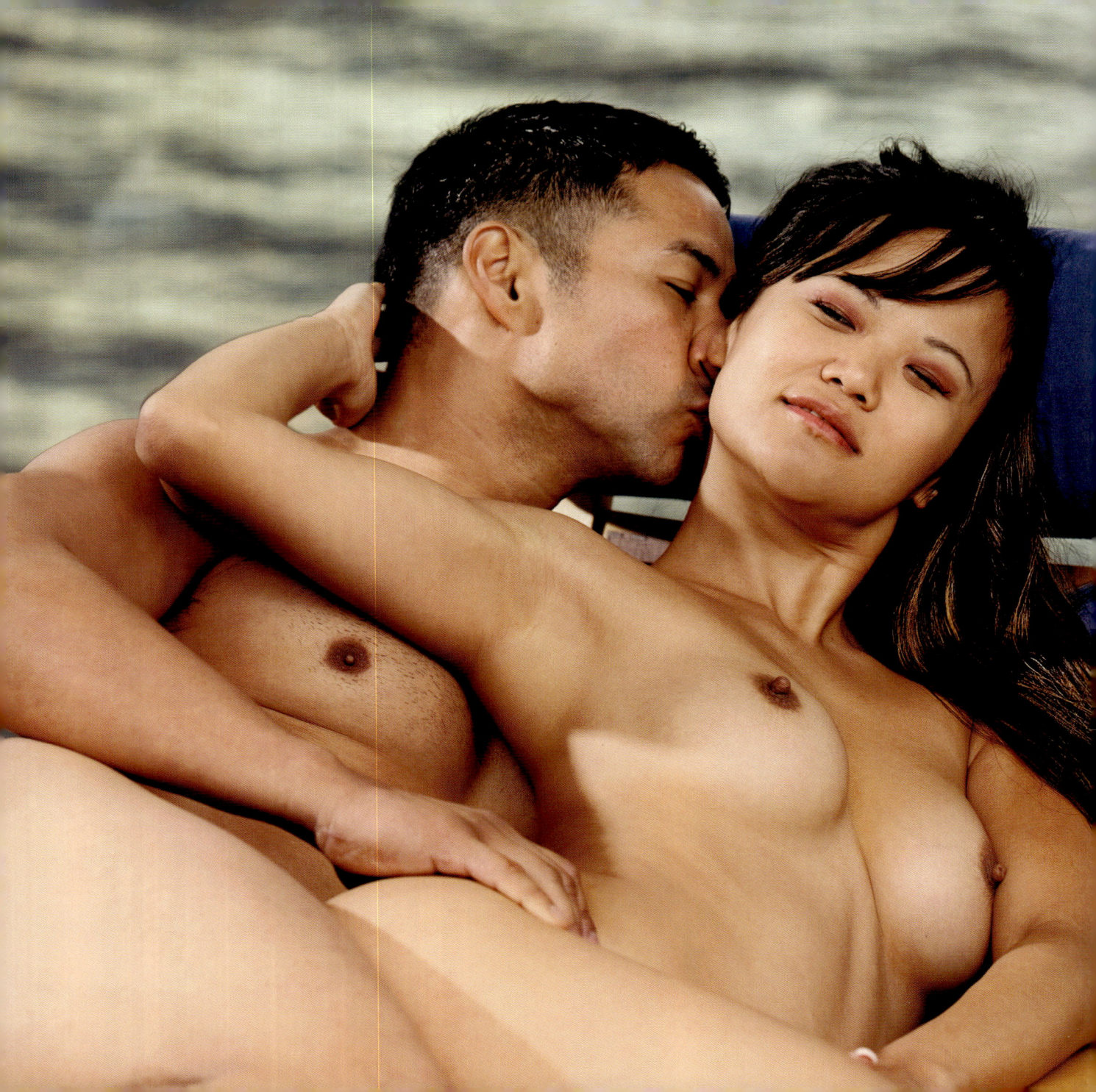

Kapitel 11
VORSPIEL

Lassen Sie uns bei all der Konzentration auf das Thema Sex in diesem Buch (immerhin ist dies hier *Die Sex-Bibel für Frauen*) nicht den Spaß vergessen, den wir auf dem Weg zum Höhepunkt haben. Sextechniken sind nicht einfach nur Mittel, um auf die schnellstmögliche Weise zum Ziel zu gelangen, sie sind für sich selbst genommen bereits ein Genuss. Manchmal sind Vorfreude, Jagen und Necken Teil des erotischen Reizes. Genießen Sie das ganze Paket, vom ersten Funken an.

DIE KUNST DES FLIRTS

Bevor Sie sich mit Küssen oder gar Sex beschäftigen, müssen Sie wissen, wie man flirtet und lockt. (In der *Sexbibel* habe ich dieser Kunst ein ganzes Kapitel gewidmet.) Wenn Sie jemals einen kunstvollen Flirt beobachtet haben, so haben Sie an ihr bestimmt die folgenden Fähigkeiten bemerkt:

- Sie ist nicht unbedingt die Schönste oder die Jüngste, aber sie ist selbstbewusst.
- Sie setzt Augenkontakt und Berührungen gekonnt ein.
- Sie bezaubert sowohl Männer als auch Frauen.
- Sie gibt ihrem Gegenüber das Gefühl, dass sie in diesem Moment nur Augen für ihn hat.
- Sie strahlt Sexualität aus.

Beim Flirt ist Augenkontakt extrem wichtig. Gehen Sie in eine nette Bar, ein After-Work-Lokal, eine Jazzbar – irgendwohin, nur nicht in eine „Saufkneipe". Beobachten Sie die anderen. Sicher werden Sie einen Mann sehen, der eine Frau beobachtet. Sie wird Augenkontakt mit ihm herstellen. Was nun geschieht, gibt Aufschluss, wie es weitergeht. Wenn sie seinen Blick erwidert, wird er sich ihr nähern. Wenn sie ihn kurz ansieht, dann wegsieht, wird er es vermutlich nicht tun.

Männer scheitern nicht gern. Sie warten auf unser Signal, dass sie sich nähern dürfen, bevor sie es tun.

UND DANN KÜSSTEN SIE SICH

Wenn eine Frau einen Mann anflirtet und er sich ihr tatsächlich nähert, schwebt vielleicht schon der heiß erwartete Kuss am Horizont. Die Wissenschaft erklärt uns, dass wir beim Küssen erstmals unsere sexuelle Chemie testen, wenn wir über den Speichel biologische Signale austauschen. Die empfindlichen Nervenenden an den Lippen, der Zunge und anderswo im Mund reagieren schnell auf die zarte erotische Stimulation durch die fremde Zungenspitze. Auch der Geruchssinn befindet sich nahe am Mund. Wenn wir jemanden intensiv küssen, schmecken, berühren und riechen wir ihn zugleich. Ein guter Kuss ist ein guter Anfang.

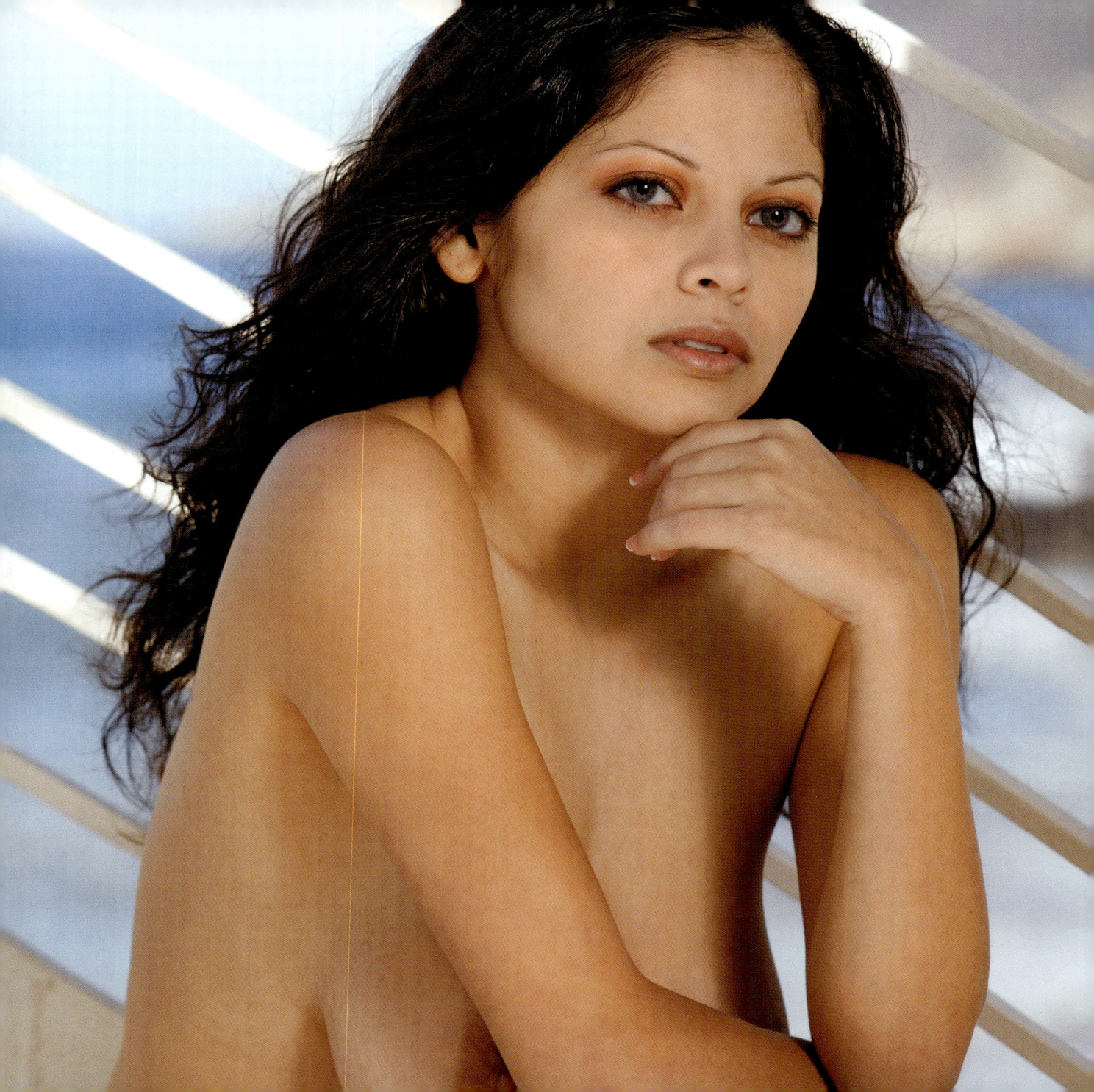

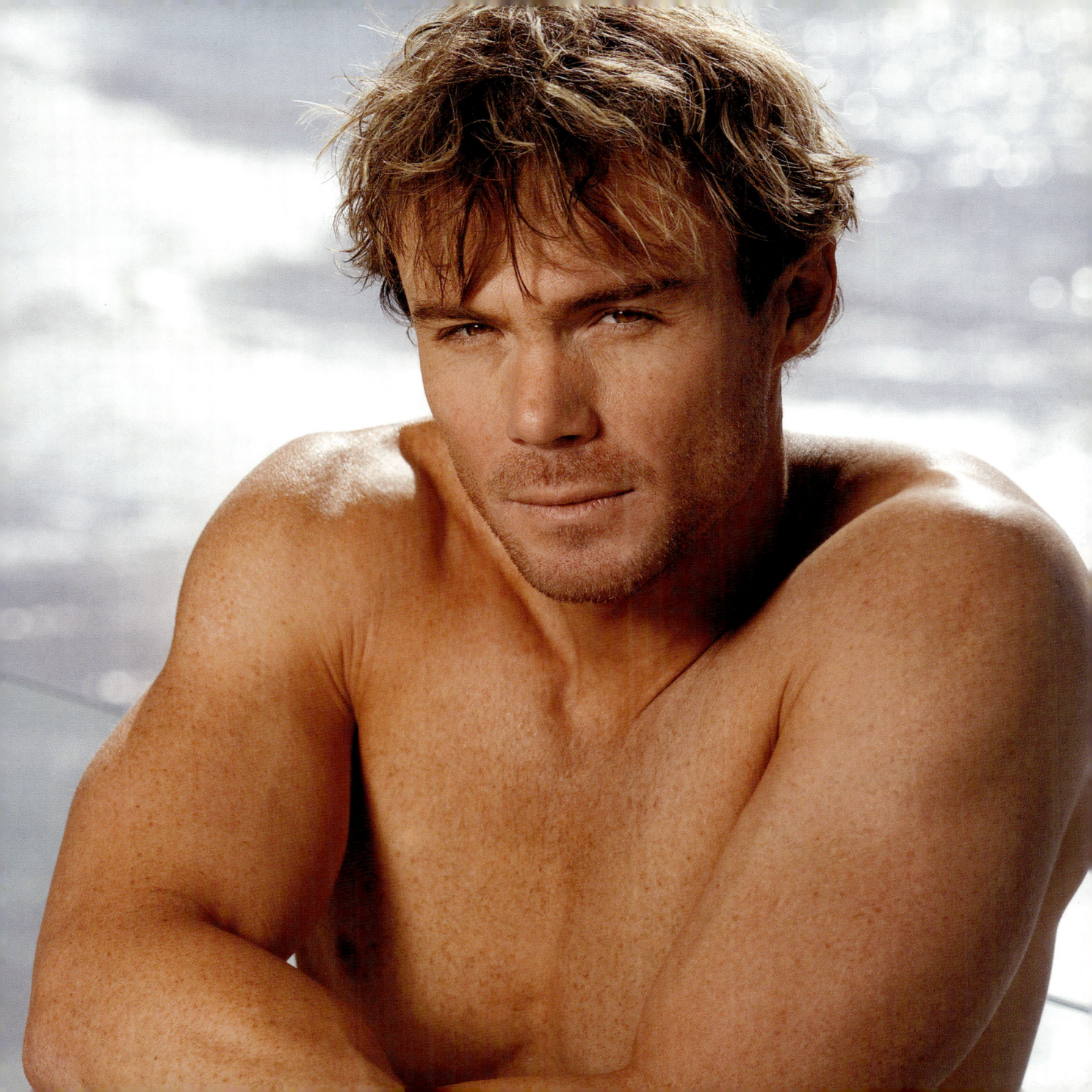

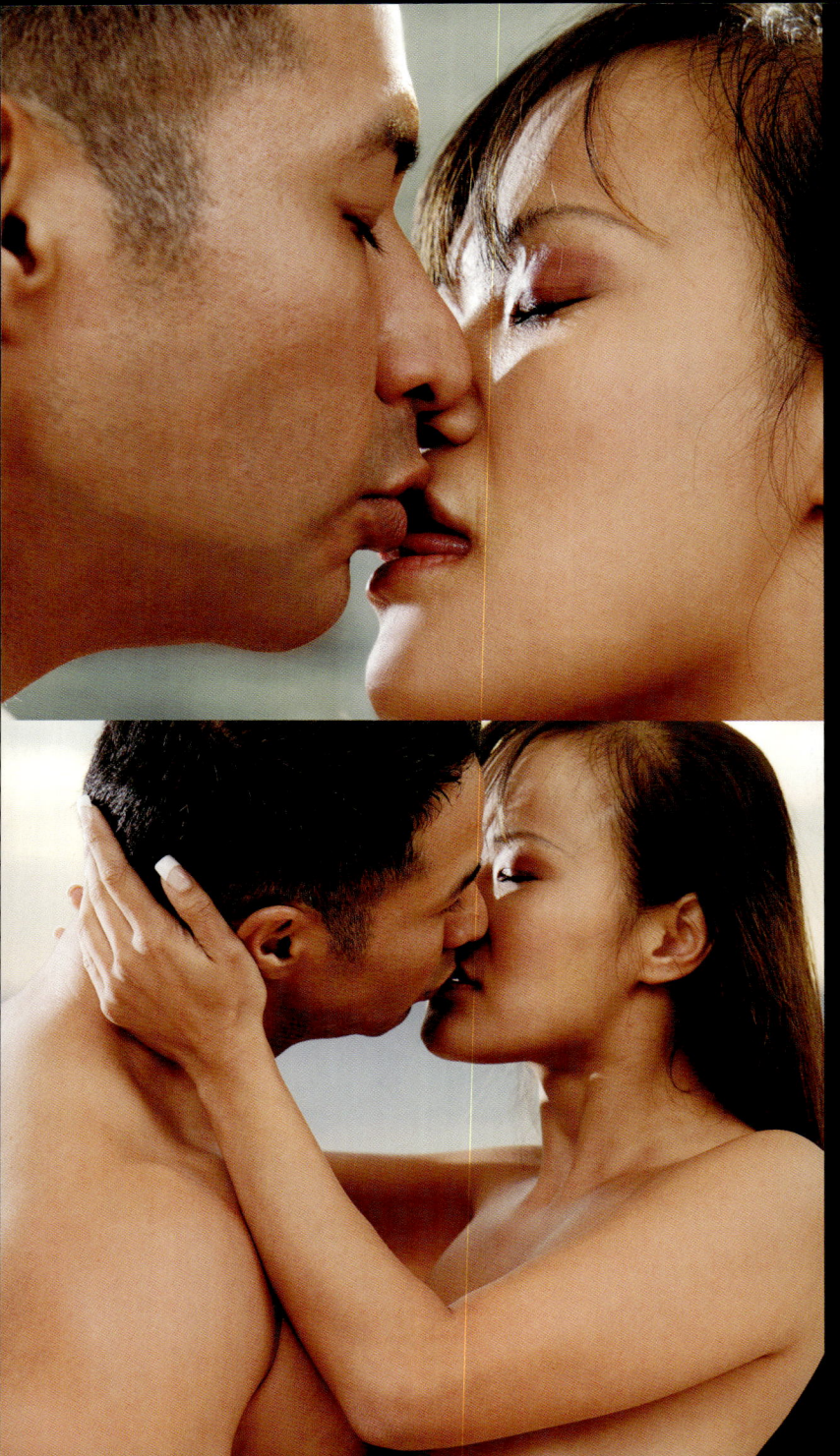

SO WERDEN SIE GUT IM BETT
Zeigen Sie ihm, was ein guter Kuss ist

Ja, Sie können ihm durchaus beibringen, gut zu küssen, sogar, wenn seine Vorstellung von Küssen darin besteht, Ihnen seine nasse, schlappe Zunge einfach in den Mund zu stecken. Halten Sie seinen Kopf zwischen Ihren Händen und küssen Sie ihn so, wie Sie geküsst werden wollen. Setzen Sie Ihre Zungenspitze ein, umranden Sie damit seine Lippen.

Erforschen Sie Spitze und Form seiner Zunge.

Wenn er ungeduldig wird und Ihnen seine Zunge einfach in den Mund schieben will, drücken Sie sanft, aber bestimmt sein Gesicht zurück.

SO WERDEN SIE GUT IM BETT
Der Zungenkuss

Ihrem Liebhaber die ganze Zunge in den Mund zu stecken, ist kein Zungenkuss. Das ist Zungenbelästigung.

Ein Zungenkuss ist ein zartes Spiel mit den Zungenspitzen. Setzen Sie Ihre Zunge ein, um damit die Lippen, die Zunge und den Mund Ihres Liebhabers zu umspielen. Fühlen Sie vor mit der Spitze. Ziehen Sie sie zurück. Umkreisen Sie mit Ihrer Zungenspitze die Zunge Ihres Lovers. Ziehen Sie sich zurück. Machen Sie das wieder und wieder und wieder.

Sind Sie beide schon sehr erregt, dann vollziehen Sie mit Ihrer Zungenspitze rhythmische Stoßbewegungen in seinen Mund. Ihre Lippen sind leidenschaftlich aneinander festgesaugt, doch Ihre Zungen sollten nicht um den Freiraum in der Mundhöhle kämpfen. Reizen Sie einander bei dieser schnellen Zungenbewegung nur mit den Zungenspitzen.

Während des Küssens sollten Ihre Hände nicht untätig bleiben. Lassen Sie sie gegenseitig über Ihre Körper gleiten. Genau so wie Ihre Küsse wird Ihr Streicheln zunehmend heißer.

Sollten Sie mit Ihrem Partner noch länger spielen wollen, ziehen Sie sich aus dem Zungenkuss zurück, der Ihre Lust auf Geschlechtsverkehr signalisiert. Zeichnen Sie mit Ihrer Zungenspitze Kreise an die Innenseiten seiner Lippen. Reizen Sie diese Lippen wieder und wieder – genau so, wie Sie seine Eichel beim Seidenwirbel reizen. Stoppen Sie. Saugen Sie sanft an seinen Lippen, an einer nach der anderen.

Versuchen Sie nun, sich loszumachen.

Die Hauptbeschwerde von Frauen über die Art, wie Männer küssen, lautet: zu viel Zunge.

Der Zungenkuss ist der ultimative Kuss. Gegenseitiges Erforschen der Münder ging früher immer dem Geschlechtsverkehr voraus. Heute ist das nicht mehr durchgängig der Fall, aber vielleicht sollten Sie es trotzdem tun. Durch die Art, wie Ihr Gefährte küsst, erfahren Sie vieles über sein Verhalten im Bett. Und die Korrekturen, die Sie hier anbringen, könnten sich später auf sein gesamtes Liebesspiel auswirken.

FÜR FORTGESCHRITTENE
DIE ANDERE SEITE

Männer beschweren sich beim Küssen vor allem darüber, dass Frauen ihren Mund nicht entspannen und nicht weit genug öffnen würden.

Widmen Sie sich mit geöffneten Lippen und entspanntem Mund seinen Lippen, einer nach der anderen. Saugen Sie zuerst sanft an seiner Unterlippe, dann an seiner Oberlippe. Lecken Sie mit der Zungenspitze über seine Lippen. Küssen Sie ihn nun voll mit entspannten, offenen Lippen, aber mit wenig Zungenaktivität. Halten Sie auch hier sein Gesicht mit beiden Händen, sodass Sie ihn sanft zurückdrängen können, wenn er zu viel Zunge einsetzt.

ANREGENDE SPIELCHEN

Diese Spiele müssen nicht unbedingt zum Verkehr führen. Ein Vorspiel muss kein fixes Ende haben; Sie können damit morgens Ihre Sex-Batterien aufladen. Die Ladung kann den ganzen Tag lang anhalten.

Wenn Sie wenig Zeit für Sex haben, ist Vorspiel am Morgen und Sex am Abend der Trumpf, der Sie im Spiel hält. Mit den folgenden, todsicheren Methoden stellen Sie sicher, dass er den ganzen Tag an Sie denkt:

Küssen, Küssen

Vergessen Sie nie den Abschiedskuss. Küssen Sie ihn überall, nur nicht auf den Mund (**siehe Foto, rechts**): seinen Nacken, das Schlüsselbein, seine Brust, die Stelle über seinem Herzen. Handgelenke werden stark unterschätzt. Berühren Sie sein (oder ihr) Handgelenk mit Ihren Lippen, bis Sie den Puls spüren. Das fühlt sich sehr intim und erotisch an.

Berühren – aber nicht an den Genitalien

Berühren Sie Ihren Liebhaber überall, nur nicht an den Genitalien. Er streicht mit den Fingerspitzen über die Innenseiten ihrer Oberschenkel, während sie sich schminkt bzw. abschminkt. Sie legt ihm von hinten ihre Arme um die Taille und krault seine Brust, während er sich rasiert. Massieren Sie sich gegenseitig den Rücken, wenn Sie gemeinsam kochen. Halten Sie Händchen wie beim ersten Mal und ziehen Sie mit dem Daumen Kreise auf seiner Handfläche.

Was er tun kann

Streichen Sie mit Ihrem Penis über ihren Körper, vor allem innen an den Oberschenkeln, am Po und den Brüsten.

Was sie tun kann

Streicheln Sie ihn überall mit Ihren Brüsten. Simulieren Sie Geschlechtsverkehr mit seinem Penis zwischen den Brüsten.

Abtrocknen

Erwarten Sie Ihren Liebhaber mit Bodylotion oder -öl und einem flauschigen Handtuch, wenn er aus der Dusche kommt. Trocknen Sie ihn ab und cremen Sie ihn ein.

Lecken

Lassen Sie die Lotion weg und lecken Sie ihn trocken.

Anziehen

Suchen Sie morgens die Kleidung füreinander aus und ziehen Sie sich gegenseitig an.

Dessous-Show

Kaufen Sie sexy neue Teile, legen Sie sie in die Kommode und ziehen Sie sie überraschend hervor. Geben Sie ihm eine Digitalkamera in die Hand und lassen Sie ihn abdrücken, während Sie eine Dessous-Show in High Heels abziehen.

Reden

Sprechen Sie über Sex, wenn Sie mit anderen Pärchen essen gehen. Dieses Gespräch wird Ihr Verlangen anheizen – und Sie vielleicht auf neue Ideen bringen.

Nochmal Reden

Nehmen Sie sich selbst beim Lesen eines Erotikromans oder eines erotisches Gedichts auf. Geben Sie die Aufnahme Ihrem Liebsten und sagen Sie: „Hör dir das heute morgen auf dem Weg zur Arbeit an."

Wie Sie sehen, gibt es eine Menge kreativer Spiele, die Sie als Anheizer ausprobieren können. Warten Sie nicht auf die richtige Stimmung oder bis Sie vielleicht mal viel Zeit haben – stürzen Sie sich hinein, wann immer es geht, und genießen Sie das Vergnügen!

Vorspiel ist ein altmodisches Wort, das einige Sexolog(inn)en gar nicht mehr benützen; sie bezeichnen jede sexuelle Handlung oder Aktivität als Teil des *Sexspiels*. Ich mag den Begriff *Sexspiel* und verwende ihn gelegentlich. Doch das Konzept des klassischen Vorspiels – das dazu dient, das Verlangen zu wecken – ist nach wie vor gut. Küssen, Reizen und Spielen müssen nicht direkt zum Verkehr führen. Manchmal sind sie Teil eines Prozesses, den ein Paar über mehrere Tage oder gar Wochen betreiben kann.

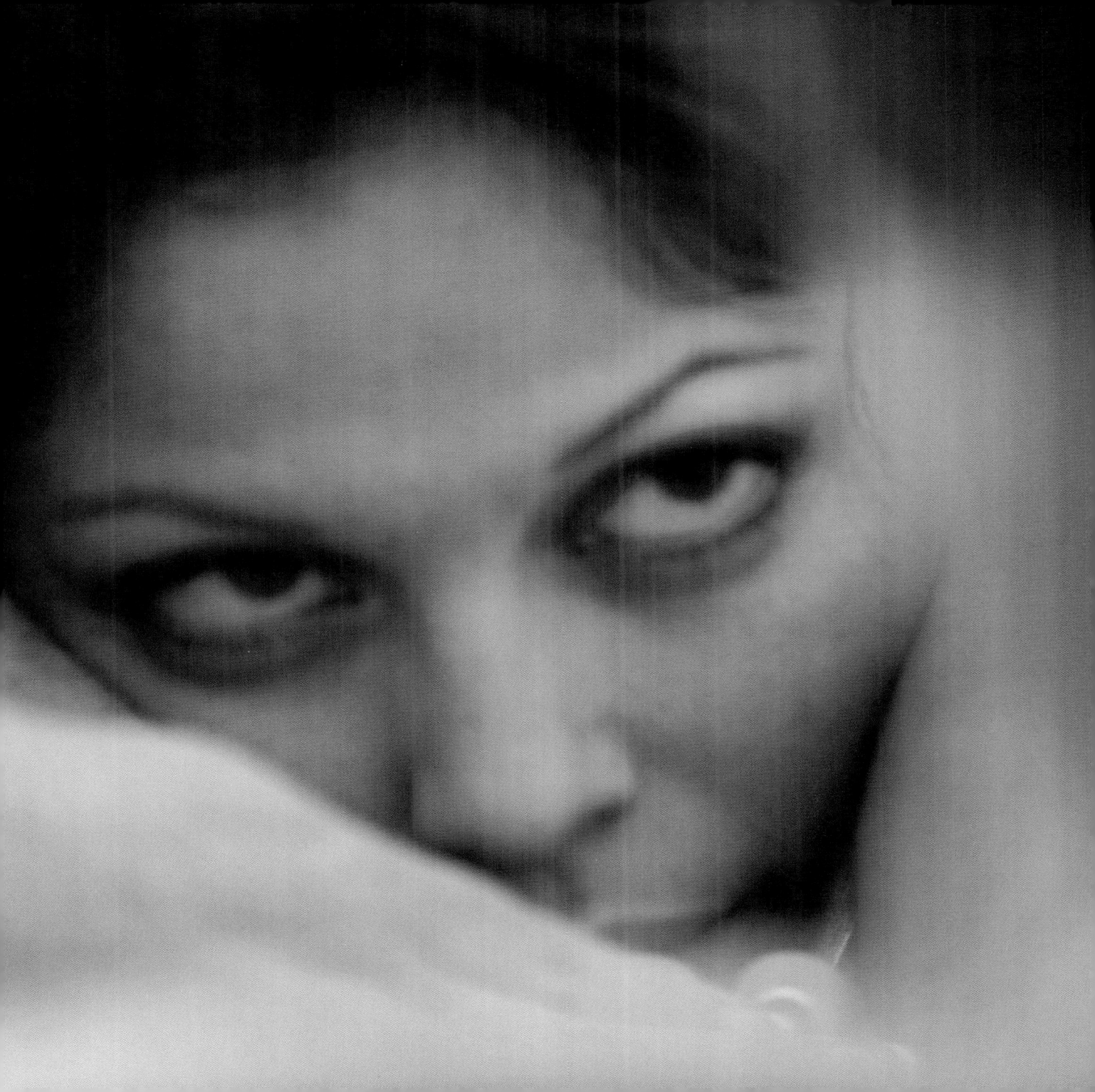

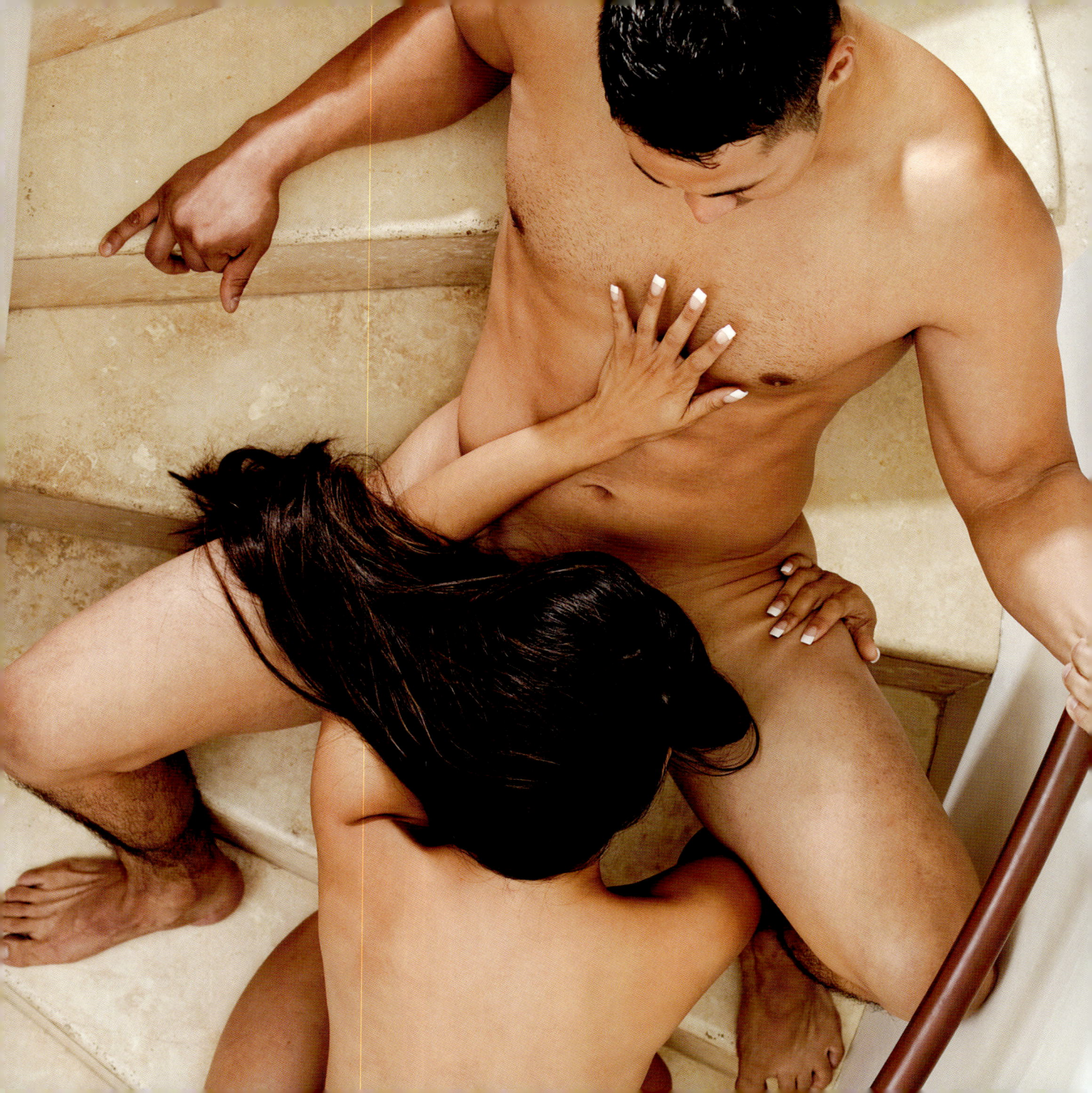

Kapitel 12
ORALSEX

Und nach dem Kuss? Nach dem großartigen Küssen ist manuelles oder orales Vorspiel der nächste Schritt – oder gleich Geschlechtsverkehr. Manchmal muss man einfach gleich miteinander schlafen. Doch zum Verkehr kommen wir später ...

CUNNILINGUS

Oralsex erfordert sowohl vom aktiven als auch vom passiven Part bestimmte Fähigkeiten. Wenn Sie einen männlichen Liebhaber haben, lassen Sie ihn dies hier lesen.

Ist Ihre Geliebte weiblich, entkleiden Sie sie zärtlich. Legen Sie eine Hand auf ihre Scham, dann weiß sie, dass etwas Besonderes bevorsteht. Ziehen Sie die Hand weg.

- Beginnen Sie ganz oben. Streicheln, massieren, knabbern, saugen, küssen, lecken, necken und reizen Sie sie auf jede erdenkliche Weise, aber meiden Sie ihre Genitalien, bis sie erregt ist.
- Widmen Sie sich besonders ihren Brüsten. Massieren Sie die Warzenhöfe mit offenen Handflächen und spielen Sie dann mit den Brustwarzen, während Sie sich langsam auf einer Linie von ihrem Nabel abwärts zu ihrem Schamhügel lecken und küssen.
- Lecken Sie die Falte zwischen Becken und Oberschenkel. Küssen und lecken Sie die Innenseite ihrer Oberschenkel auf und ab bis zu ihren Kniekehlen. Knien Sie vor ihr nieder. Jetzt sind Sie bereit für die Anbetung.

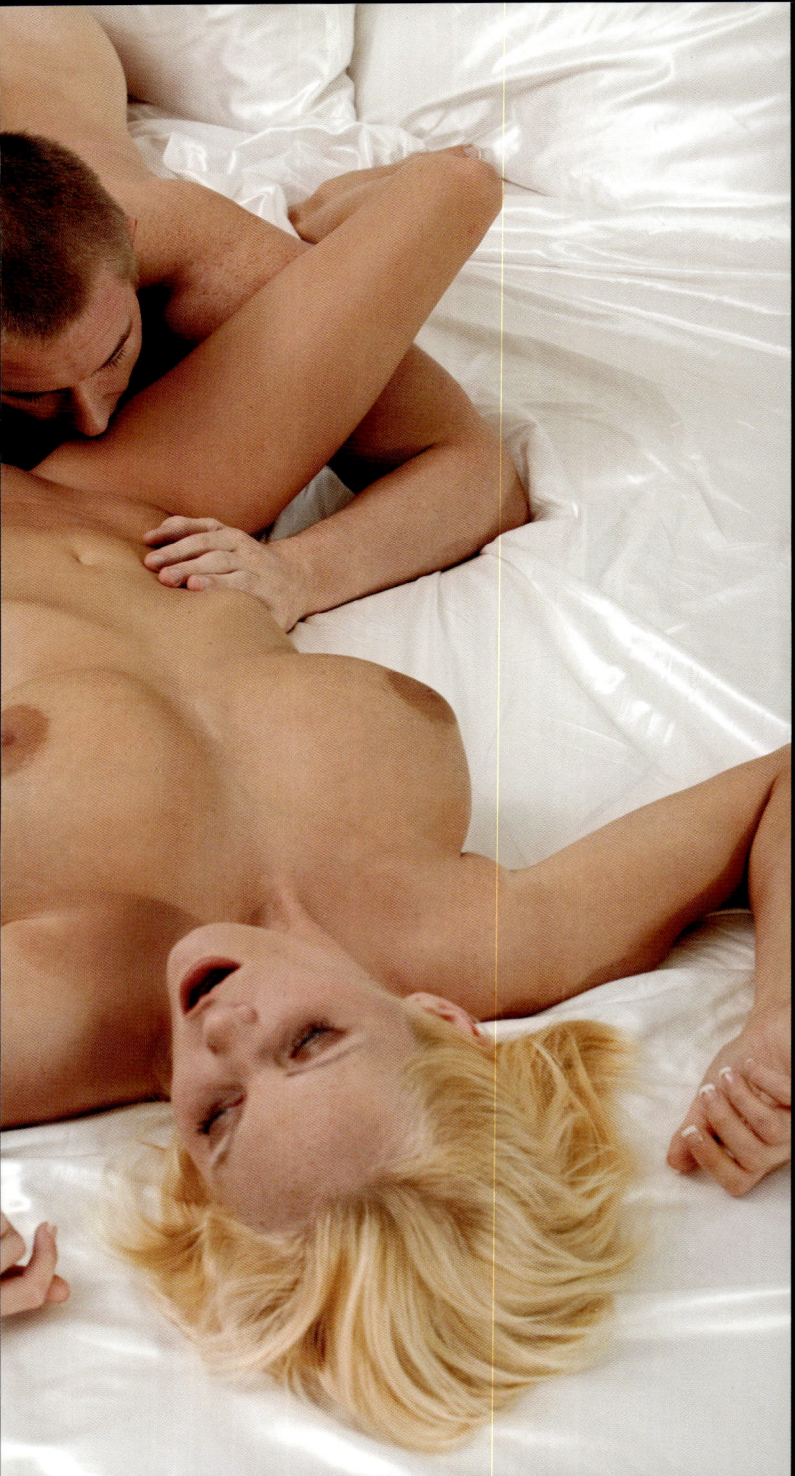

SO WERDEN SIE GUT IM BETT
Cunnilingus

Manche Frauen sagen, dass sie Cunnilingus nicht mögen. Das bedeutet nur, dass sie oral noch nie auf die richtige Weise verwöhnt wurden. Oder sie zweifeln an ihrem Körper oder trauen sich nicht, sich vor ihrem Lover gehen zu lassen. Bestehen Sie nicht darauf. Lassen Sie ihr Zeit, bis sie selbst es verlangt. Und wenn es so weit ist, lassen Sie sie auf diese Weise abheben:

- Sie sollte bequem liegen, mit geöffneten Beinen, angewinkelten Knien und aufgestellten Füßen, oder mit ausgestreckten Beinen. Sie liegen oder knien zwischen ihren Beinen oder nähern sich von der Seite und lassen eines ihrer Beine auf Ihrer Schulter ruhen. Oder sie thront über ihnen und senkt ihre Klitoris zu Ihrem Mund ab. Viele Frauen mögen das, weil sie so die Kontrolle haben.
- Teilen Sie ihre Schamlippen, halten Sie sie offen, heben Sie die Klitorisvorhaut an. Wenn die Klitoris weit innen liegt, streichen Sie mit Ihren Fingern sanft an der Vorhaut entlang, um sie hervorzuholen. (Sie müssen Ihre Hand vielleicht dort belassen, bis sie kommt.)
- Lecken Sie das zarte Gewebe seitlich, oberhalb und unterhalb der Klitoris mit langen, weichen Zungenbewegungen, auch den H-Punkt (oberhalb der Harnröhre).
- Experimentieren Sie mit den Zungenbewegungen. Stecken Sie gleichzeitig zwei Finger in ihre Vagina. Massieren Sie ihre A-Zone, bis sie richtig feucht wird.
- Legen Sie Ihre Lippen seitlich an ihre Klitoris. Sie sollten gespitzt bleiben, während Sie sanft saugen und das mit dem Lecken des zarten Gewebes abwechseln. Streichen Sie mit Ihren Fingern in der Vagina von der A-Zone zum G-Punkt und wieder zurück.
- Lecken und saugen Sie ihre Klitoris, wenn Sie das will. Manche Frauen mögen die direkte Stimulation nicht.
- Wenn Sie kurz vor dem Orgasmus ist, bedecken Sie die gesamte Klitorisregion mit Ihrem Mund. Saugen Sie seitlich an der Klitoris, stimulieren Sie ihren G-Punkt, indem Sie abwechselnd fest und sanft mit Ihrem Finger dagegen drücken. Oder ziehen Sie Ihre Finger heraus und stimulieren Sie mit Ihrer Hand Schamlippen, Oberschenkel oder Brüste. Wechseln Sie ab, machen Sie sie verrückt. Entfernen Sie Ihren Mund nicht, bevor Sie gekommen ist.

FÜR FORTGESCHRITTENE
BESONDERE ZUNGENFERTIGKEITEN

Versuchen Sie sich an kniffligeren Zungenbewegungen, wenn Sie die Basistechniken beherrschen.

- **Züngelkunst**

    Züngeln Sie nur mit der Zungenspitze sehr schnell über das Klitorisbändchen auf und ab – kein breites Lecken. Kurz vor dem Orgasmus züngeln Sie über den Klitorishügel.

- **Heißes Nein**

    Die Technik eignet sich für multiorgasmische Frauen, die es nach dem ersten Orgasmus gern etwas fester mögen. Drücken Sie Ihre Zungenspitze ruhig und fest gegen das Klitorisbändchen. Bewegen Sie Ihren Kopf hin und her, als ob Sie „Nein, nein, nein" sagen würden. Wichtig bei dieser Technik ist, dass Ihre Zunge ruhig liegen bleibt, während Sie Ihren Kopf bewegen.

FÜR FORTGESCHRITTENE
TESTEN SIE DIE GRENZEN AUS

Manche Frauen können nur durch langen und meisterhaften Cunnilingus Mehrfachorgasmen haben. Auf folgende Weise können Sie Ihr behilflich sein: Stellen Sie sich vor, Ihre Zungenspitze wäre eine Kerzenflamme. Sehen Sie vor Ihrem geistigen Auge, wie sie im Wind flackert. Bewegen Sie Ihre Zunge auf dieselbe Weise schnell seitlich neben der Klitoris, oberhalb und unterhalb davon sowie entlang des zarten Schafts.

Wenn ihr Orgasmus einsetzt, lecken Sie langsam und gleichmäßig an den Seiten ihrer Klitoris. Wenn ihr Orgasmus abebbt, kehren Sie zur Flammentechnik zurück, bis sich der nächste Höhepunkt ankündigt.

Fügen Sie etwas Würze hinzu

Suchen Sie nach neuen Möglichkeiten, sie zur Ekstase zu treiben?

Verlassen Sie sich nicht allein auf Ihre Zunge. Sinnliche Materialien wie feine Stoffe oder Blütenblätter eröffnen dem Oralsex ganz neue erotische Dimensionen. Wenn Ihre Zunge müde wird, können Sie sogar Ihre Nase sehr gewinnbringend einsetzen. Hier sind ein paar Tipps, mit denen Sie sie garantiert verrückt machen:

- Vollziehen Sie Cunnilingus, während sie hauchdünne Höschen trägt. Lecken Sie rundherum und hindurch, aber berühren Sie nie ihre Klitoris.
- Legen Sie Rosenblütenblätter auf Ihre Fingerspitzen und streicheln Sie sie damit durch ihren Slip hindurch oder berühren Sie sie damit an der Innenseite ihrer Oberschenkel und an den Schamlippen.
- Bringen Sie sie mit Ihrem Nasenrücken zum Orgasmus, indem Sie damit den Klitorisbereich und ihre Klitoris massieren.
- Stimulieren Sie sie abwechselnd mit Ihrer Zunge und The Tongue („Die Zunge"), einem kleinen Vibrator, der sich wie echt anfühlt.

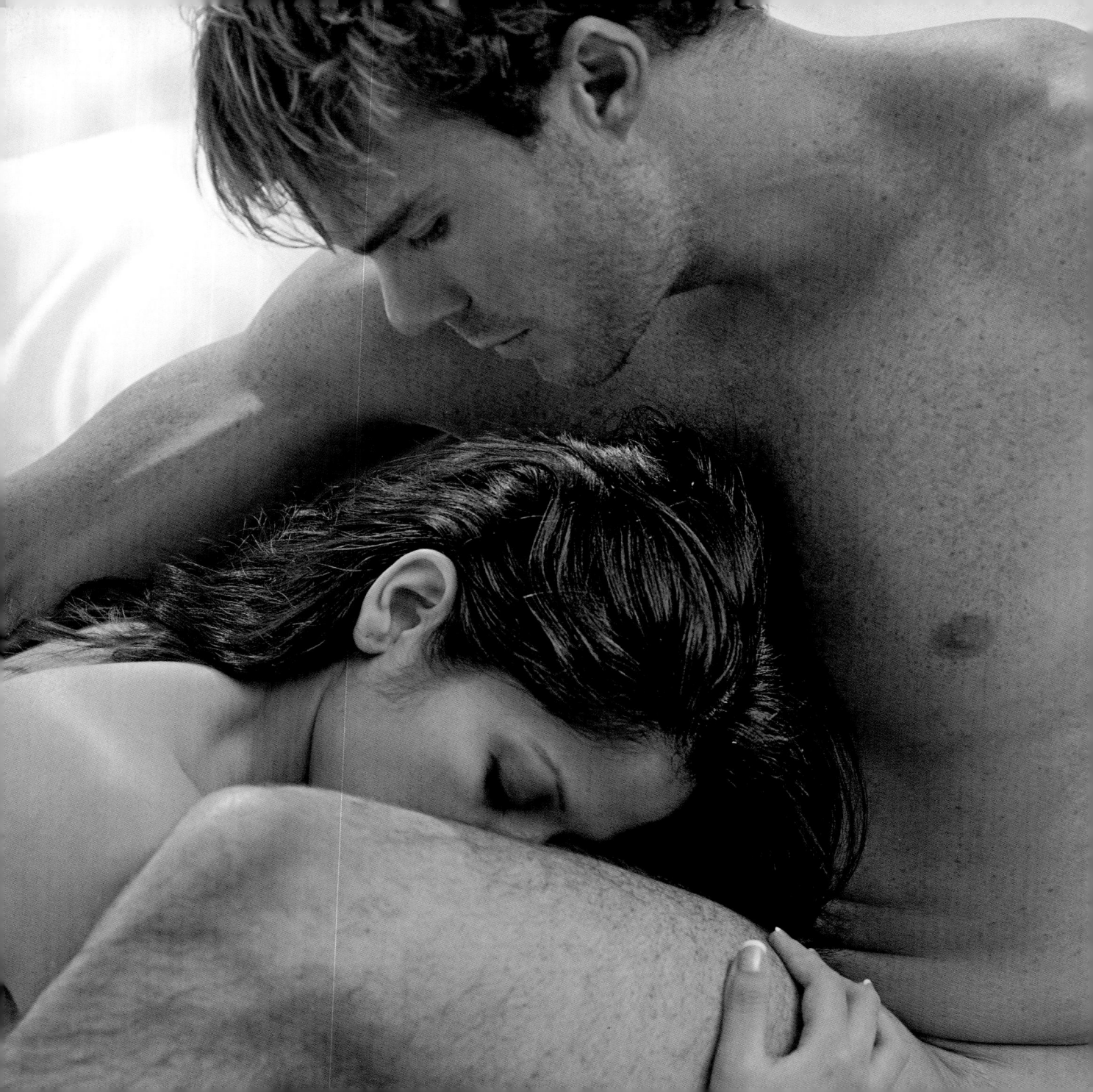

SO WERDEN SIE GUT IM BETT: *Das Einmaleins des Blowjobs*

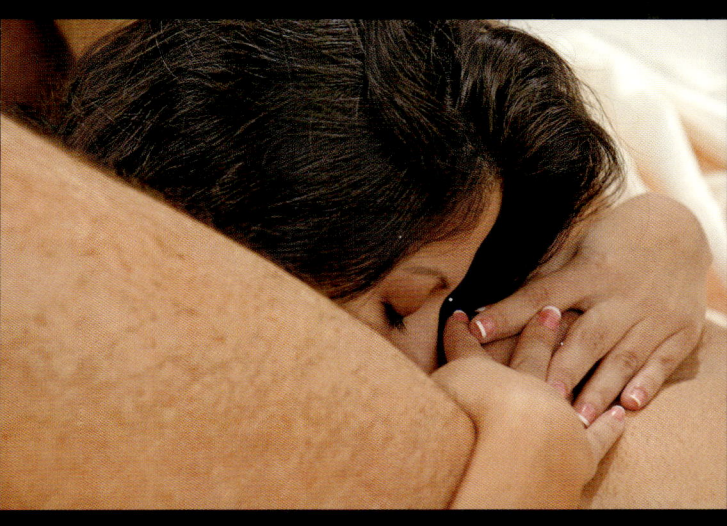
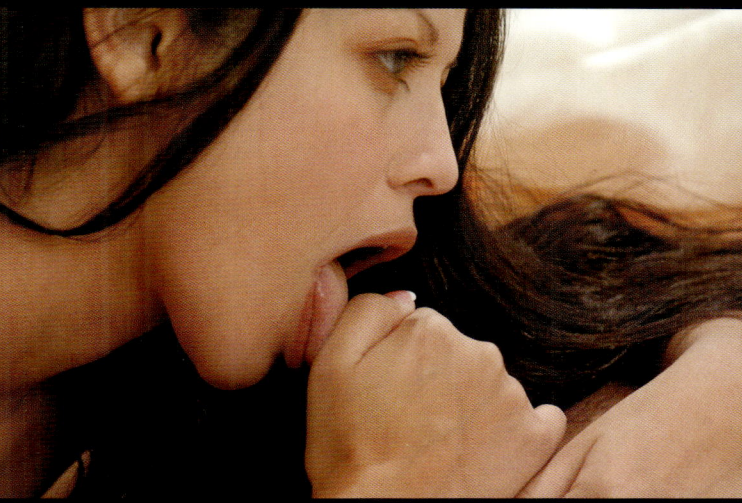

- Küssen und lecken Sie ihn an den Innenseiten der Oberschenkel, während Sie sanft an seinem Hodensack ziehen. Kraulen Sie seine Hoden mit Ihren Fingerspitzen. Nehmen Sie die Hoden einen nach dem anderen in den Mund, lassen Sie sie rollen. Ziehen Sie sie sanft abwärts.
- Lassen Sie währenddessen Ihre Finger liebevoll an seinem Penis auf und ab gleiten.
- Machen Sie es sich bequem: Knien Sie neben ihm auf dem Bett im rechten Winkel zu seinem Körper oder zwischen seinen Beinen. Oder Sie lassen ihn an die Bettkante rücken und knien auf dem Boden. Befeuchten Sie Ihren Mund und bedecken Sie Ihre Zähne mit den Lippen. Lassen Sie Ihre Zunge zum Befeuchten um seine Eichel kreisen.
- Umfassen Sie seinen Penis an der Wurzel. Bilden Sie mit Daumen und Zeigefinger der anderen Hand einen Kreis – Sex-Expertin Lou Paget nennt dies „Dichtungsring", der Ihren Mund verlängert und verhindert, dass er weiter in Ihren Mund eindringt als erwünscht. Machen Sie damit eine ständige Drehbewegung während der Fellatio. Wenn er nicht ganz steif ist, machen Sie die Dreh-

- Umkreisen Sie die Eichel mit Ihrer Zunge, lecken Sie dann gleichmäßig am Schaft auf und ab. Dann zurück zur Eichel.
- Folgen Sie mit der Zunge der Corona (dem Wulst an der Eichel), während Sie mit den Händen den Schaft bearbeiten, wobei der Penis zwischen den Handflächen liegt – außer Sie wollen lieber den Dichtungsring verwenden.
- Reizen Sie das Frenulum (Eichelbändchen) mit Ihrer Zunge. Lecken Sie die „Naht" an der Unterseite des Penis.
- Blicken Sie ihm von Zeit zu Zeit in die Augen.
- Machen Sie Folgendes mindestens zehn bis 20 Sekunden lang: Ziehen Sie seinen Penis wiederholt in Ihren Mund und stoßen Sie ihn wieder aus, während Sie daran saugen und Ihre Zunge ständig in Bewegung bleibt.
- Widmen Sie sich wieder der Eichel. Wirbeln Sie mit der Zunge rundherum, lecken Sie die Corona, saugen Sie an der Eichel. Wieder und wieder und wieder.
- Vertrauen Sie ihm, wenn er sich von Ihrer Stimulation zurückzieht. Wenn Sie nicht aufhören, wird er früher kommen als ihm recht ist. Legen Sie seine Hand auf Ihre Vagina

und lassen Sie sich stimulieren, bis sich seine Erregung etwas gelegt hat.
- Drücken Sie sanft mit Daumen oder Finger auf seinen Damm, wenn Sie wollen, dass er kommt.

Seien Sie nicht enttäuscht, dass Sie ihn nicht tief in Ihren Rachen einlassen können, weil Sie einen Würgereiz verspüren. Konzentrieren Sie sich bei der Fellatio auf die Eichel und das erste Drittel des Schafts und vernachlässigen Sie dabei nicht den Damm. Er wird es entweder nicht merken oder es wird ihn nicht stören, dass Sie nicht den ganzen Schaft in den Mund nehmen. (Lous Trick mit dem „Dichtungsring" gaukelt ihm ohnehin vor, Sie würden mehr schlucken als Sie tun.)

Wollen Sie ihm etwas wirklich Besonderes bieten, so blasen Sie ihn bis zum Orgasmus. Wenn Sie es bewerkstelligen, so packen Sie sein Becken mit beiden Händen und ziehen Sie ihn zu sich, sodass er tiefer in Ihren Mund eindringt. Wenn Sie dem Einmaleins noch „höhere Künste" folgen lassen wollen, lassen Sie ihn auf Ihre Brüste oder Ihr Gesicht kommen – oder schlucken Sie es.

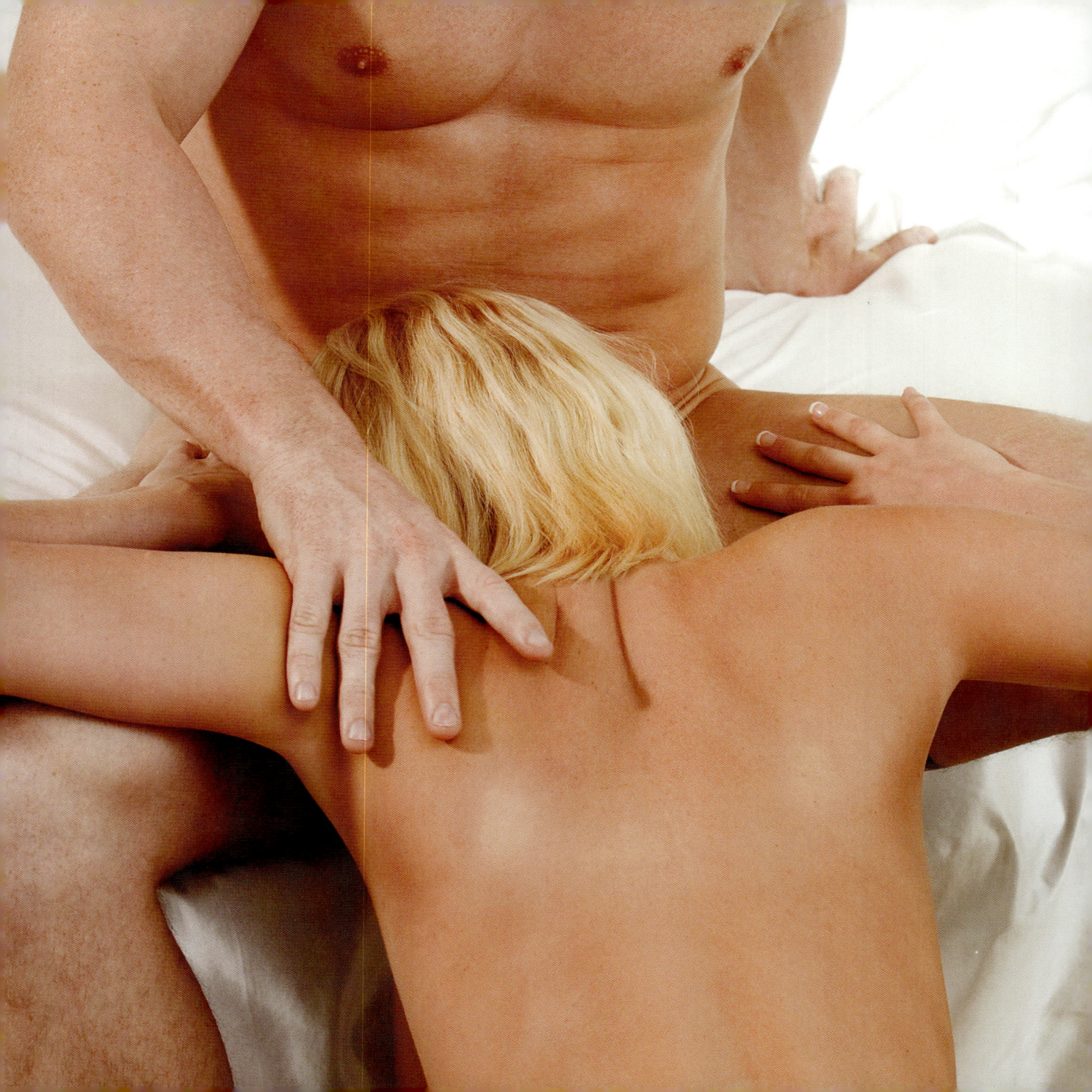

DER WAHRE WEG IN DAS HERZ EINES MANNES

Wenn Sie Ihr Bett mit einem Mann teilen, dann wissen Sie, dass der Weg zu seinem Herzen über eine guten Blowjob führt. Frauen betreiben Fellatio oft zu einem bestimmten Zweck: um ihn glücklich zu machen, um zu bekommen, was sie wollen, um seinen Penis aufzurichten. Doch bei dieser Art, die Sache zu sehen, verpassen Sie eine Chance: Beten Sie seinen Penis an. Wenn Sie das schaffen, können Sie zum Orgasmus kommen, während Sie ihn blasen – und er wird Sie anbeten.

Als ich begann, mich mit Sextechniken zu beschäftigen, habe ich Blowjob-Tipps aus vielen Büchern getestet. Einige lieferten zu viele Informationen, andere zu wenige. Im Lauf der Jahre gaben Sexpert(inn)en immer raffiniertere Anweisungen für alle Techniken, auch für Blowjobs. (Man dachte, ein Buch müsste den 24-Stunden-Orgasmus versprechen, 1001 Sextechniken behandeln und den perfekten Handjob auf fünf Seiten beschreiben, um sich gegen die Konkurrenz durchzusetzen.) Ich habe meine eigene Technik entwickelt, das „Einmaleins" des Blowjobs. Es entspricht meinen Vorstellungen von Eleganz und Unkompliziertheit. Sie können es gerne abwandeln, damit es zu Ihren Vorlieben und denen Ihres Bettgefährten passt.

Schlucken

Schlucken ist nicht schwierig – und er wird Sie dafür lieben. Wenn eine Frau seinen Samen schluckt, fühlt sich ein Mann vollständig akzeptiert und geliebt. Mit dem „Dichtungsring" kontrollieren Sie, wie tief er eindringt, mit Druck auf den Damm den Zeitpunkt seines Höhepunkts.

Nehmen Sie eine Stellung ein, in der er sein Ejakulat direkt in Ihren Hals spritzt. Das geht zum Beispiel so: Legen Sie sich auf den Rücken, lassen Sie den Kopf über den Bettrand hängen, sodass Ihr Hals und Ihr Mund eine Linie bilden. Für das perfekte Finish lassen Sie ihn rittlings über Ihrem Gesicht Platz nehmen.

Oralsex ist ein so wichtiger Teil unseres Repertoires, dass man kaum glauben kann, dass brave Mädchen so etwas noch zu Zeiten unserer Großmüttern nicht getan haben – ganz zu schweigen von Cunnilingus. Das war echt pervers. Fragen Sie sich nicht, wie Frauen damals zum Orgasmus gekommen sind? Aus meinen zahlreichen Befragungen für meine früheren Bücher und den Interviews, die ich für Artikel und Bücher geführt habe, weiß ich, dass sowohl Männer als auch Frauen Oralsex lieben – und häufig das Geben noch mehr schätzen als das Empfangen. (Ich sage bisweilen im Scherz, dass ein Penis ein ausgezeichnetes Beruhigungsmittel für Frauen ist – nach einem stressigen Arbeitstag gibt es kaum etwas Entspannenderes, als an einem Penis zu saugen. Wenn Sie mir nicht glauben, probieren Sie es aus!)

Der Babyboom-Generation wird nachgesagt, sie hätte aus dem Blowjob eine beziehungsentscheidende Sache gemacht. Als Angehörige dieser Bevölkerungsgruppe würde ich sagen, das war unsere wichtigste Errungenschaft.

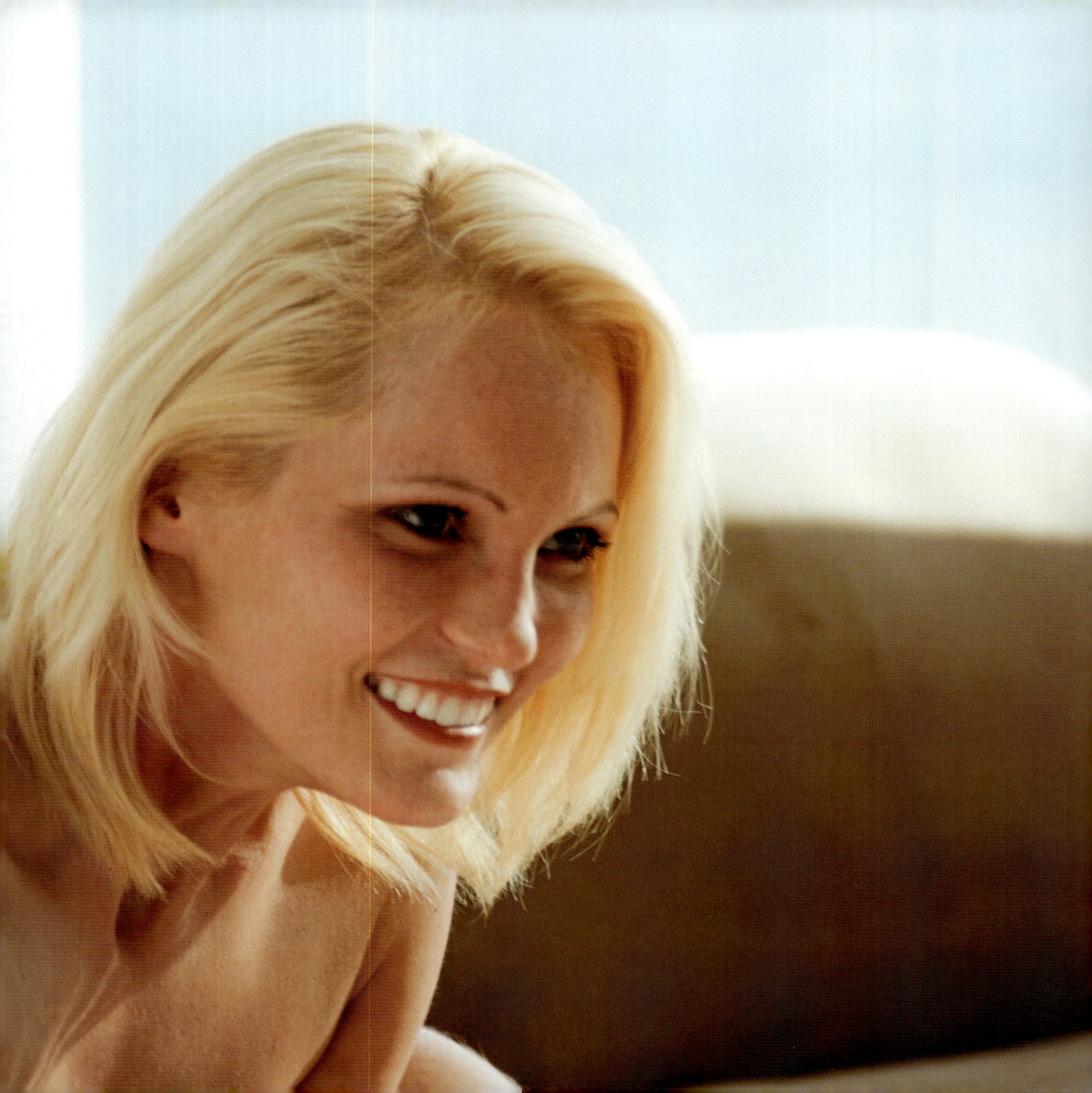

WAHRE GESCHICHTEN ÜBER SEXUELLE SELBSTBESTIMMUNG

Bekenntnisse einer Penissüchtigen

Ich habe eine On-/Off-Beziehung, ein Hass-Liebe-Verhältnis mit Big D. Er ist weltmännisch, gebildet, chauvinistisch, männlich, elegant – und kompliziert. Genau mein Typ. Wir haben uns nie „kennengelernt". Er ist mir in einer Jazzbar in meinem Viertel aufgefallen – und er erzählte mir später, dass auch er mich beobachtet hat. In einem Jahr sagte er genau einen Satz zu mir: „Du siehst nach Ärger aus."

An einem Samstagabend im Oktober war ich mit Freunden aus L. A. in der Bar, es war 2.30 Uhr morgens. Das Paar war müde und wollte ins Hotel zurück. In der Bar war es heiß, sodass ich meine Kashmirweste ablegte. An der Theke sah ich Big D. sitzen. Er lächelte und kam zu mir.

„Möchtest du Champagner?", fragte er – und verdoppelte damit die Zahl der Worte, die wir bislang gewechselt hatten.

Er reichte mir seine Hand. Ich nahm sie und wir gingen in sein Apartment. In dieser Nacht gab es keinen Champagner.

Während er mich küsste, öffnete er seine Hose. In seiner Hand lag dieser Schwanz, genau so, wie ich ihn mir schon immer erträumt hatte. Lang, dick und stolz, mit einer breiten Eichel, die sich mit ihrer Corona wie ein Adeliger mit prachtvoller Goldkette, dem Abzeichen eines Stammeskönigs, aus dem prächtigen Schaft erhob. Ich war hingerissen.

„Ich weiß nicht, wie du heißt", murmelte ich.

Er lachte und meinte: „Oh doch, das weißt du!" Er führte mich an der Hand in sein Schlafzimmer.

Nein, ich kannte damals seinen Namen nicht. Aber der Sex! Nackt war er wunderschön, wie es sein musste bei so einem Penis. Er massierte meine Klitoris, teilte meine Schamlippen und leckte mich, bis ich feucht wurde. Dann drang er in mich ein. Er fickte hart und schnell, langsam und leicht, wechselte die Stellungen – zuerst er oben, dann ich oben, und schließlich lagen wir halb auf der Seite und eines meiner Beine ragte in die Luft – bis ich schwindlig vor Geilheit war. Dann holte er die Ernte ein.

„Lutsch meinen Schwanz", sagte er, als er wieder atmen konnte.

Ich nahm ihn in den Mund und fühlte, wie das Leben darin wieder zu pulsieren begann.

„Er gehört dir", sagte er. „Blas ihn."

Und das tat ich dann auch.

In dieser Nacht verlor ich in seinem Bett eine Halskette, die nie wieder auftauchte. Das Spiel von Anziehung/Abstoßung begann sofort – auf beiden Seiten. Wir kamen zusammen, wir stießen uns zurück. Aber sein Schwanz! Er ist mein Fetischobjekt. Er ist die Lebenskraft. Ich liebe seine Zuckungen in meinem Mund, den Geschmack und das Gefühl, wenn sein Sperma einschießt. Ich komme, wenn ich seinen Penis lutsche. Manchmal reibe ich mich an seinem Bein, während ich blase, als wäre ich eine läufige Hündin, und ich stöhne ebenso laut wie er.

Wir verabreden uns telefonisch spontan zu Sex und Champagner ohne Wenn und Aber, und trotzdem hängen wir aneinander wie diese klebrigen Faschingsgirlanden, die Kinder aus Dosen sprühen.

Eines abends rief er an. Ich zog schwarze Spitzenstrümpfe und hochhackige Schuhe an. Wir tranken Wein, küssten uns und schmusten auf dem Ledersofa. Er nahm meine Brüste aus dem schwarzen Spitzen-BH und saugte an meinen Nippeln. Ich liebkoste seinen Schwanz und hielt ihn in der Hand.

Er warf ein großes Kissen auf den Boden zwischen seinen Beinen, zeigte mit dem Finger darauf.

Und ich ging zu Boden.

Als ich mit ihm fertig war, schubste ich meine Brüste wieder in den BH. Er war ebenso schlaff wie die Hosen um seine Knöchel, als ich nach Hause ging in dieser Nacht, in der ich nicht mal meinen Slip ausgezogen hatte. Ich hatte das Gefühl, er wäre mein. Zumindest für eine Nacht.

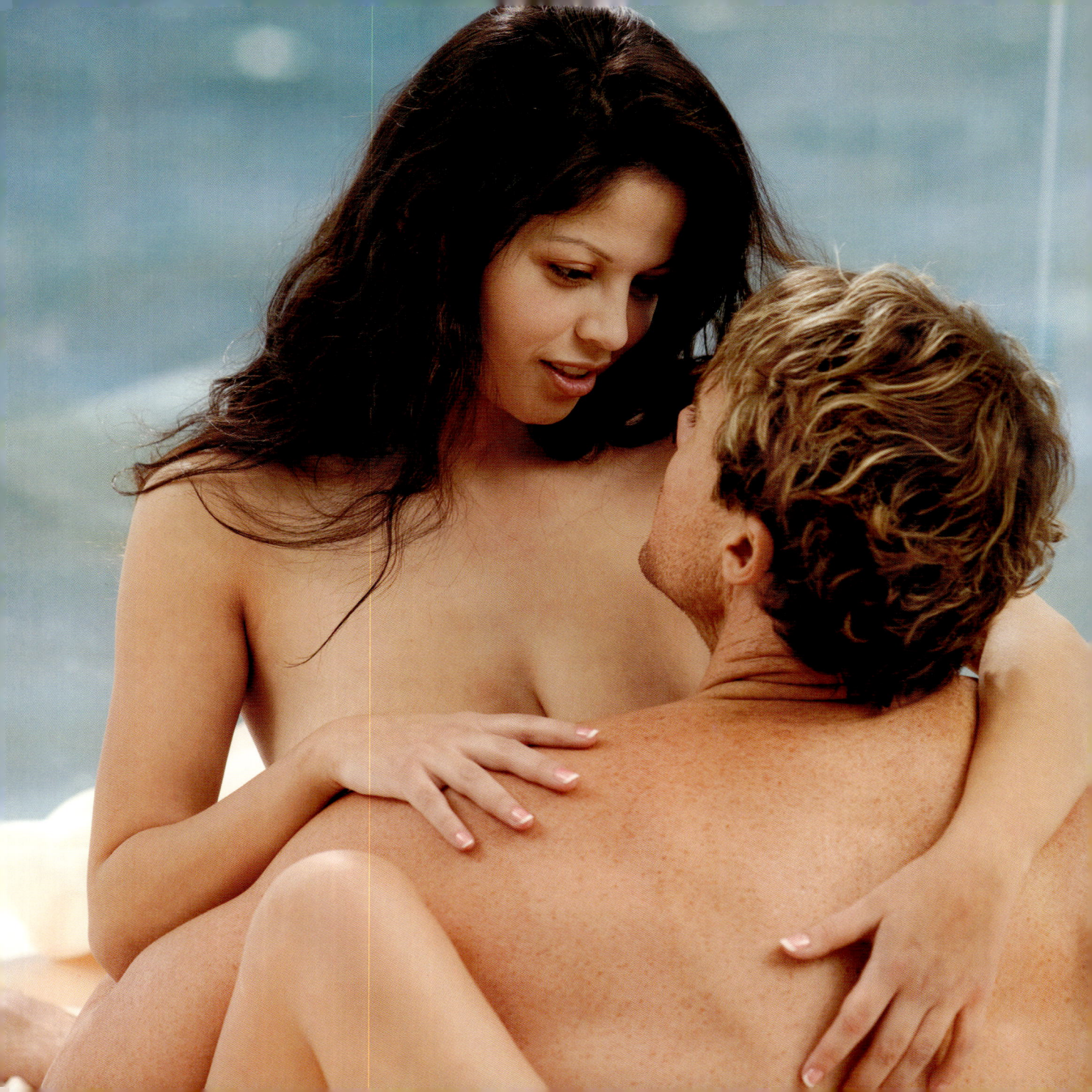

Kapitel 13
GESCHLECHTSVERKEHR

Auch Frauen, die nur durch Cunnilingus zum Höhepunkt kommen, mögen Geschlechtsverkehr. Wir wollen, dass man in uns eindringt, wollen den Mann, den wir begehren, in uns spüren. Und Männer wollen eindringen, wollen die Frau, die sie begehren, „nehmen" oder „besitzen". Geschlechtsverkehr befriedigt tiefe, ursprüngliche Bedürfnisse bei Männern und Frauen.

In den letzten Jahren wurde „Sex" so umdefiniert, dass dabei „Geschlechtsverkehr nicht mehr erforderlich" ist. Auch ich vertrete die Theorie, dass Sex nicht jedes Mal aus Vorspiel und Verkehr bestehen muss. Sex ohne Penetration gilt oft als das, was Frauen bevorzugen, aber ich bezweifle, dass das immer so stimmt. Sex kann genau das sein, was Ihren Bedürfnissen und Wünschen in diesem Augenblick entspricht. Und Geschlechtsverkehr dürfte bei den meisten Menschen auf der Liste der Sexwünsche ganz weit oben stehen.

DIE STELLUNGEN

Es gibt sechs Grundstellungen beim Geschlechtsverkehr und beinahe unendlich viele Varianten davon:

- Frau oben (Frau hat die Kontrolle)
- Mann oben (Missionarsstellung)
- Seitlich (auch als „Löffelchen" bezeichnet)
- Von hinten („Doggy Style")
- Im Stehen
- Im Sitzen

Diese Grundstellungen sollte jedes Paar aus dem Effeff beherrschen. Vielleicht haben Sie mit Ihrem Partner eine Lieblingsstellung, die vermutlich darauf beruht, wie Ihre Körper zusammenpassen und sich bewegen. Jede Stellung kann an Ihre Bedürfnisse angepasst werden – und eines dieser Bedürfnisse ist Vielfalt. Der Körper verändert sich durch Verletzungen, Schwangerschaft, Krankheit, Gewichtszu- oder -abnahme. Was früher immer gut funktioniert hat, muss deswegen nicht in alle Ewigkeiten gut passen.

SO WERDEN SIE GUT IM BETT
Die Grundstellung bei „Frau oben"

Ein grundlegender Rat, wenn der Verkehr aufgrund körperlicher Veränderungen unbequem wird: Verwenden Sie Kissen. Finden Sie heraus, wie viele und wo Sie sie brauchen.

Andererseits können Stellungen, die Sie früher nicht gemocht hatten, jetzt in die Kategorie „Oh ja!" fallen. Wenn eine Frau jenseits der 30 sexuell selbstbewusster wird, könnte sie jetzt gerne oben sein, obwohl sie sich früher dort entblößt vorgekommen ist. Mit zunehmendem Alter verkraften Männer besser, wenn sie Frauen bisweilen das Ruder übernehmen lassen.

Eine Frau kann in jeder Stellung zum Orgasmus kommen. Damit das auch passiert, trainieren Sie die Orgasmus-Schleife (Anleitung auf Seite 68).

Frau oben (Frau hat die Kontrolle)

Dies gilt bei vielen als beste Stellung, damit die Frau zum Höhepunkt kommt, weil sie während des Verkehrs ihre Klitoris streicheln und auch Winkel, Tiefe und Tempo des Eindringens kontrollieren kann. Männer schätzen in dieser Position die visuelle Stimulation – und dass sie entspannt auf dem Rücken liegen können, während die Bettgefährtin die meiste Arbeit verrichtet. Viele Paare wählen diese Stellung auch, wenn er viel größer gebaut ist als sie.

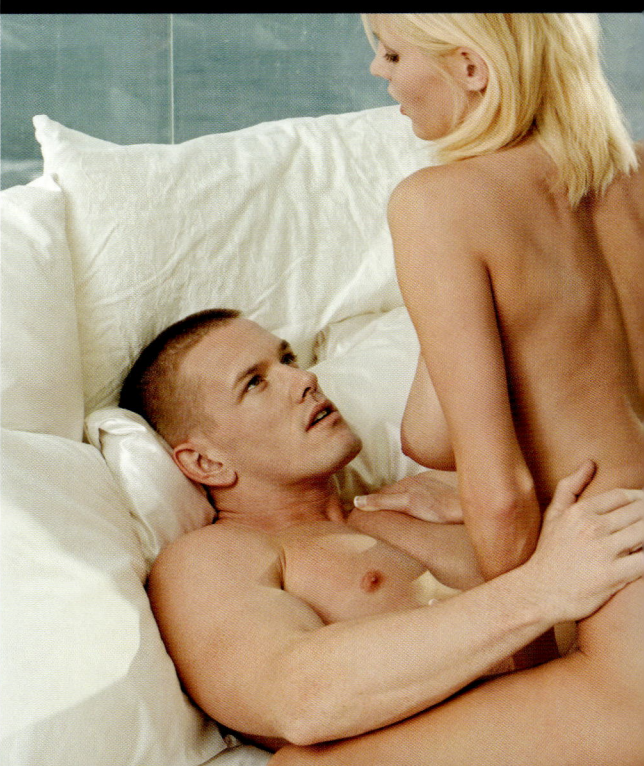

Hocken oder setzen Sie sich auf ihn, während er auf dem Rücken liegt. Winkel Sie die Knie ab. Wenn Sie sich vor- oder zurücklehnen, stützen Sie sich mit Ihren Händen ab; wenn Sie aufrecht sitzen, haben Sie beide Hände frei. Wenn Sie sich nach vorne lehnen, wird Ihre Klitoris stärker stimuliert, wenn Sie sich nach hinten lehnen, Ihr G-Punkt.

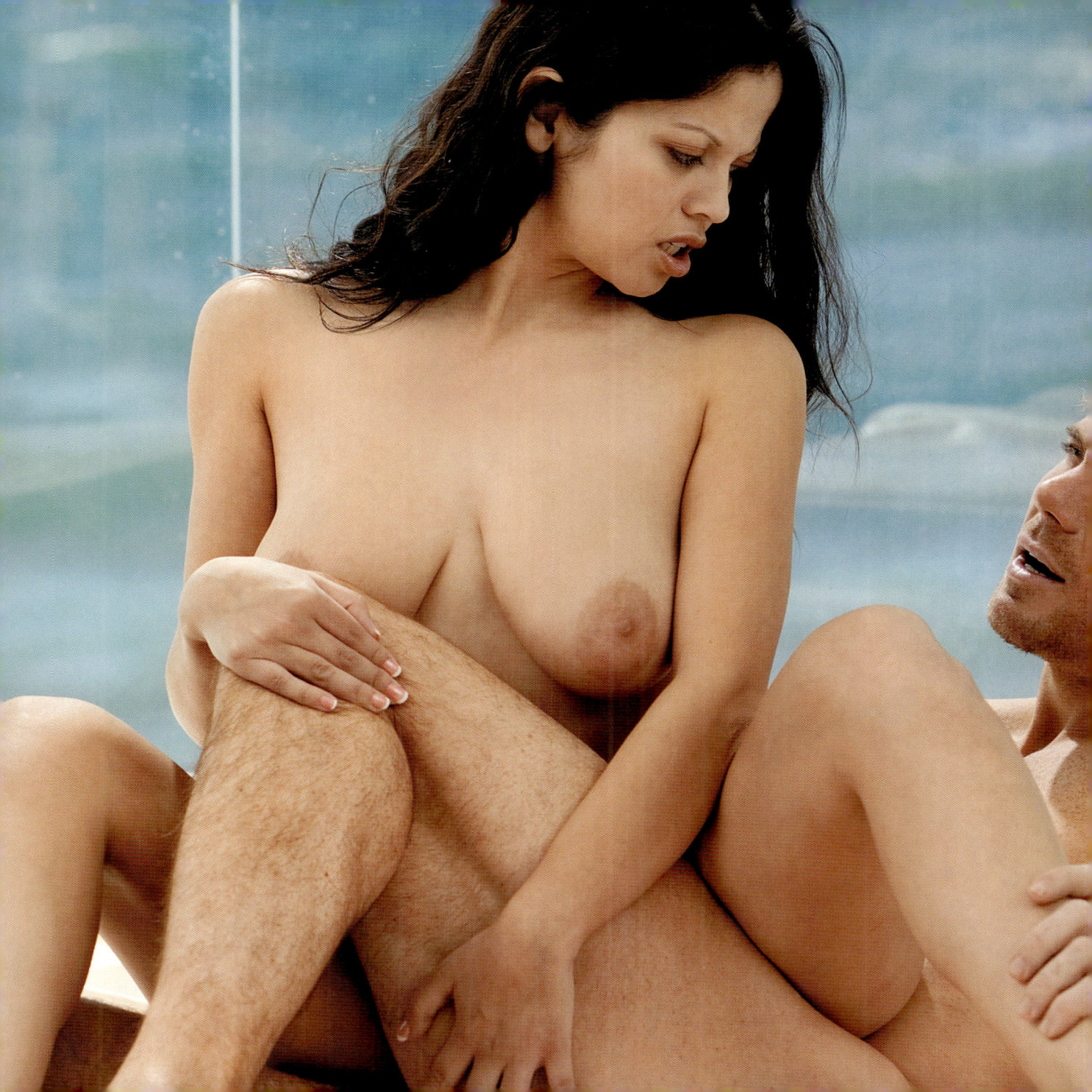

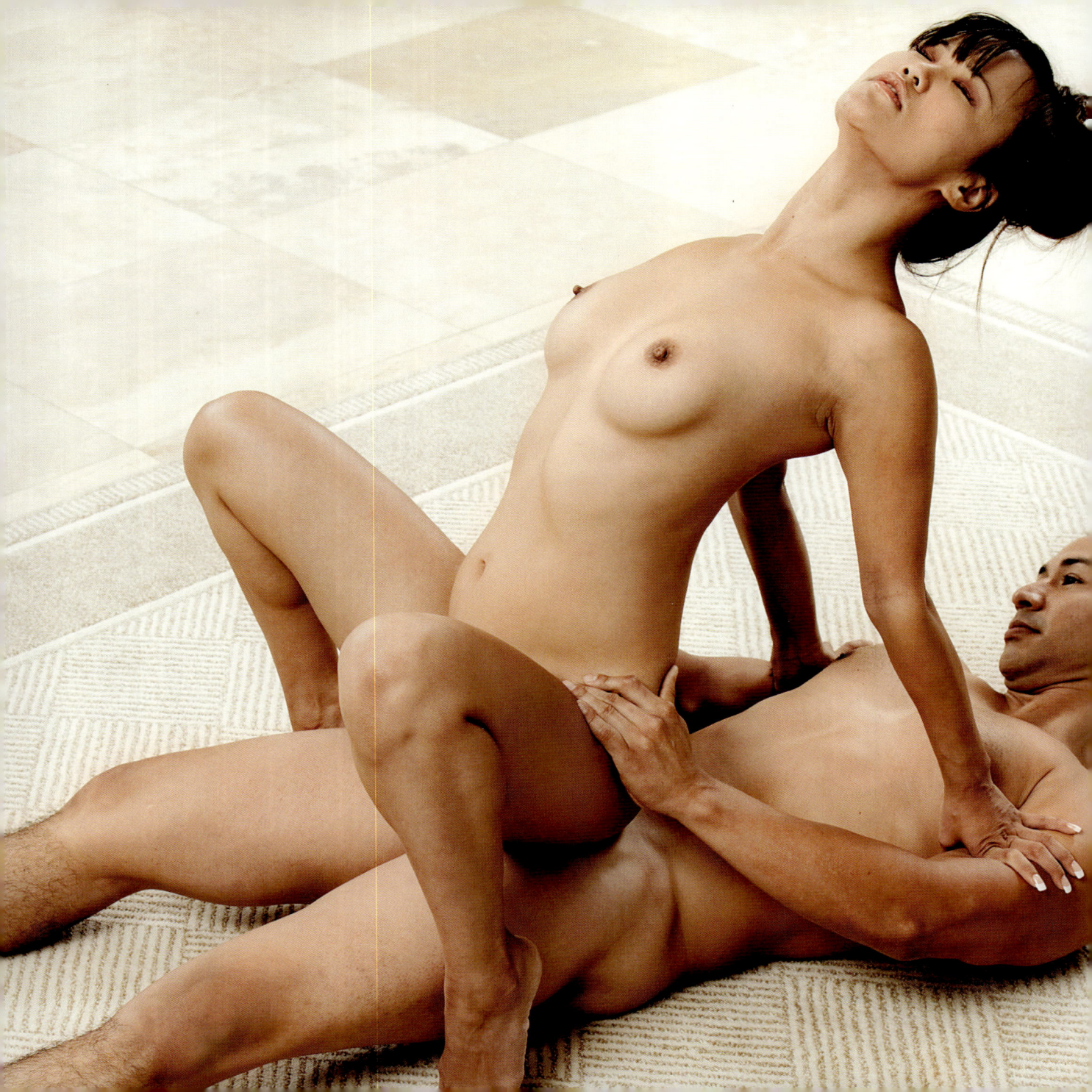

FÜR FORTGESCHRITTENE

Sorgen Sie für Abwechslung, indem Sie sich mit dem Gesicht in Richtung seiner Füße auf ihn setzen und „verkehrte Reiterin" spielen. **(siehe Foto links)**

FÜR FORTGESCHRITTENE
FRAU OBEN – VARIANTE 1

Setzen Sie sich mit dem Gesicht in Richtung seiner Füße auf ihn, wie bei der „verkehrten Reiterin". Er hebt ein Bein, winkelt es ab und stellt den Fuß auf das Bett. Bringen Sie Ihren Körper so in Stellung, dass Sie gleichzeitig auf seinem Penis reiten und Ihr Becken an seinem Oberschenkel reiben.

Zusätzlicher Pluspunkt: Durch die klitorale Stimulation werden Sie schneller zum Höhepunkt kommen.

FÜR FORTGESCHRITTENE
FRAU OBEN – VARIANTE 2

In dieser für Sie besonders heißen Variante hat er einen tollen Ausblick.

Machen Sie, während Sie ihn ansehen, eher eine Oval-Bewegung statt einfach nur auf und ab. Stellen Sie sich vor, Sie würden mit Ihrem Körper ein Oval nachzeichnen, wobei Sie sich am einen Ende ganz oben befinden, am anderen ganz unten. Lehnen Sie sich bei der Abwärtsbewegung leicht nach vorne, um Ihre Klitoris zu stimulieren, bei der Aufwärtsbewegung nach hinten, damit Ihr G-Spot stimuliert wird.

FÜR FORTGESCHRITTENE
FRAU OBEN – VARIANTE 3

Setzen Sie sich auf ihn, führen Sie seinen Penis ein und lehnen Sie sich nach vorne, wobei Sie etwa drei Viertel seines Penis herausgleiten lassen. Legen Sie die Hände zum Abstützen auf seine Schultern. Bewegen Sie Ihr Becken nach rechts und senken Sie sich gleichzeitig auf seinen Penis herab. Heben Sie sich wieder und bewegen Sie zur gleichen Zeit Ihr Becken nach links. Tun Sie das mehrere Male.

Drücken Sie nun während der Abwärtsbewegung auch noch mit dem PC-Muskel zu und entspannen Sie ihn in der Aufwärtsbewegung. Wenn Sie gelenkig sind, können Sie den Twist auch vollziehen, während Sie sich zurücklehnen und Ihre Hände auf seinen Knien aufstützen.

FÜR FORTGESCHRITTENE
FRAU OBEN – VARIANTE 4

Wenn er nur halbsteif ist, setzen Sie sich auf ihn und lassen Sie Ihre Hand einen Trick anwenden. Sie werden ihn vielleicht nicht zum Leben erwecken, aber Ihre eigenen Bedürfnisse werden voll abgedeckt.

Besteigen Sie ihn. Umfassen Sie seinen Penis fest an der Wurzel, als ob Sie es ihm mit der Hand machen wollten. Streicheln und stimulieren Sie mit seiner Eichel Ihre Genitalien. Wenn Sie so weit sind, senken Sie Ihren Körper auf seinen Penis, ohne die Wurzel loszulassen. Fassen Sie mit Ihrem PC-Muskel das erste Drittel seines Penis, spannen Sie den PC-Muskel immer wieder an, um das Stoßen zu simulieren. Lehnen Sie sich nach vorne und stützen Sie sich mit einer Hand auf, während Sie sich seinen Penis entlang hinauf- und hinunterarbeiten und sich auf diese Weise selbst zum Orgasmus bringen.

Sie können das Stoßen auch mit dem Überstreichen – dem Stimulieren Ihrer Klitoris mit seiner Eichel – abwechseln.

Mann oben (Missionarsstellung)

Die Missionarsstellung hat einen unvorteilhaften Namen – nach Südseemissionaren, die anscheinend nur in einer einzigen Stellung Sex hatten. Viele Frauen lieben diese Stellung allerdings. Umfragen zufolge mögen Frauen sie sogar lieber als Männer. Sie eignet sich gut für hartes Stoßen und emotionalen Kontakt. Penetration und Intimität – was kann daran schon falsch sein?

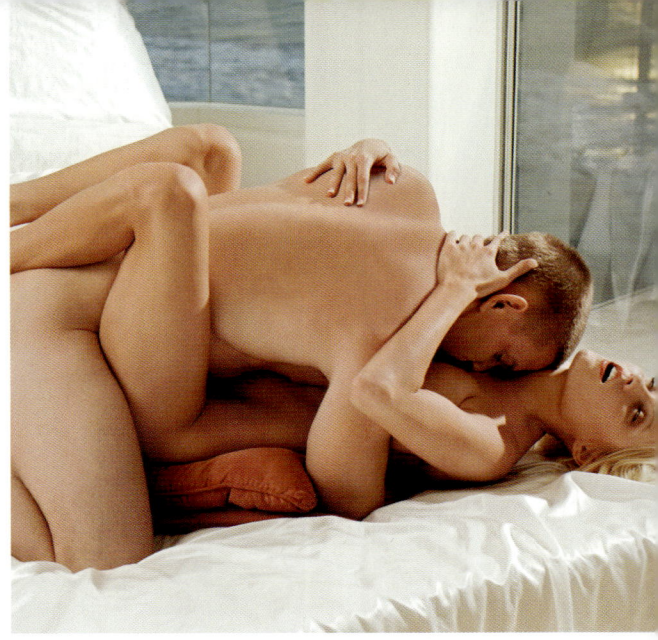

FÜR FORTGESCHRITTENE

Einer der Nachteile der Missionarsstellung: Er könnte schneller kommen als Ihnen beiden lieb ist. Können Sie ihn bremsen, ohne den eigenen Schwung auf dem Weg zum Orgasmus einzubüßen?

Wenn Sie spüren, dass er nur noch wenige Stöße von der Ejakulation entfernt ist, legen Sie sich so zurecht, dass nur noch seine Eichel in Ihrer Vagina verbleibt. Legen Sie die Hände auf seine Hüften, um zu signalisieren, dass er langsamer machen soll.

FÜR FORTGESCHRITTENE
MISSIONARSSTELLUNG – VARIANTE 1

Wenn Sie eine Grundstellung variieren, verändern Sie den Eindringwinkel, manchmal auch den Rhythmus. Kleine Veränderungen bedeuten oft große Unterschiede in der Stimulation. Bei dieser hier kann er Ihren G-Punkt massieren.

Sie liegen auf dem Rücken, während er zwischen Ihren Beinen kniet. Legen Sie nun die Beine über seine Schultern und umschlingen Sie seinen Nacken, wenn das für Sie bequem geht.

Er kann aus der knieenden Haltung zustoßen oder sich nach vorne lehnen und sein Gewicht auf seine Arme verlagern, wenn er in Sie eingedrungen ist.

FÜR FORTGESCHRITTENE
MISSIONARSSTELLUNG – VARIANTE 2

Dies ist ein verkehrter Missionar. Er ist zwar oben, aber Sie liegen auf dem Bauch. Das ermöglicht ein tiefes Eindringen und Sie können dabei ausrasten.

Halten Sie Ihre Beine gestreckt und geschlossen. Er hält seine gestreckten Beine rechts und links von Ihren, stützt sich auf seine Arme und dringt ein. Ein Kissen unter Ihrem Becken tut gut.

FÜR FORTGESCHRITTENE
MISSIONARSSTELLUNG – VARIANTE 3

Ebenfalls ein verkehrter Missionar – mit etwas mehr Platz zum Manövrieren.

Legen Sie sich mit geöffneten Beinen und angewinkelten Knien auf den Bauch; Ihre Füße zeigen in die Luft. Beim Eindringen kniet er zwischen oder außerhalb Ihrer Beine, wie es eben angenehmer ist, und stützt sich auf seine Arme. Um Winkel und Tiefe zu verändern, kann er sich auf den Knien aufrichten oder eines Ihrer Beine heben.

SO WERDEN SIE GUT IM BETT: *Die Missionarsstellung in der Grundversion*

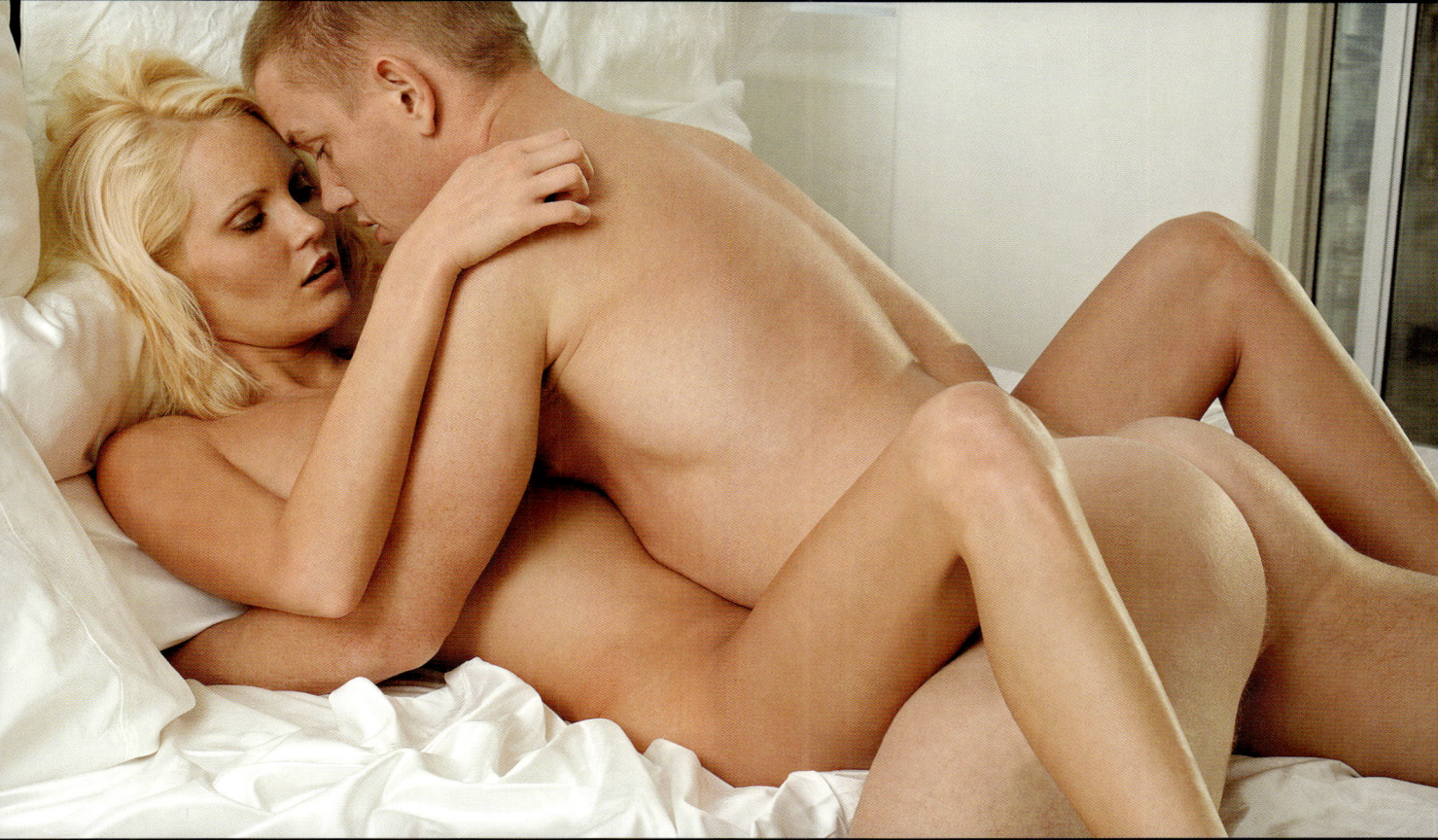

Sie liegen mit leicht geöffneten Beinen auf dem Rücken. Er liegt auf Ihnen und stützt sein Gewicht zumindest teilweise auf Hände oder Ellbogen.

Wie tief er eindringt, können Sie mit einem oder mehreren Kissen unter Ihrem Kreuz beeinflussen oder auf eine dieser Arten:

- Schlingen Sie die Beine um seine Hüften.
- Legen Sie Ihre Füße auf seine Schultern.
- Ziehen Sie Ihre Knie an Ihre Brust.
- Stemmen Sie Ihre Füße gegen seine Brust.
- Lassen Sie Ihre Beine unterhalb Ihrer Knie über seine Unterarme baumeln.

Noch ein zusätzlicher Vorteil: Durch die stärkere klitorale Stimulation kommen Sie schneller zum Orgasmus.

SO WERDEN SIE GUT IM BETT: *Die Von-hinten-Stellung in der Grundversion*

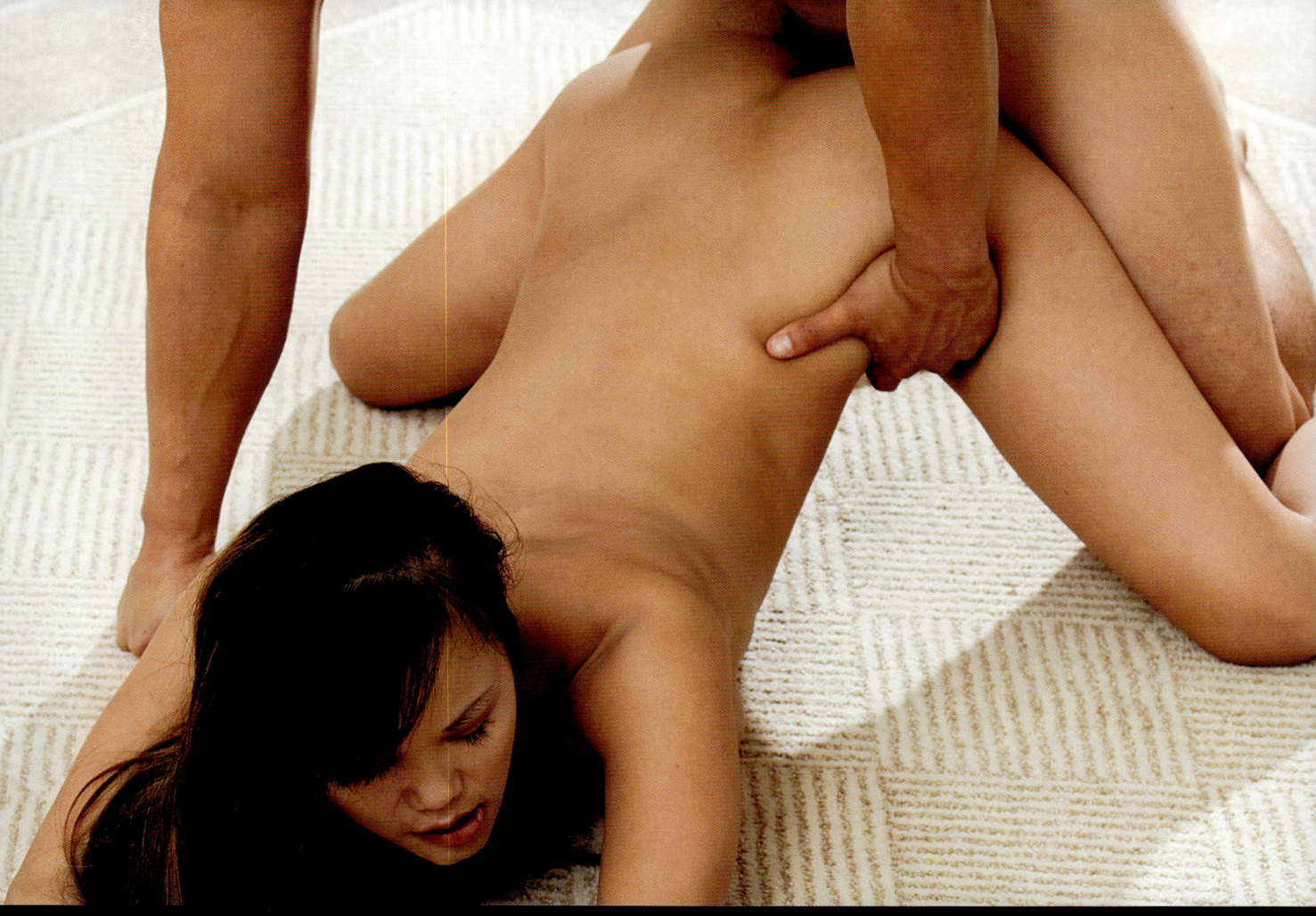

Begeben Sie sich auf dem Bett oder auf dem Boden auf alle Viere. Er kniet hinter Ihnen und dringt von hinten in Sie ein.

Um den Winkel des Eindringens zu verändern, senken Sie Ihre Brust auf das Bett. Sie können die Arme ausstrecken und Ihren Oberkörper ganz flach machen.

Oder Sie können es auch mit einem Katzenbuckel versuchen.

Wenn keiner von Ihnen Ihre Klitoris mit der Hand stimuliert, verpassen Sie eine wunderbare Chance auf einen gemischten Orgasmus: klitoral und vaginal.

Von hinten (Doggy Style)

Heutzutage ist diese Stellung nicht mehr die, die Frauen am meisten hassen. Umfragen zufolge kommt sie gleich nach der Missionarsstellung (bei ihr beliebter als bei ihm) oder der „Frau-oben"-Stellung (bei ihm beliebter als bei ihr). Möglicherweise haben Pornos zur Popularität dieser Stellung beigetragen. Sie ermöglicht tieferes Eindringen und heftigeres Stoßen als die anderen Grundstellungen. Frauen, die durch G-Punkt-Stimulation zum Höhepunkt kommen, haben in dieser Stellung eine größere Chance auf diese Art von Orgasmus als in jeder anderen Position.

Die Vagina verengt sich, sodass sich der Verkehr enger anfühlt, was für beide Partner befriedigender ist.

Bonus: Ihr Hintern sieht glatt und rund aus.

Zusätzlicher Bonus: Durch den fehlenden Blickkontakt ist es für beide Partner leichter, sich erotischen Fantasien hinzugeben – etwas, was wir alle ab und zu brauchen – oder miteinander zu schlafen, auch wenn Sie gerade gestritten haben.

FÜR FORTGESCHRITTENE

Wenn Sie für die Orgasmusschleife nicht Ihre Hände verwenden wollen, tragen Sie einen kleinen Vibrator, wie etwa das Modell Sweetheart, über Ihrer Klitoris.

FÜR FORTGESCHRITTENE
VON HINTEN – VARIANTE 1

Heben Sie Ihre Beine an.

Sie sind auf allen Vieren, entweder mit erhobenem oder flach nach unten gepresstem Brustkorb. Heben Sie Ihre Unterschenkel an, sodass Sie auf Ihren Knien balancieren. Auf diese Weise können Sie nicht mehr so gut gegenstoßen, doch es fühlt sich ganz anders an.

FÜR FORTGESCHRITTENE
DIE ALTERNATIVE ZUM ANALVERKEHR

Wenn Sie keinen Analverkehr wollen, er aber darum bettelt, könnte das hier einen Kompromiss darstellen: Lassen Sie ihn beim Vorspiel ein oder zwei Finger in Ihren Anus einführen. Wenn er von hinten in Ihre Vagina eindringt, erzählen Sie ihm eine heiße Szene, als wäre er in Ihrem Po, oder spielen Sie eine DVD ab, in der es zum Analverkehr kommt. Das ist fast so gut wie echt.

SO WERDEN SIE GUT IM BETT: *Die Löffelchen-Stellung in der Grundversion*

Seitlich (Löffelchen)

Die Löffelchen-Stellung lässt von allen Stellungen den geringsten Bewegungsspielraum. Daher kann auch ein müdes Pärchen in dieser Stellung Sex haben. Vielleicht ist es einem von Ihnen oder Ihnen beiden egal, ob Sie kommen. Manchmal schläft das Paar sogar in der Löffelchen-Stellung ein und ist beim Aufwachen bereit für einen heißen Quickie. „Seitlich" funktioniert auch in der fortgeschrittenen Schwangerschaft, wenn fast nichts anderes mehr geht.

FÜR FORTGESCHRITTENE
VERWENDUNG FÜR EINEN SCHLAFFEN MANN

Führen Sie in der Löffelchen-Stellung seinen halberigierten Penis in Ihre Vagina ein. Bilden Sie mit Daumen und Zeigefinger ein V an der Peniswurzel, um ihn an Ort und Stelle zu halten, und massieren Sie mit der Handfläche seinen Schaft. Massieren Sie seinen Damm. Dabei bekommen viele Männer eine Erektion. Streicheln Sie mit der anderen Hand Ihre Klitoris. Behalten Sie beim Verkehr einen langsamen, aber stetigen Rhythmus bei.

FÜR FORTGESCHRITTENE
SEITLICH – VARIANTE 1

Versuchen Sie es mit gehobenem Bein:

Sie liegen seitlich, er blickt auf Ihren Rücken und dringt von hinten in Sie ein, während er eines Ihrer Beine anhebt. Wenn Sie beide gelenkig sind, können Sie die Stellung so variieren, dass Ihr Bein auf seiner Schulter liegt.

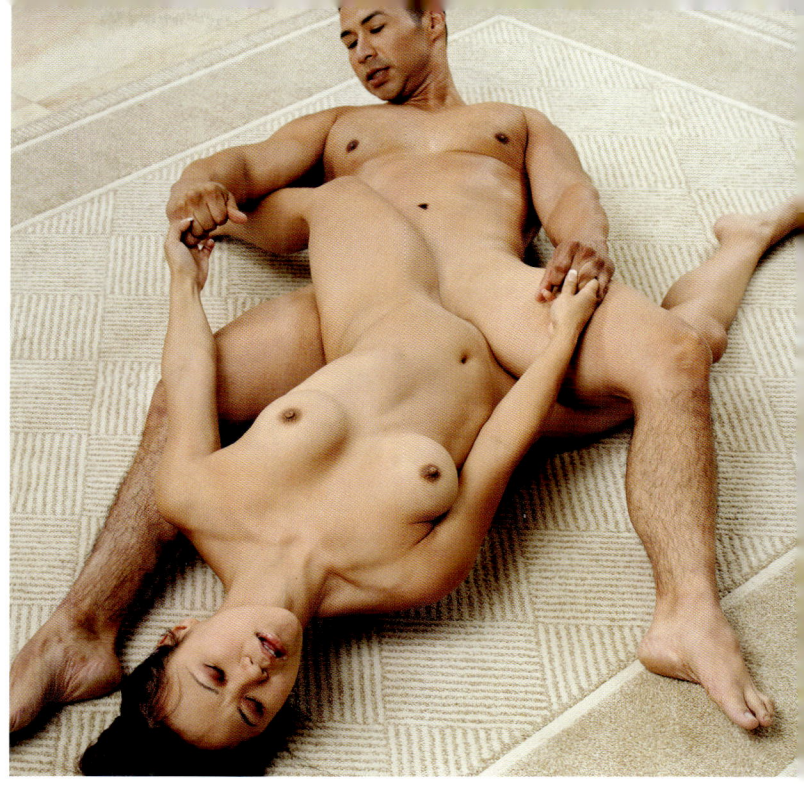

FÜR FORTGESCHRITTENE
SEITLICH – VARIANTE 2

Diese Stellung sieht vielleicht kompliziert aus, aber es lohnt sich, sie einmal auszuprobieren. **(Siehe Foto oben.)** Das ist eine rein genitale Verbindung. Sie lässt sich sogar für einen Quickie verwenden, da man dafür nicht unbedingt nackt sein muss.

Sie liegen zu Beginn auf dem Rücken. (Wenn er in Sie eingedrungen ist, werden Sie auf die Seite rollen.) Er liegt Ihnen zugewandt auf der Seite, seine Füße neben Ihrem Kopf. Er hebt Ihr Bein an und kommt zwischen Ihre Beine, um in Sie einzudringen. Stellen Sie sich vor, dass Ihre Körper ein X bilden, mit Ihren Genitalien im Zentrum. Rollen sich nun auf die Seite; ein Bein ist erhoben. Er liegt mit geöffneten Beinen zwischen Ihren geöffneten Beinen.

Mittels Ihrer Oberschenkel können Sie das Stoßen verstärken; Sie haben mehr Kontrolle darüber als Sie glauben würden, bevor Sie es versucht haben!

SO WERDEN SIE GUT IM BETT: *Die Grundstellung im Sitzen*

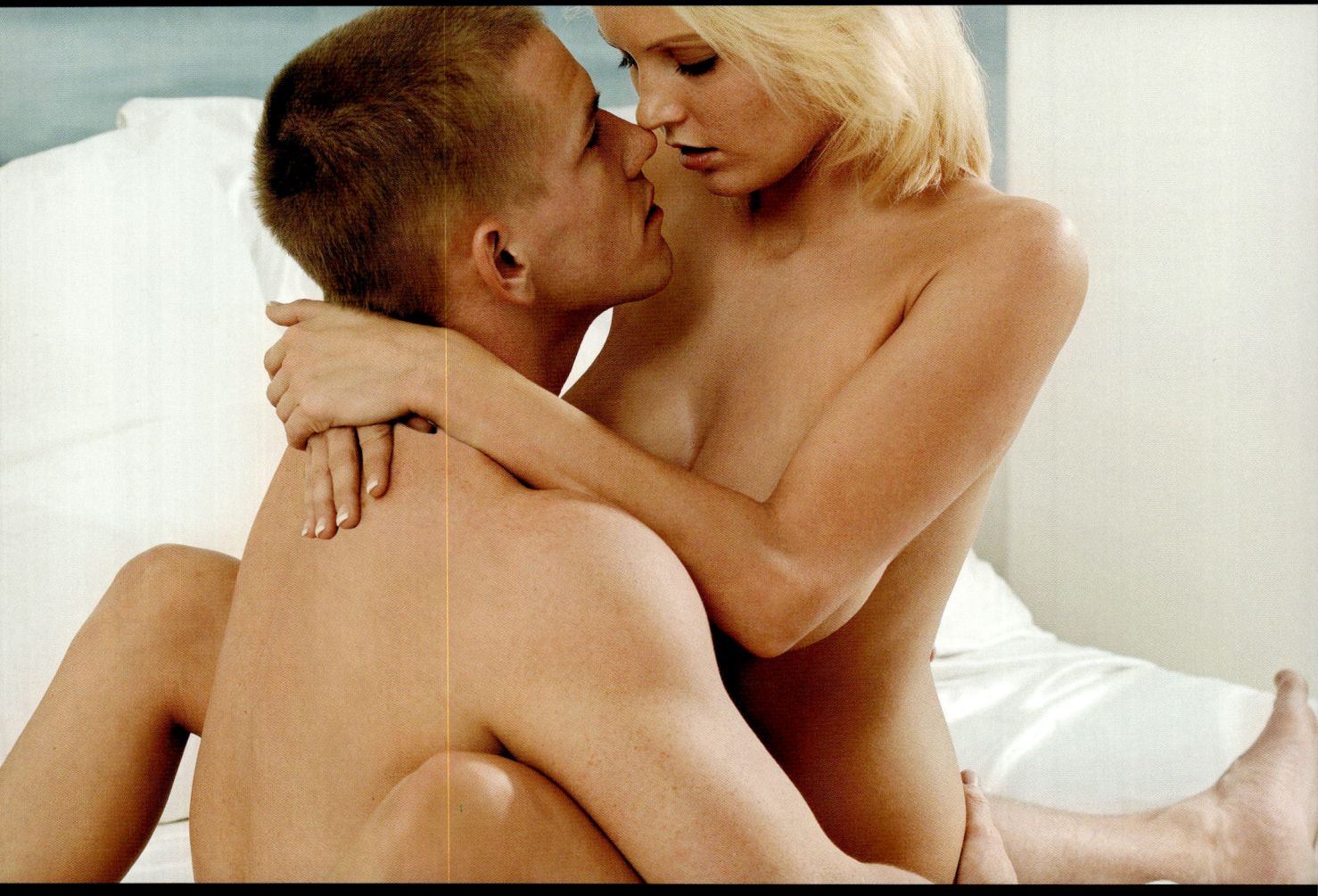

Er sitzt auf dem Bett oder auf einem Stuhl, während Sie ihn rittlings ihm zugewandt besteigen.

Ihre Beine ruhen auf den Armlehnen eines Polstermö-

Sie können ihm auch Ihren Rücken zuwenden; auf diese Weise hat er die Freiheit, Sie zu umfassen und mit Ihren Brüsten und Ihrer Klitoris zu spielen.

Sitzen

Das Sitzen ist eine vielseitige Stellung, die von vielen Paaren geringgeschätzt wird. Zu Ihrem Repertoire sollte zumindest eine sitzende Stellung gehören. Ja, die Penetration kann recht flach ausfallen, aber es gibt Möglichkeiten, sie tiefer und geiler zu gestalten.

FÜR FORTGESCHRITTENE

Er ist müde oder kaum erigiert. Besteigen Sie ihn, öffnen Sie die Beine und reiben Sie Ihre Klitoris an der Unterseite seines Penis. Auch wenn er für einen Verkehr vielleicht nicht steif genug wird, können Sie zum Höhepunkt kommen.

FÜR FORTGESCHRITTENE
IM SITZEN – VARIANTE 1

Wenn Sie auf dem Sofa geküsst und geschmust haben, ist dies hier eine Alternative für begrenzte Räumlichkeiten.

Er kniet auf dem Boden und stützt sich hinten mit den Händen ab. Sie hocken sich über ihn, wobei Sie ihm Ihren Rücken zuwenden. Lassen Sie nach Möglichkeit dabei nur Ihre Füße den Boden berühren.

FÜR FORTGESCHRITTENE
IM SITZEN – VARIANTE 2

Machen Sie aus der sitzenden Grundstellung einen flotten Quickie. Er hält Ihre Pobacken fest, während Sie sich zurücklehnen und energisch zurückstoßen, damit Ihre Klitoris und Ihr G-Punkt maximal stimuliert werden.

Wie bei allen Quickies, so kommt auch hier ein Hauch von Theatralik gut an. Stöhnen Sie ruhig lauter, als Sie das gewöhnlich tun.

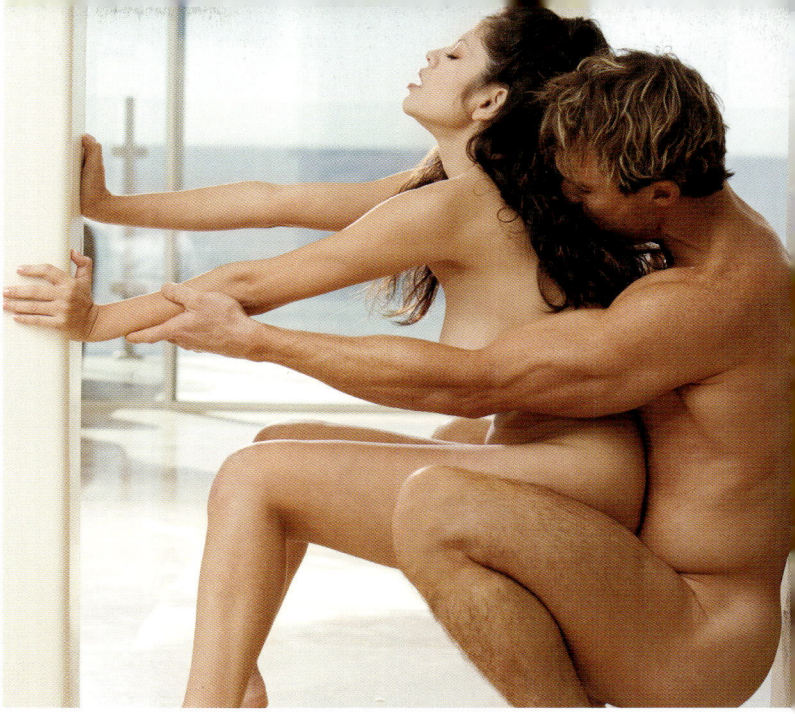

FÜR FORTGESCHRITTENE
IM SITZEN – VARIANTE 3

Dabei hockt er, mit dem Rücken gegen einen Türrahmen gelehnt. **(Siehe Foto oben.)** Sie wenden ihm den Rücken zu, sitzen auf ihm und lehnen sich nach vorne, um sich am gegenüberliegenden Türrahmen abzustützen.

In dieser ungewöhnlichen Variante, die mir die Herausgeberin des *Cosmopolitan*-Magazins vorgeschlagen hat, können Sie die Stärke und Tiefe der Stöße genau so steuern, wie Sie es haben wollen – hart und schnell oder sanft und langsam. Und er sieht dabei, wie reizvoll sich Ihr Hintern bewegt: eine Win-win-Situation.

Geschlechtsverkehr

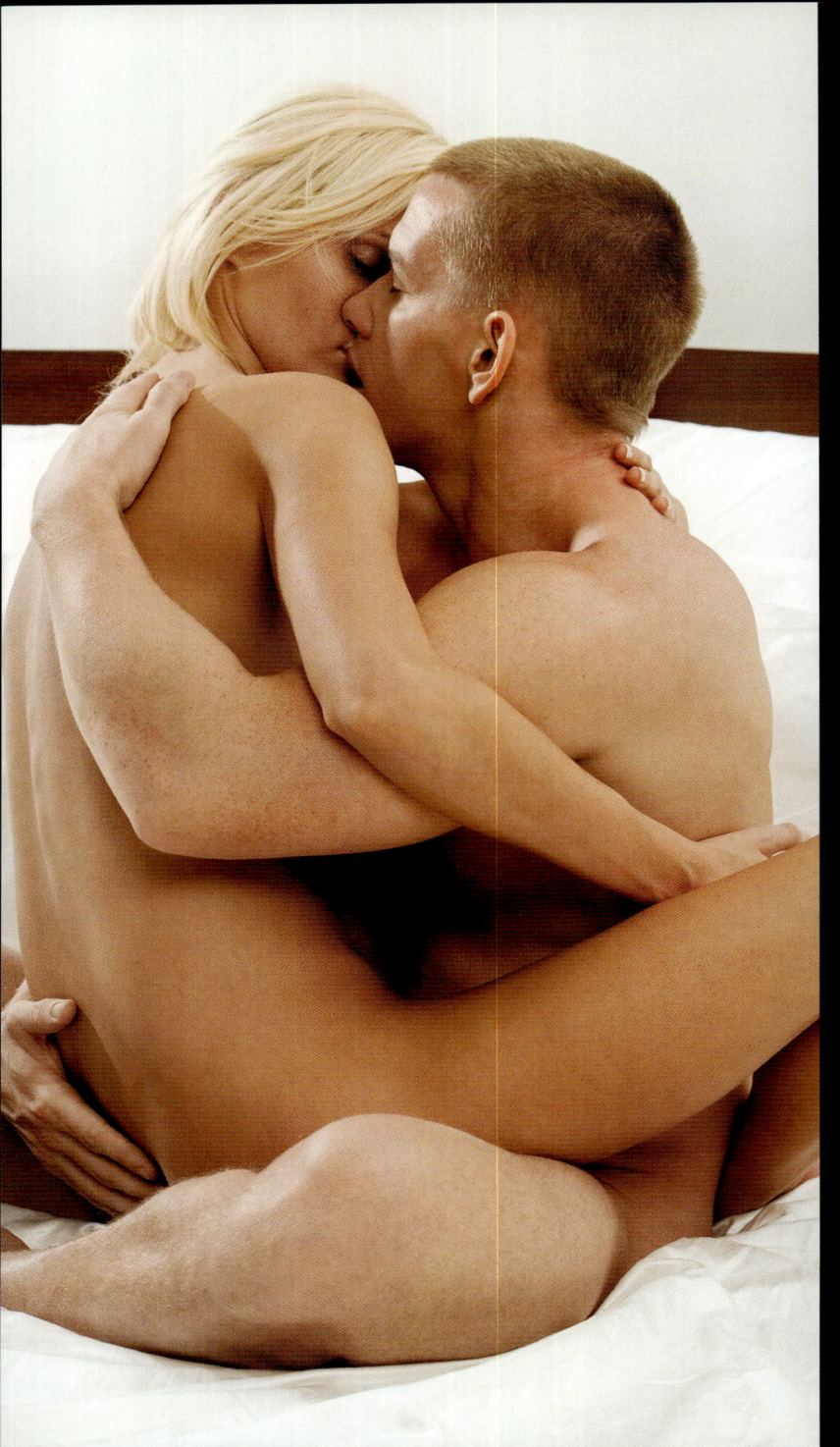

SO WERDEN SIE GUT IM BETT
Der Yab-Yum

Setzen Sie sich einander zugewandt in die Mitte des Bettes.

Schlingen Sie Ihre Beine um ihn, sodass Sie auf seinen Oberschenkeln sitzen.

Legen Sie Ihre rechte Hand in seinen Nacken; er macht dasselbe bei Ihnen. Legen Sie jeweils die linke Hand auf das Steißbein des anderen. Streichen Sie sich nun gegenseitig über den Rücken, aber nur mit Aufwärtsbewegungen. Küssen Sie sich und blicken Sie einander dabei tief in die Augen.

Nehmen Sie seinen halberigierten Penis mit Ihrer Vagina auf, sodass er möglichst viel Druck auf Ihre Klitoris ausübt und Ihren G-Punkt berührt. (Um den richtigen Winkel herzustellen, können Sie auch Kissen unterschieben.)

Küssen Sie einander intensiv.

Schaukeln Sie gemeinsam langsam vor und zurück, während Sie sich weiterhin gegenseitig den Rücken streicheln und einander tief in die Augen schauen. Behalten Sie diese Stellung bei, bis Sie beide zum Orgasmus kommen.

Die einzige Tantra-Stellung, die jeder kennen sollte (Yab-Yum)

Der klassische *Yab-Yum* ist eine Variante der sitzenden Stellung, wobei beide Partner ziemlich gelenkig sein müssen. Als Inbegriff der tantrischen Prinzipien beim Sex fördert der Yab-Yum Erregung und Orgasmus der Frau, verlängert und verzögert den Orgasmus des Mannes und steigert die Intimität.

FÜR FORTGESCHRITTENE
DER YAB-YUM FÜR NORMALSTERBLICHE

Auf vielfachen Wunsch habe ich diese Stellung vereinfacht, damit auch diejenigen sie genießen können, die nicht so gelenkig sind, Knieprobleme haben, unter PMS leiden, schwanger, übergewichtig oder nicht mehr ganz so jung sind. Die Wirkung ist die gleiche.

Setzen Sie sich ihm zugewandt in der Mitte des Bettes auf ein paar Kissen. Schlingen Sie die Beine um seinen Körper. Seine Beine können gestreckt oder angewinkelt sein, was bequemer ist. Legen Sie die rechte Hand in seinen Nacken, die linke auf sein Steißbein. Er tut dasselbe bei Ihnen. Liebkosen Sie einander im Nacken. Streicheln Sie einander ausschließlich mit aufwärts gerichteten Bewegungen den Rücken. Küssen Sie einander mit weit geöffneten Augen, bis Sie beide erregt sind.

Führen Sie seinen Penis in Ihre Vagina, sodass sein Schaft möglichst viel indirekten Druck auf Ihre Klitoris ausübt. Schaukeln Sie gemeinsam, streicheln Sie weiterhin den Rücken des anderen und küssen Sie sich, während Sie einander tief in die Augen schauen. Beenden Sie die Stellung, bevor sie unbequem wird.

In Variante 1a sitzt er mit gekreuzten Beinen auf dem Bett. Sie liegen auf dem Rücken, Ihr Becken ihm zugewandt, zwischen seinen Beinen. Legen Sie Ihm Ihre Knöchel auf die Schultern, sodass er in einem angenehmen Winkel in Sie eindringen kann. Pressen Sie die Oberschenkel zusammen, damit der Druck auf seinen Penis größer wird. **(siehe Foto oben)**

In Variante 2a liegen Sie abermals auf dem Rücken zwischen seinen Beinen, doch Sie winkeln die Beine ab und ziehen Ihre Knie möglichst nahe an Ihren Oberkörper. Er sitzt ganz nahe bei Ihnen. Ziehen Sie ihn zu sich, bis er bequem eindringen kann. **(siehe Foto unten)**

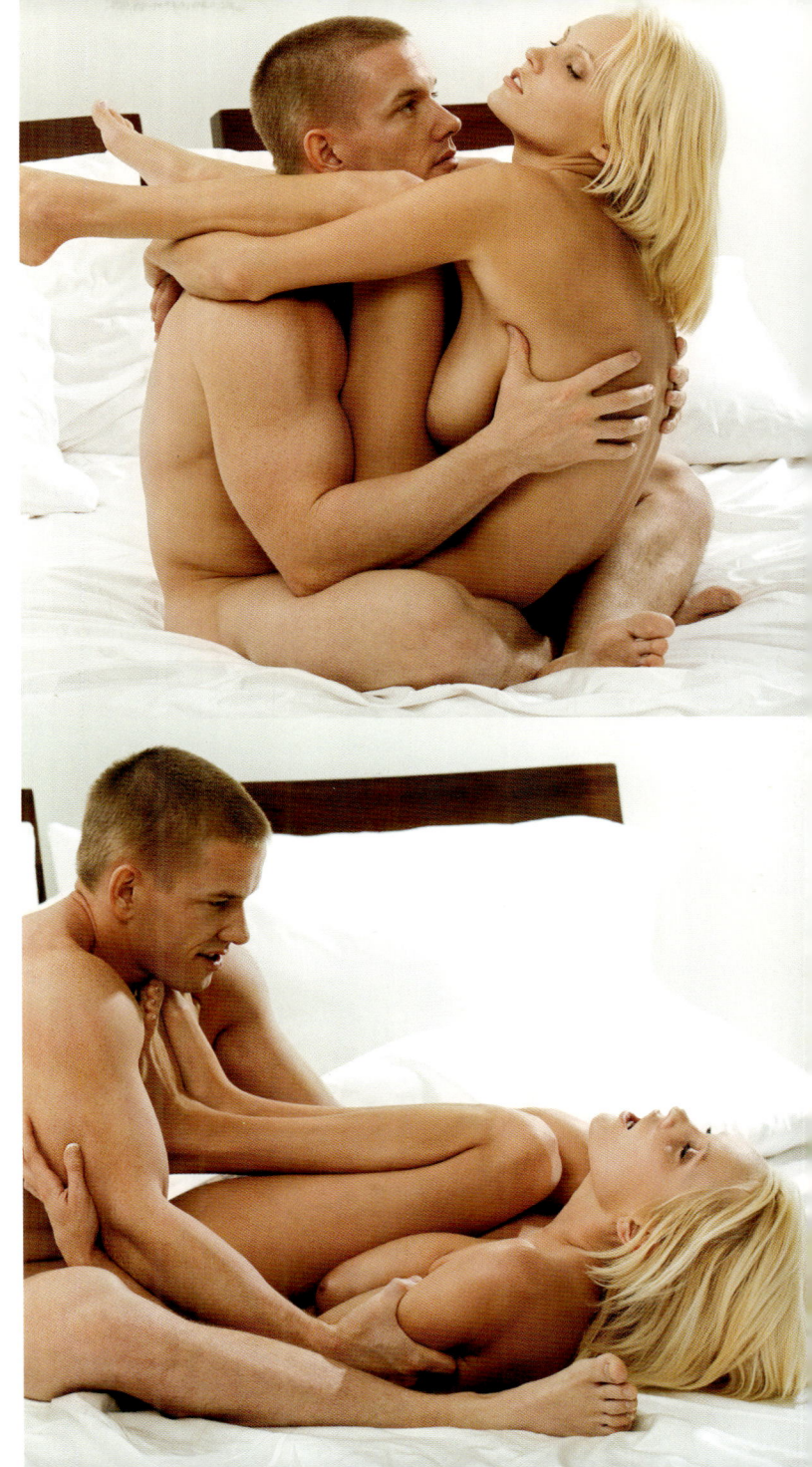

Im Stehen

Sex im Stehen – die klassische Quickie-Stellung – befriedigt die Sehnsucht nach dramatischem, raschem Sex, die wir alle gelegentlich verspüren. Sie können auf diese Art auch eine heiße Nummer beginnen, auch wenn Sie es nicht lang durchhalten. Ziehen Sie einander aus, legen Sie ihm ein Bein um die Hüften und reiten Sie ihn zu.

Die Grundstellung im Stehen

Mit dem Rücken gegen die Wand gelehnt geht er in eine leichte Hocke, während Sie ihn, ihm zugewandt, besteigen. Legen Sie ein Bein um seine Taille. Beim Stoßen hält er Ihre Pobacken. Sie können es im Stehen auch machen, wenn Sie sich gegen die Wand lehnen. So können Sie ihm besser entgegenstoßen, weil Sie von hinten gestützt werden.

FÜR FORTGESCHRITTENE
IM STEHEN – VARIANTE 1

Sie stehen mit dem Rücken gegen die Wand auf einer Treppe; er steht vor Ihnen (eine Stufe unterhalb) und ist Ihnen zugewandt. Legen Sie ein Bein direkt hinter ihm auf das Geländer – das sieht sehr sexy aus. Wenn Sie Ihr Bein anwinkeln, um mehr Gegendruck auszuüben, wird auch die Reibung an Ihrer Klitoris größer. Versuchen Sie, das Anwinkeln des Knies und das Anspannen Ihres PC-Muskels zu synchronisieren. Er wird Ihren Rhythmus übernehmen.

FÜR FORTGESCHRITTENE
IM STEHEN – VARIANTE 2

Bei dieser Variante legen Sie Ihr Bein um seine Taille, während Sie an der Wand lehnen. Das gibt Ihnen beiden mehr Spielraum und lässt sich länger beibehalten. **(siehe Foto gegenüber)**

Auch hier können Sie Ihr Bein und Ihren PC-Muskel gleichzeitig anspannen. Diese Variante funktioniert allerdings am besten, wenn Sie beide ungefähr gleich groß sind.

FÜR FORTGESCHRITTENE
IM STEHEN – VARIANTE 3

Der Kick bei dieser Variante ist der Spiegel. Sie können ihm und sich selbst dabei zusehen, wenn Sie kommen.

Stellen Sie sich vor eine Kommode mit einem Spiegel. Lehnen Sie sich nach vorne, verlagern Sie etwas Gewicht auf Ihre Hände, die auf der Kommode aufliegen. Er hält Sie an den Taille und dringt von hinten in Sie ein.

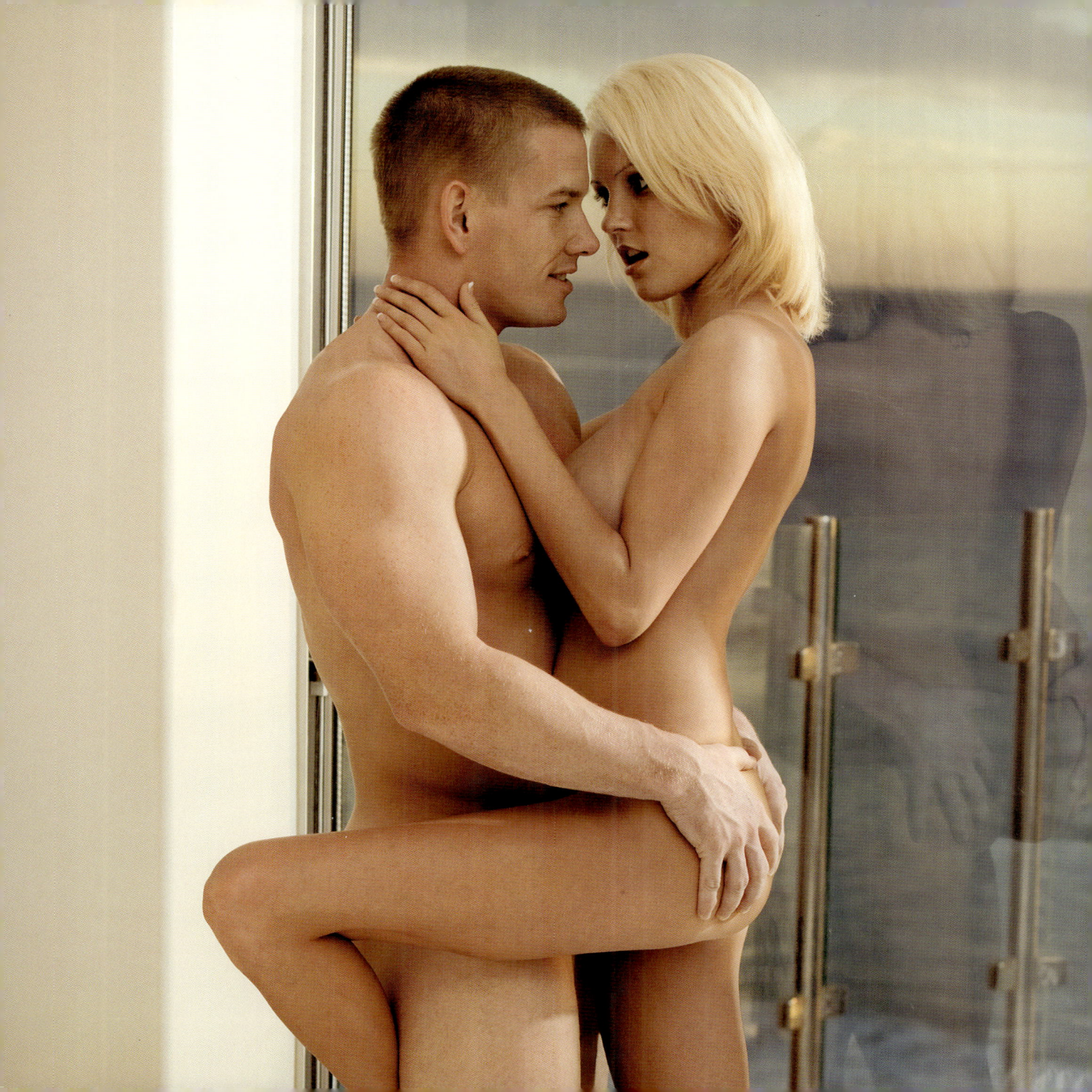

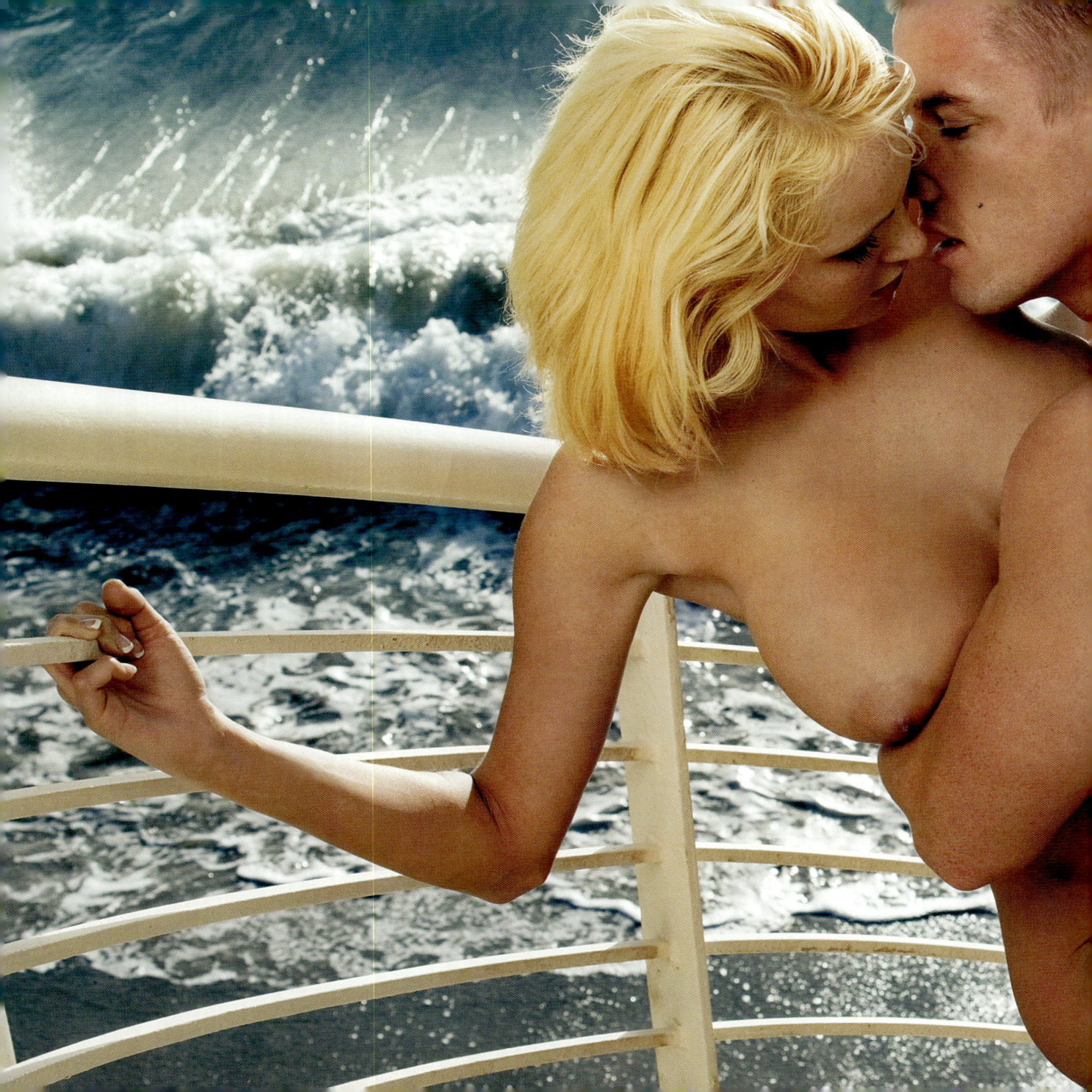

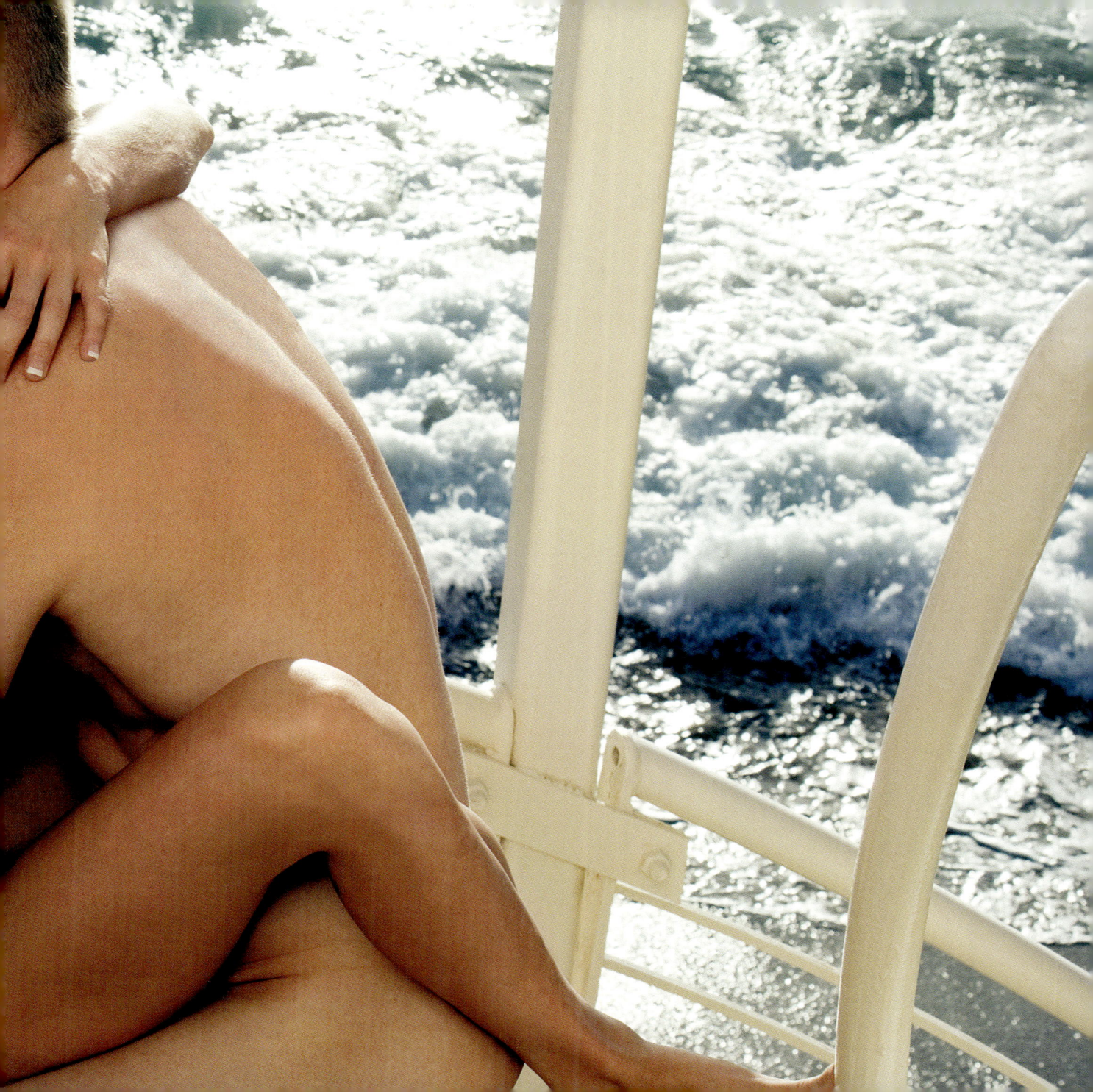

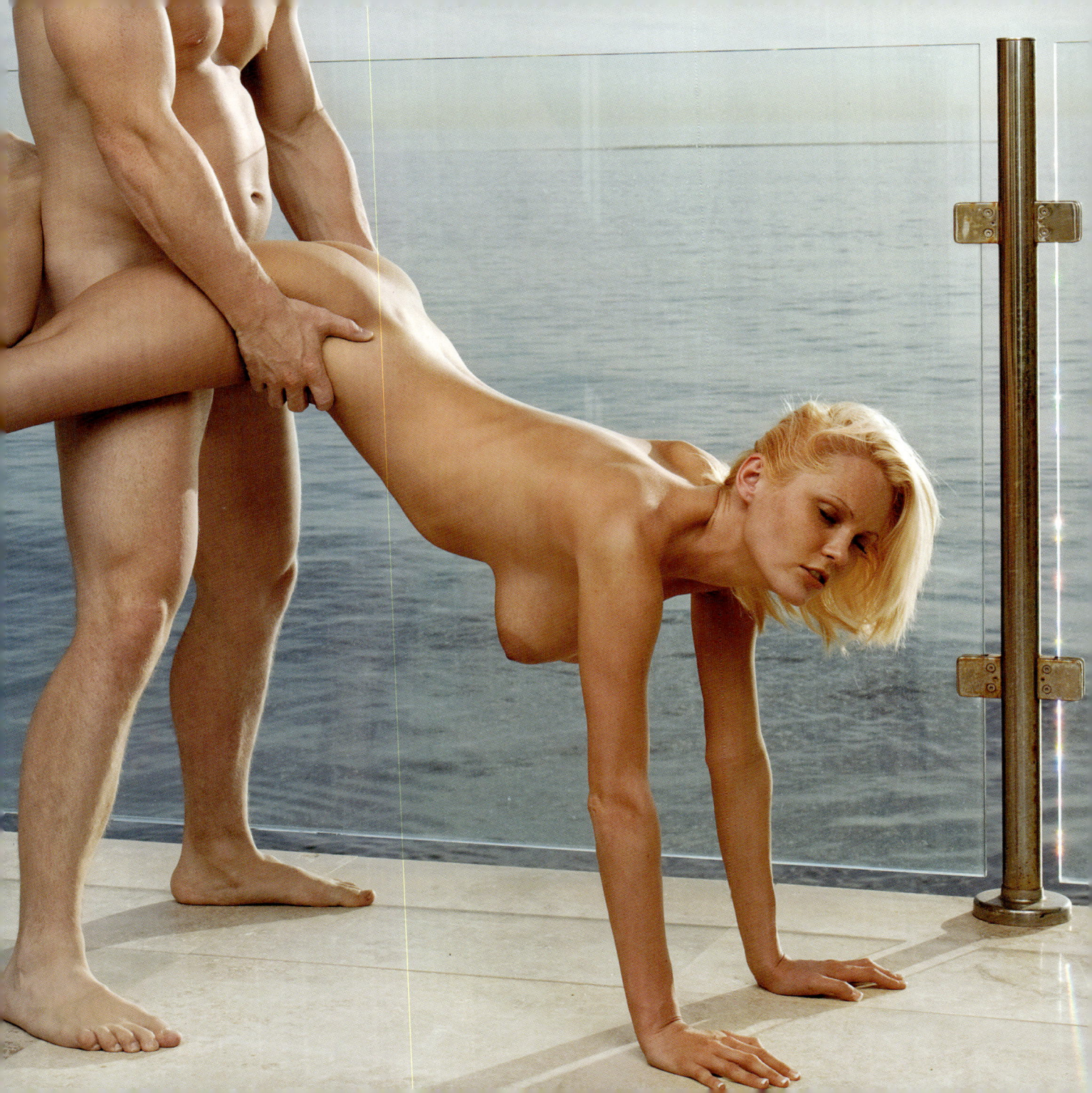

FÜR FORTGESCHRITTENE
IM STEHEN – VARIANTE 4
REIZEN SIE IHRE ZERVIX

In Ihrer Zervix (Ihrem Muttermund) befinden sich eine Menge Nerven, die bei dieser Variante stimuliert werden.

Beugen Sie sich nach vorne, als ob Sie Ihre Zehen erreichen wollten. Er hält Sie an den Hüften fest. **(siehe Foto gegenüber)**

Um die Sache noch geiler zu machen, können Sie ihn bitten, Ihnen ein paar Klappse auf den Po zu verpassen.

Gehen Sie nun zu Boden auf alle Viere (wenn möglich, ohne den genitalen Kontakt zu unterbrechen). Balancieren Sie Ihr Gewicht auf Ihren Unterarmen, während er Ihre Oberschenkel umfasst und so Ihre Beine hochhebt. (Tantra-Freunde werden diese als Variante der „Schubkarre" erkennen. Wenn Ihnen das eine zu große Herausforderung zu sein scheint – keine Sorge! Diese Stellung ist definitiv nichts für Anfänger!)

Dies ist eine außergewöhnliche Stellung, für die Sie beide einiges an Kraft benötigen. Sie können nach ein paar Stößen auch in die klassische „Von-hinten"-Stellung wechseln, um zum Ende zu kommen.

FÜR FORTGESCHRITTENE

Die Variante ist eine Kombination aus Sitzen und Stehen.

Nehmen Sie auf einer Waschmaschine, einem Trockner, der Küchentheke oder einem Schreibtisch Platz – es eignet sich alles, was Ihre Vagina in die richtige Höhe bringt, damit er in Sie eindringen kann. (Er kann, wenn nötig, einen Tritthocker benützen.) Er packt Ihre Pobacken, zieht Sie zu sich und dringt in Sie ein.

Sie können auch Ihre Beine um seine Taille oder seinen Hals schlingen, oder er hält Ihre Beine gerade nach oben in die Luft.

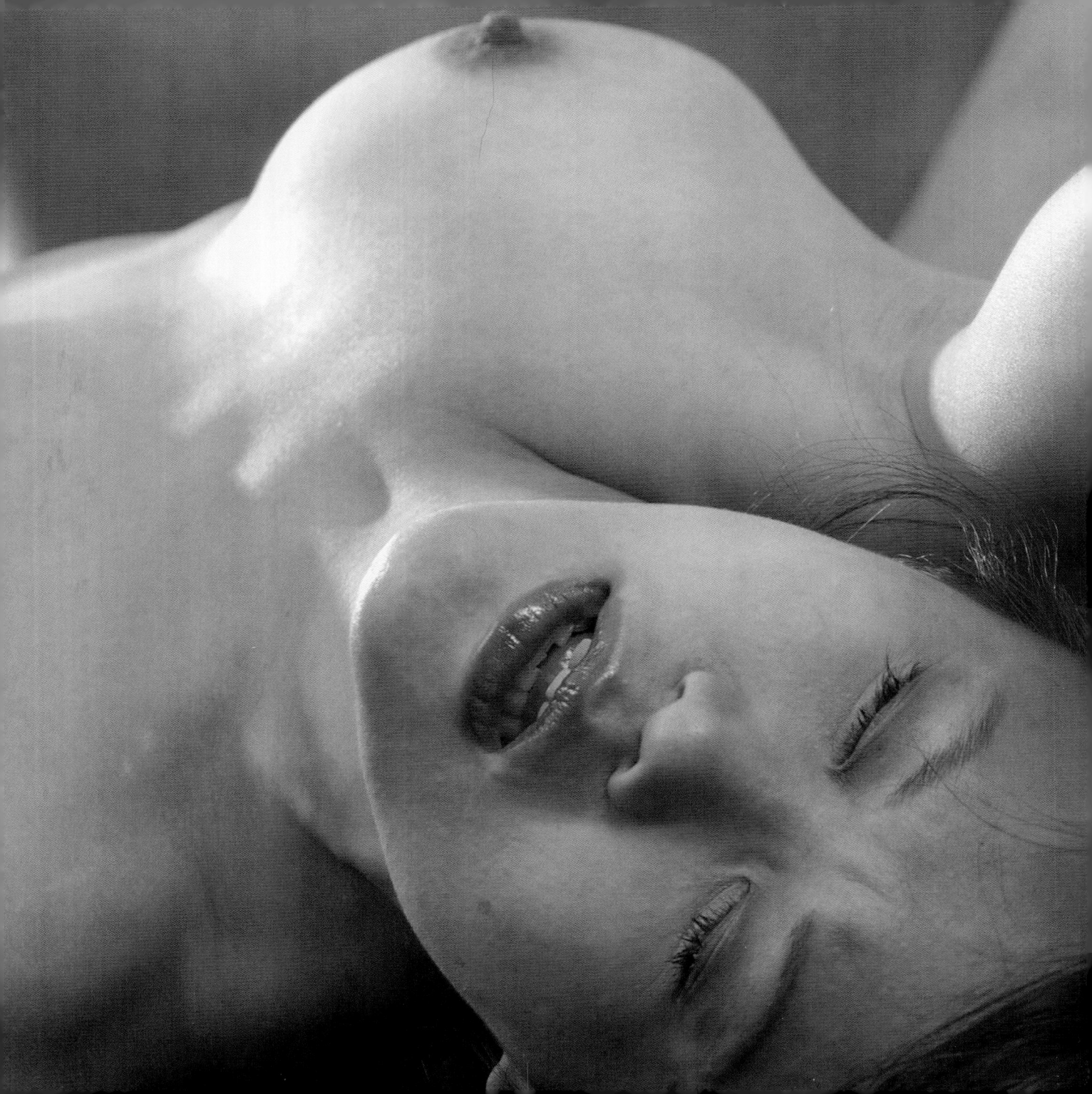

SO WIRD ES NOCH HEISSER

Sex wird in jeder Stellung heißer, wenn Sie einen der folgenden Tipps integrieren:

- **Verbinden Sie sich an den erogenen Zonen**
  Berühren Sie die erogenen Zonen Ihres Liebhabers mit Ihren eigenen beim Sex. Auf Seite 75 bis 77 können Sie diese nochmal genauer nachlesen, wenn Sie wollen. Wenn Sie Ihre Stellung so variieren, dass zum Beispiel seine Eichel Ihre Klitoris berührt, werden Sie beide intensivere Erregung verspüren. Wenn Sie sicherstellen, dass Ihre erogenen Zonen auf die richtige Weise stimuliert werden, erhöhen Sie auch die Wahrscheinlichkeit, dass Sie zum Orgasmus gelangen.

- **Machen Sie von der Orgasmus-Schleife Gebrauch**
  Die O-Schleife hilft Ihnen, sich auf Ihre Erregung zu konzentrieren. Sie lehrt Sie auch, Energie in Ihren Genitalien zu konzentrieren und Ihre Erregung zu intensivieren. Und durch körperliche Techniken, Feueratem und PC-Muskelkontraktionen kommen Sie jedes Mal zum Höhepunkt.

- **Nehmen Sie einen Vibrator**
  Viele kleine, dezente Vibratoren lassen sich problemlos in das Liebesspiel integrieren. Holen Sie sich zusätzliche klitorale Stimulation durch einen Pocket Rocket, einen Finger-, Lippenstift- oder Konturvibrator. Wenn Sie beide etwas davon haben wollen, schieben Sie einen vibrierenden Cockring an die Wurzel seines Penis.

Obwohl die „Frau-oben"-Stellung lange Zeit als die „beste" für Frauen galt, weil sie der Frau die Kontrolle über Tiefe und Winkel der Penetration sowie das Stoßtempo gibt, können Frauen in jeder Stellung zum Höhepunkt kommen. Der Geschlechtsverkehr hat den schlechten Ruf, ein Sexspiel für Männer zu sein; das stammt aus einer Zeit, als Frauen dachten, sie müssten bloß da liegen und so tun, als wäre er gut. Heute wissen wir es besser. Und es gibt keinen Grund, warum wir einen Sexualakt, der so befriedigend und erfüllend für die meisten von uns sein kann, geringschätzen sollten, nur weil wir eine Stellung etwas verändern müssen, damit es sich für uns lohnt.

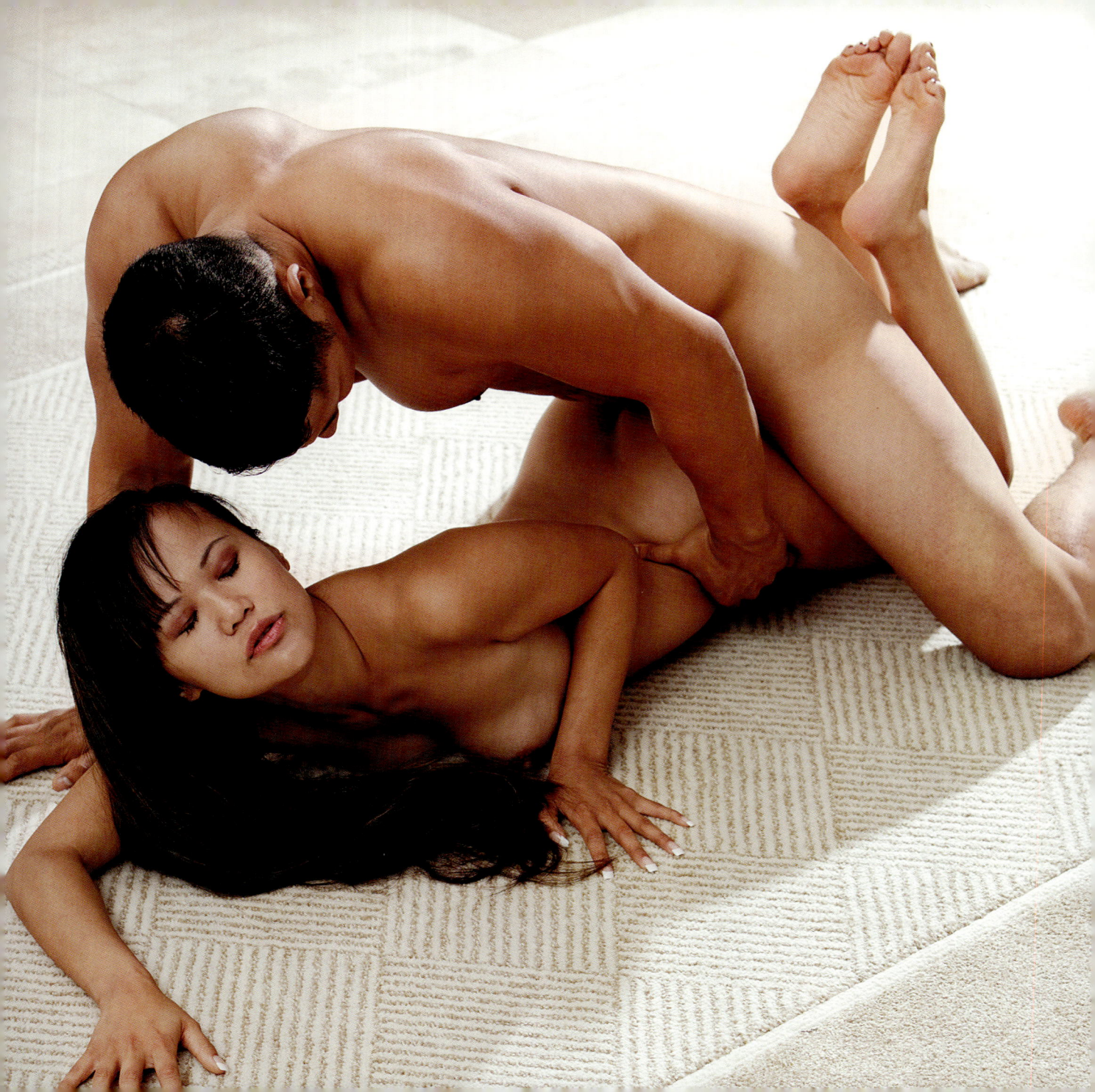

Kapitel 14

ANALSEX

Heute haben viel mehr Paare Analsex, vor allem die Unter-35-Jährigen, als noch vor einer Generation. Neuesten Daten zufolge, die aus der nationalen Familienplanungsumfrage stammen, hatten 37 Prozent der Männer und 35 Prozent der Frauen zumindest einmal Analverkehr. Und immer mehr heterosexuelle Männer lassen sich von ihren Partnerinnen anal penetrieren. Ein Sprecher von Babeland, einem Onlineversand für Sexspielzeug, berichtet von steigenden Verkaufszahlen im Bereich von Umschnalldildos und DVDs mit entsprechendem Inhalt. Auch bei lesbischen Paaren spielt Penetration, die mit Dildos simuliert wird, beim Sexspiel eine Rolle.

Der Einfluss von Pornos, in denen Analverkehr zu den Standardpraktiken gehört und „beidseitiger" Verkehr keine Seltenheit ist, hat sicherlich einen gewissen Anteil an dieser Entwicklung. Einigen Frauen graust es vor Analverkehr, andere tolerieren ihn, vor allem, wenn es der Richtige tut. Und manche lieben ihn sogar.

Wenn Sie sich in einer monogamen Langzeitbeziehung mit einem Partner befinden, dem Sie vertrauen, sollten Sie es ein- oder zweimal versucht haben. Ja, es wird weh tun, vor allem beim ersten Mal. Und es könnte sein, dass Sie es überhaupt nicht mögen. Aber schließen Sie nach einer einzigen Erfahrung nicht gleich komplett damit ab.

Mit dem richtigen Mann zur richtigen Zeit ist Analverkehr eine unvergleichliche erotische Erfahrung. Doch wie Kaviar ist er nicht für den Alltag gedacht. Lesen Sie als Vorgeschmack *Ich ergebe mich* von Toni Bentley.

ANALES VORSPIEL

Es gibt keinen Analquickie. Analsex erfordert Vorbereitung, da kommt man nicht drumrum. Wenn Sie es noch nie anal versucht haben, beginnen Sie so langsam, dass das Vorspiel an einem Tag stattfindet und der Akt erst am nächsten. Es gelten die gleichen Grundsätze, egal, ob Sie es mit einer Frau (mit einem Dildo) oder einem Mann tun, oder ob Sie dabei aktiv oder passiv sind.

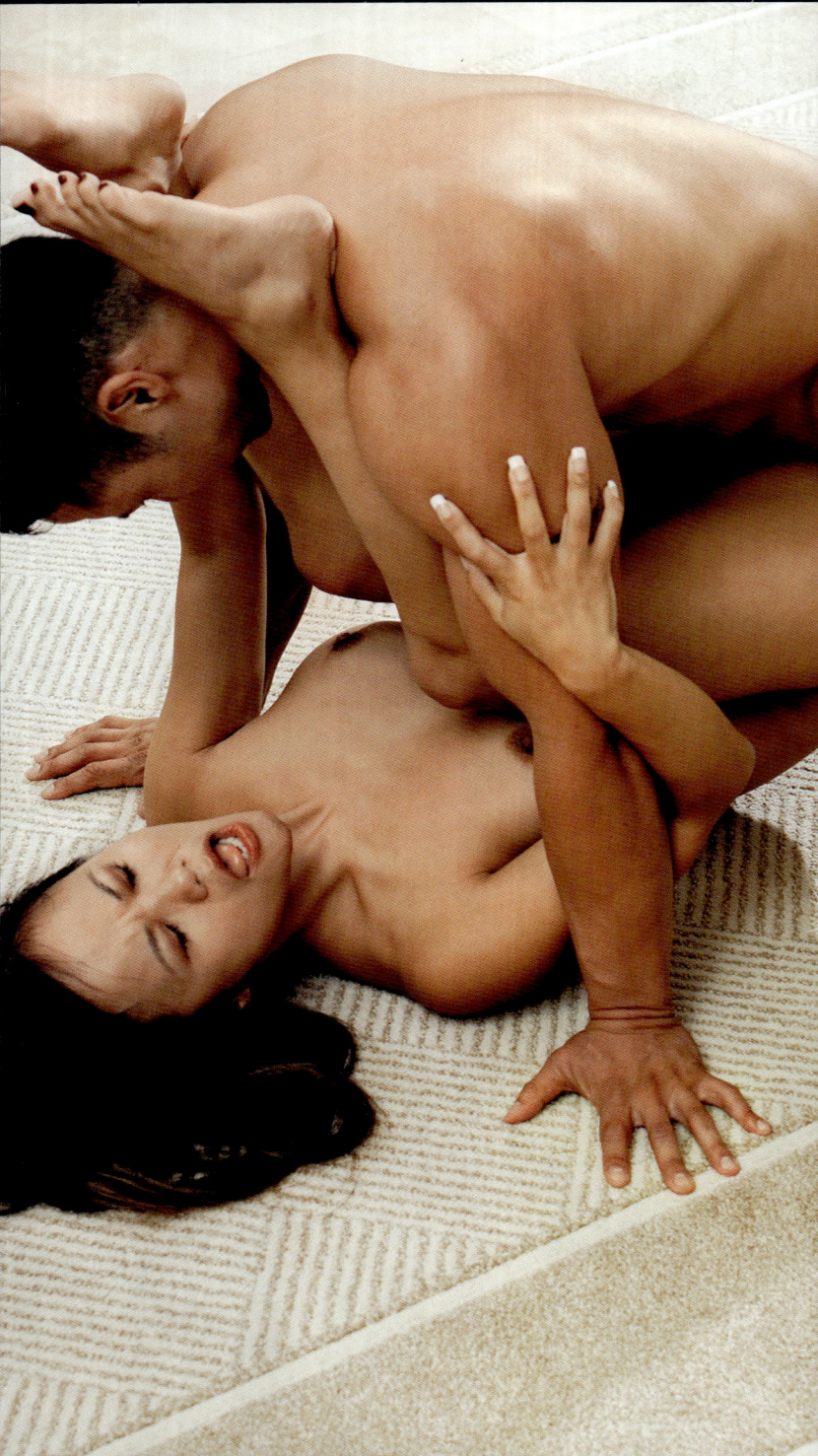

SO WERDEN SIE GUT IM BETT
Zuerst kommen Toys, Finger und Zunge

Bevor Sie sich in den Analsex stürzen, versuchen Sie es mit ein paar althergebrachten Methoden. Bitten Sie ihn, Ihren Po fest zu massieren. Nach einiger Zeit kann er mit leichten, anregenden Bewegungen die Pofalte entlangstreichen. Wenn er sanft Ihre Backen auseinanderspreizt, kann er die heiklen Bereiche mit etwas weniger starkem Druck massieren als die Backen.

Er sollte versuchen, Sie durch sanftes Streicheln mit seinen eingeölten Finger oder seiner Zunge (Analingus) in der empfindlichen Gegend rund um den Anus zu erregen. Er kann zunächst einen Finger einführen, dann auch zwei (immer gut „geschmiert"). Mithilfe eines Analvibrators, eines vibrierenden Analplugs oder einer Analperlenschnur – feste Gummiperlen an einer Gummischnur – können Sie sich auf erregende Weise an anale Penetration gewöhnen.

Bitten Sie ihn, Sie durch eine Kombination aus analer und klitoraler Stimulation zum Orgasmus zu bringen. Dabei sollte er jedoch darauf achten, niemals einen Finger oder ein Sextoy, das sich bereits in Ihrem Rektum befunden hat, mit Ihrer Scheide oder Ihrer Klitoris in Kontakt zu bringen: Das kann zu Infektionen führen.

Genießen Sie danach Ihre Spezialbehandlung

Mehr noch als bei jeder anderen sexuellen Spielart liegt das Geheimnis hier in der Vorbereitung.

Verwenden Sie stets ein spezielles Analkondom und SEHR VIEL Gleitmittel. (Anders als die Vagina wird der Anus nicht von selbst feucht.) Das Kondom hält Bakterien von Ihrer Harnröhre fern. Mit einem durch ein Fingerkondom geschützen Finger kann er viel Gleitmittel in Ihren Anus einbringen. (Folgen Sie dieser Anleitung auch, wenn Sie ihn mit einem Umschnalldildo verwöhnen wollen.)

Beginnen Sie sehr langsam. Entspannen Sie Ihren Schließmuskel, während er seine Eichel gegen Ihren Anus drückt. Er sollte seinen Penis nicht mit Gewalt einführen. Sie sollten sich seiner Eichel entgegendrücken, bis sie den Schließmuskel passiert hat.

Dann sollte er Ihren Bewegungen folgen und langsam und vorsichtig stoßen. Sie sollten die Kontrolle über Tiefe und Tempo des Stoßens innehaben.

Währenddessen sollte einer von Ihnen Ihre Klitoris stimulieren. Mit ein wenig Glück kommen Sie zum Höhepunkt.

Danach sollte er seinen Penis nicht in Ihre Vagina einführen, bevor er nicht das Kondom abgenommen sowie ihn und seine Hände gründlich gereinigt hat. Wenn Sie diese Hygieneempfehlungen nicht genauestens beachten, riskieren Sie beide eine Infektion des Harntrakts.

WIE DAS ANALSPIEL WEITERGEHEN KANN

Zum Sex sollten Cunnilingus und manuelle Stimulation der Klitoris sowie natürlich das beschriebene anale Vorspiel gehören. Sie müssen sehr erregt sein, bevor er sich Ihrem Anus auch nur nähert. Für eine Frau, die einen Dildo bei Ihrem Liebhaber einsetzt, gelten dieselben Regeln.

Nehmen Sie eine bequeme Stellung ein. Für viele Frauen ist es am angenehmsten, mit der Brust flach auf dem Bett aufzuliegen, den Po in die Höhe gereckt. Es gibt aber auch andere Optionen. Sie können etwa auf Ihrem Rücken liegen und die Beine anziehen oder die Knöchel auf seine Schultern legen, während er zwischen Ihren Beinen kniet und in Sie eindringt.

Analsex ist die umstrittenste unter den beliebten Sexspielarten. Auch Analsex, bei dem es nicht zum Analverkehr kommt, ist für viele Menschen ekelig oder angstbesetzt. Es gibt auch einige gute Gründe dagegen, zum Beispiel die Verbreitung von Bakterien, wenn die Liebenden nicht gut aufpassen. Wenn es an Gleitmittel und Zurückhaltung fehlt, kann Analsex schmerzhaft sein und zu Verletzungen führen. Trotz allem können Sie Analsex auf sichere Weise und intensiv genießen, als eine besondere, nicht alltägliche sexuelle Spielart.

Lassen Sie sich von der Einstellung, dass brave Mädchen so etwas nicht tun würden, nicht abhalten. In Großmutters Zeiten gab es viele Dinge, die Mädchen nicht wagten, die Sie heute aber gerne tun.

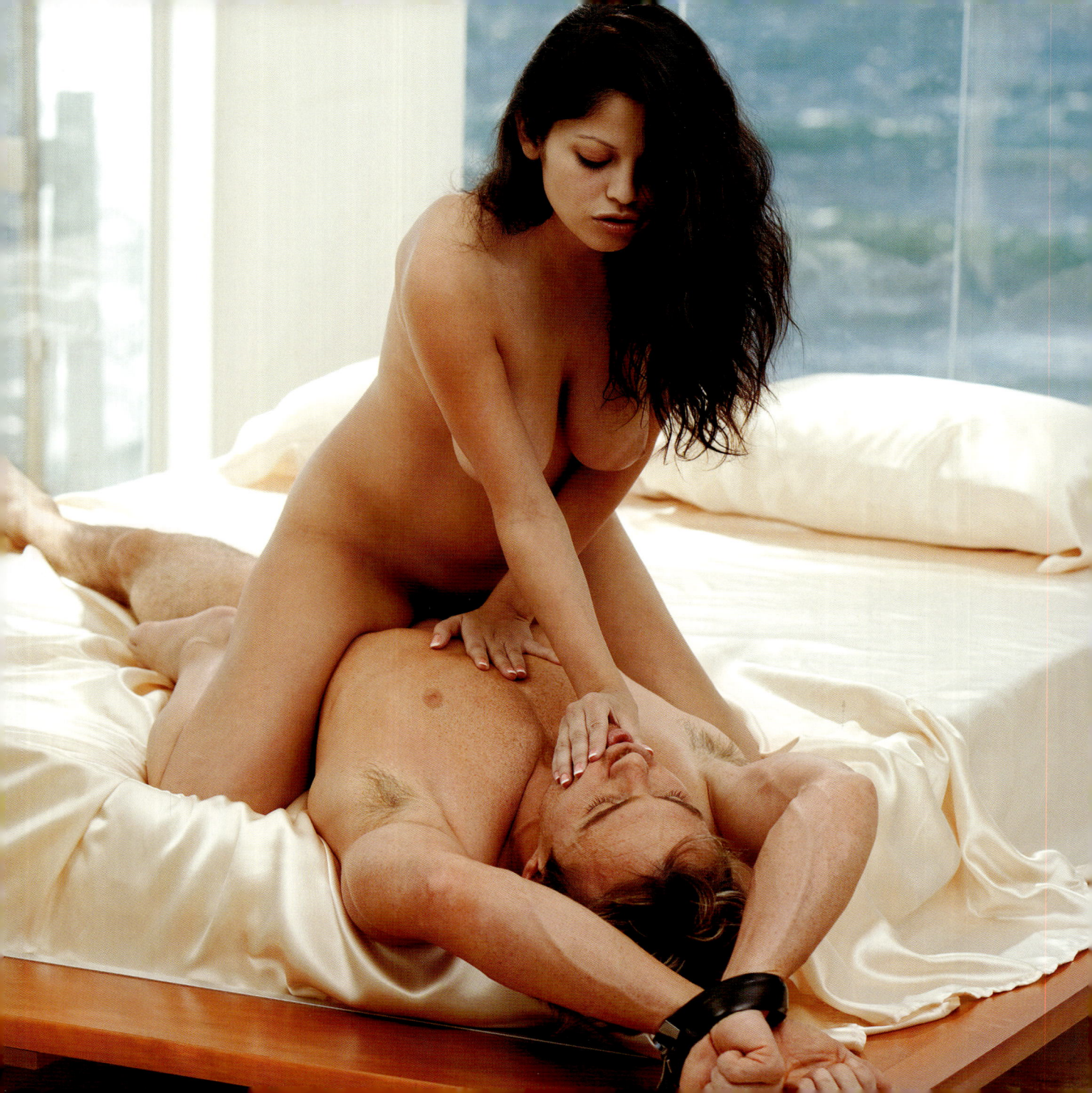

Kapitel 15
SEXUELLE VARIATIONEN: SEXSPIELE

Einige altmodische Werbefritzen und Herausgeber von Frauenmagazinen sowie viel zu viele Politiker behaupten, „normal" wäre das heterosexuelle, monogame Paar, das nur Vorspiel, Oralsex und Geschlechtsverkehr praktiziert. Das echte Leben ist vielseitiger. Das heterosexuelle, monogame Paar, das niemals außerehelichen Sex hatte, spielt ziemlich sicher mit pelzgefütterten Handschellen oder integriert Peitschen und andere Dinge in das Liebesspiel, die noch vor wenigen Jahrzehnten unvorstellbar gewesen wären. Viele haben One-Night-Stands auf Geschäftsreisen, küssen, streicheln oder verkehren oral mit jemand anderem als ihrem Ehepartner oder haben eine Affäre. Immer mehr Paare jenseits der 40, 50 beginnen mit Swingerclubs, Polyamory oder anderen Arten von „kontrolliertem" Fremdgehen, wodurch sie einerseits ihre Ehe schützen und andererseits gelangweilten Partnern Abwechslung verschaffen.

Das, was wir als „Abweichungen" bezeichnen, breitet sich immer schneller aus, denn immer mehr „normale" Leute probieren aus, was sie im Fernsehen, auf DVDs oder im Internet sehen. Vor mehr als zehn Jahren schrieb ich *Kink: The Hidden Sex Lives of Americans* („Abartig: Das geheime Sexleben der Amerikaner"). Gebildete „Vanilla"-Pärchen aus der Großstadt experimentierten mit „perversen Dingen" in gutbürgerlichen amerikanischen Schlafzimmern, oft mit Sextoys, die sie bei Sexpartys gekauft hatten. Ich erwähne dies, um zu zeigen, dass Frauen ebenso wie Männer bisweilen Lust auf SM-Spielchen, Bondage oder Spanking haben. Heutzutage kann es durchaus sie sein, die fragt oder gar verlangt: Bindest du mich fest? Schlägst du mich? Peitscht du mich bitte aus?

Schauen wir uns das „Abartige" in Zahlen an:

- Einer von zehn hat bereits mit SM (Abkürzung von Sadomasochismus) experimentiert, ein weites Feld, das von leichten Klappsen über Bondage und Rollenspiele wie Herrin/Sklave bis zu Dominanzspielen mit realer Erniedrigung und extremem Schmerz reicht. Nur wenige werden echte SM-Anhänger. Die meisten spielen so, wie wir es im Kabelfernsehen geboten bekommen. Das ist wie bei Heroinsüchtigen und Marihuana-Konsumenten: Es gibt wenige, die echt abhängig sind, aber viele, die nur gern ein bisschen high werden wollen.

- Die Statistiken variieren stark, je nach Quelle, aber Schätzungen zufolge hatten zwischen 25 und 50 Prozent aller Verheirateten bereits eine Affäre.
- Es gibt keine verlässlichen Statistiken darüber, wie viele Menschen Gruppensex oder Polyamory betreiben, in Swingerclubs gehen oder es auch mal zu dritt versuchen. Sexolog(inn)en meinen, dass rund fünf Prozent der Bevölkerung bereits mit etwas Derartigem experimentiert haben, wobei es in der Babyboom-Generation noch mehr sein sollen.
- Einer Umfrage des Centers for Disease Control and Prevention (CDC; amerikanische Gesundheitsbehörde) aus 2005 zufolge haben 11 Prozent aller Frauen zumindest eine bisexuelle Erfahrung gemacht. Bisexualität unter Frauen ist auf US-Colleges so verbreitet, dass etwa ein Drittel der College-Studentinnen angab, bereits sexuelle Erfahrungen mit einer Frau gemacht zu haben.

SADOMASOCHISMUS

Im Wesentlichen geht es bei SM um eine zwischen den Partnern vereinbarte Machtübertragung, wobei einer den dominanten Part (Top) übernimmt und der andere die submissive Rolle (Sub) spielt. Alle Spiele werden gemeinsam vereinbart. Gelegentlich legen die Beteiligen explizite Regeln fest, manchmal nicht. In jedem Fall gibt es Regeln, denn jeder gute Top weiß, dass es Grenzen gibt, die sein Sub niemals überschreiten wird.

Manche Menschen geben gern gelegentlich Macht ab, genauso wie es Menschen gibt, die lustvoll Macht ausüben. Professionelle Dominas geben an, dass ihre Kunden generell mächtige Männer in exponierten Positionen sind, die viel Geld verdienen. Sich sexuell zu unterwerfen – vor allem, wenn man für diese Dienstleistung bezahlt hat – ist eine Möglichkeit, sich von den Strapazen der Macht zu erholen. Ebenso suchen mächtige Frauen oft Männer, von denen sie im Bett dominiert werden wollen.

Viele Paare „switchen" gern – das bedeutet, sie tauschen die dominante und die submissive Rolle. Den dominanten oder submissiven Part zu spielen kann die persönliche erotische Erfahrung auf eine neue Ebene bringen. Diese Erfahrung wäre nicht vollkommen, wenn man nicht beide Seiten kennenlernen würde.

Vom psychologischen Blickwinkel aus gesehen, erlaubt der Rahmen des SM-Spiels einigen Männern und Frauen, unterdrückte Schuld- und Schamgefühle in Bezug auf ihre Sexualität auszuleben, und zwar in einer sicheren und gesunden Art und Weise.

Für viele Paare ist sanfter SM bloß eine neue Art des Sexspiels. Solche Paare lieben die Abwechslung in ihrem Sexleben. Bei SM können sie etwas Neues erleben, ohne den Partner wechseln zu müssen. Durch ein „Bitte schlag mich" kann ein eingerostetes Sexleben wieder in Schwung kommen.

„SM-Spiele bieten doch bloß eine größere Auswahl an Scharfmachern als die, die uns unsere Kultur vorschreibt."

—Abby, Assistenzprofessorin und Teilzeit-Domina in New York City

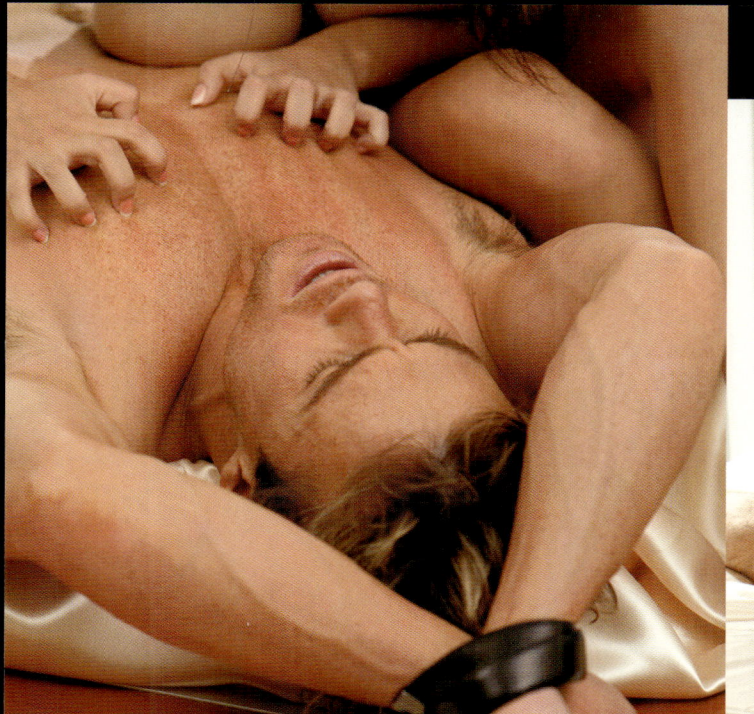

SO WERDEN SIE GUT IM BETT

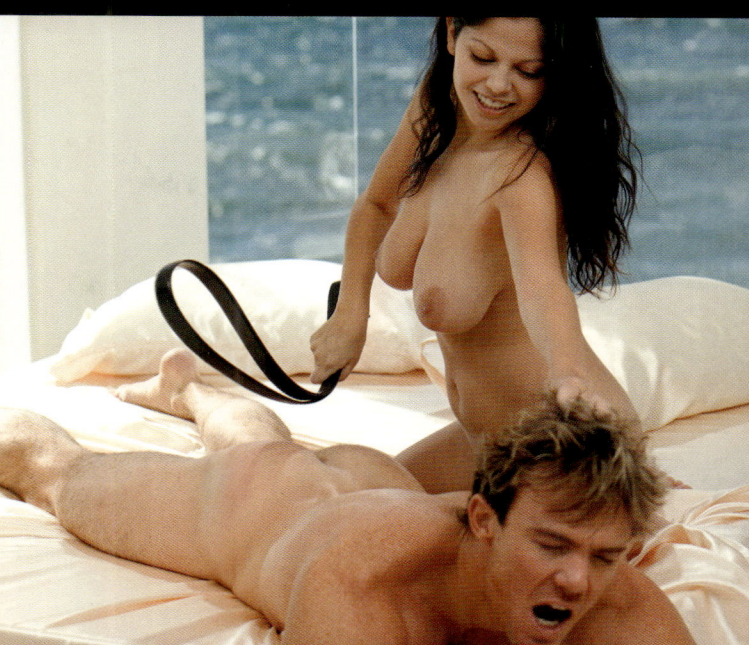

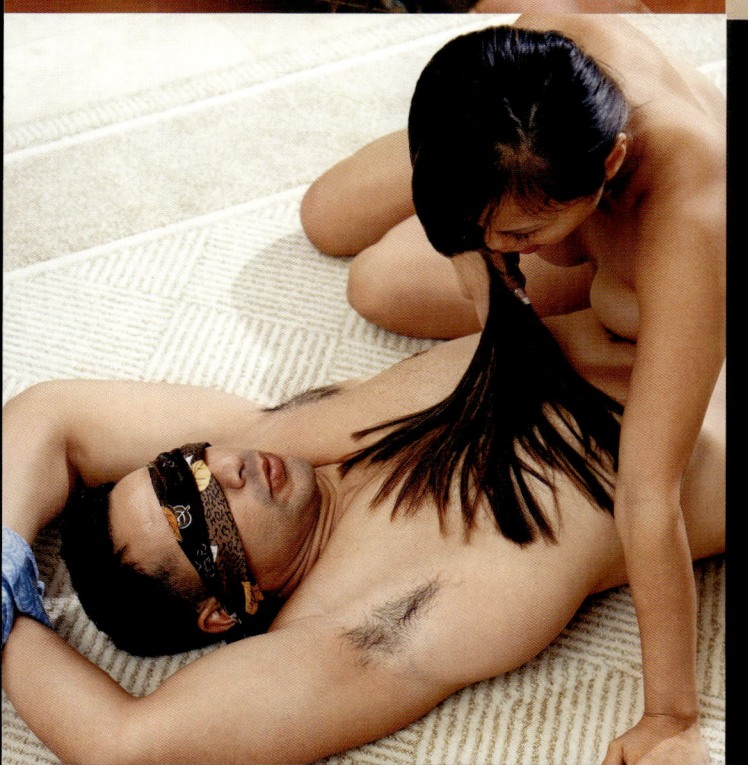

Was tun Sie, wenn Ihnen und Ihrem Partner der SM-Porno oder die Szene im Fernsehen so sehr gefallen hat, dass Sie es selbst ausprobieren wollen? SM ist kein spontaner Sex wie ein Quickie. Es gibt auch weder Spielbrett noch Spielanleitung. Doch die Planung ist bereits so etwas wie ein verbales Vorspiel. Stellen Sie Ihre eigenen Regeln auf. Beim Erarbeiten dieser Regeln werden Sie entdecken, was für jeden von Ihnen akzeptabel (und sexy) ist.

Das Spiel

Während andere Formen des Sexspiels spontan und beliebig sein können, funktioniert SM mit einer Struktur besser. Jeder der Beteiligten kann eigene Vorstellungen davon haben, was er erregend findet. Man muss sich auf einen Rahmen einigen, sodass das Spiel weit genug, aber nicht zu weit geht. Finden Sie heraus, was Ihr Partner von den folgenden Dingen hält:

- Bei Bondage verwendet man Fesselungen, von Krawatten und Seidenschals über Klettbänder, mit denen man die Handgelenke zusammenbindet, bis zu ledernen Halsbändern und Handschellen, mit denen man den Partner weit gespreizt ans Bett fesseln kann.
- Bei Schmerzspielen kommen Gürtel, Paddles, Gerten, Peitschen oder Pfannenwender zum Einsatz – oder was auch immer Ihnen als Schlagwerkzeug einfällt.
- Bei Erniedrigung geht es oft nicht um Schmerz, aber er kann eine Rolle spielen. Vielleicht möchte er verbal erniedrigt oder vor ihr auf die Knie gezwungen werden und um seinen Orgasmus betteln. Oder sie wird festgebunden und an den Innenseiten der Oberschenkel geklappst, während er sie verbal beleidigt und „Schlampe" nennt und ihr dann gestattet, zu masturbieren.

Es gibt endlos viele Szenarien, in vielen davon spielen Bondage, Erniedrigung, Spanking, Peitschen und andere Sexspielzeuge eine wichtige Rolle.

Die Regeln des Spiels

SM ist ein strukturiertes Sexspiel, dessen Regeln die Spieler vereinbaren. Sie würden Monopoly nicht ohne Spielbrett spielen, oder? Nehmen Sie auch das Besprechen der Spielregeln mit Ihrem Partner entsprechend ernst:

- Vereinbaren Sie, wer Top und wer Sub ist. Wollen Sie diese Rollen durchgehend spielen oder haben Sie vor, zu switchen?
- Legen Sie Grundregeln fest, zum Beispiel keinen echten Schmerz und nichts, was Spuren hinterlässt.
- Setzen Sie ein Zeitlimit fest, wie lange sie „spielen".
- Benennen Sie Ihre Rollen und legen Sie die Zuständigkeiten fest. Lässt der Meister oder die Herrin den Sklaven kommen oder ist das verboten?
- Vereinbaren Sie ein „Sicherheitswort", durch das das Spiel sofort beendet werden kann. Viele wählen etwas anderes als „Nein", weil es oft zum Spiel gehört, „Nein" zu sagen und „Ja" zu meinen. Wählen Sie „Marillenmarmelade" oder „Rosen" oder Ähnliches, das dem Partner signalisiert: „Stop, das ist nicht, was ich jetzt will."

Wenn Sie noch nicht wirklich bereit sind

Sie müssen sich nicht Hals-über-Kopf in SM stürzen. Wenn das nicht Ihr Ding ist, integrieren Sie einfach etwas härtere Elemente in Ihr Liebesspiel.

Beginnen Sie mit Liebesbissen, Klappsen und Zwicken. Nehmen Sie seine (oder ihre) Brustwarzen zwischen die Zähne und beißen Sie leicht zu. Knabbern Sie an den Innenseiten der Oberschenkel Ihres Liebhabers. Verpassen Sie seinem Hinterteil ein paar Klappse während des Verkehrs. (Oder bitten Sie ihn, Sie zu beißen, zu klappsen oder zu zwicken.)

Wir alle können mehr Schmerzen aushalten – vielleicht haben wir sogar das Verlangen danach –, wenn der Orgasmus bevorsteht und wir höchst erregt sind. Verstärken Sie Ihre Klappse, Bisse und Kniffe mit steigender Erregung.

Wenn diese Art von härterem Sex Sie und Ihren Partner anmacht, wagen Sie den nächsten Schritt. Leihen Sie einen SM-Film aus. Sprechen Sie mit Ihrem Partner darüber, was er daran geil findet und was nicht. Sind Sie sich einig? Wenn Sie noch mehr Inspiration brauchen, suchen Sie zusammen im Internet. Oder gehen Sie in einen Sexshop und testen Sie, wie Sie auf Leder und Latex, Brustklammern und Gerten reagieren. Wenn es Ihnen noch immer Spaß macht, wird es vielleicht Zeit, dass Sie Ihre eigenen Regeln aufstellen.

FORSCHUNG
Verantwortungsvolles Auspeitschen

„An der Columbia beherrschen SM-Clubs, Nacktpartys und wilde Sex-Events die Szene."
—*New York Daily News*, 26. November 2006

Im Herbst 2006 untersuchte ein New Yorker Boulevardblatt Berichte über wilden Sex auf dem Campus der New Yorker Columbia Universität, an der man mehr als 33.000 US-Dollar pro Studienjahr zahlt.

Zum Programm des Campus zählten unter anderen ähnlichen Aktivitäten ein Workshop mit dem Titel „Sextoys für Anfänger", Nacktpartys, ein erotischer Kuchenback-Wettbewerb sowie die Sexhibition, die jährliche Sexmesse auf dem Campusgelände im April, bei der Orgasmus-für-Anfänger-Seminare und das „Zelt des einvernehmlichen Spiels" besucht werden konnten.

Am meisten regte sich die *News* jedoch über Conversio Virium, den von der Universität gebilligten SM-Club, auf, der an jenem Tag, an dem der Reporter den Campus besuchte, einen Kurs zum Thema Auspeitschen anbot.

„Den Menschen zu zeigen, wie sie am sichersten peitschen können, ohne dabei die Nieren zu treffen, ist nur verantwortungsvoll", meinte dazu Campus-Sprecherin Susan Wright.

OFFEN GESAGT

Geschlechtskrankheiten im Realitäts-Check

Es gibt keinen völlig sicheren Sex, nur „sichereren Sex". Wenn Sie nicht in einer monogamen Beziehung leben, sollten Sie Kondome verwenden, sich einmal im Jahr auf Geschlechtskrankheiten (STD) testen lassen und sich nicht schämen, Ihren Arzt nach Informationen über Symptome und Behandlungsformen zu fragen.

Chlamydien sind jene STD, bei der die Ansteckungswahrscheinlichkeit am höchsten ist. Sie sind vor allem unter Leuten Anfang 20 und an Hochschulen sehr verbreitet. Sie verursachen keine Symptome und können einfach mit Antibiotika behandelt werden, doch wenn sie unbehandelt bleiben, können die Eileiter vernarben. Viele Ärzte halten Chlamydien für die Hauptursache von Fruchtbarkeitsproblemen bei Frauen unter 35. Vorbeugen kann man mit regelmäßigen Abstrichen.

Das Durchschnittsalter von Frauen mit Fruchtbarkeitsproblemen sinkt immer weiter, doch die Ärzte schweigen weiterhin. Leider sprechen die meisten von ihnen mit ihren Patientinnen nicht über das Thema Geschlechtskrankheiten. Sie sollten Frauen dazu anhalten, Kondome zu verwenden und sich einmal im Jahr testen zu lassen. Und wenn eine Frau und ein Mann beschließen, monogam zu leben, sollten sich beide testen lassen, bevor sie die Kondome entsorgen. (Die meisten Paare hören etwa nach einem Monat auf, Kondome zu verwenden – der Großteil davon, ohne darüber zu reden und ohne sich testen zu lassen. Das ist äußerst unklug.) Inspizieren Sie seinen Penis, bevor Sie das Kondom überziehen. Wenn er merkwürdig aussieht, riecht oder sich anfühlt, dann stimmt etwas nicht.

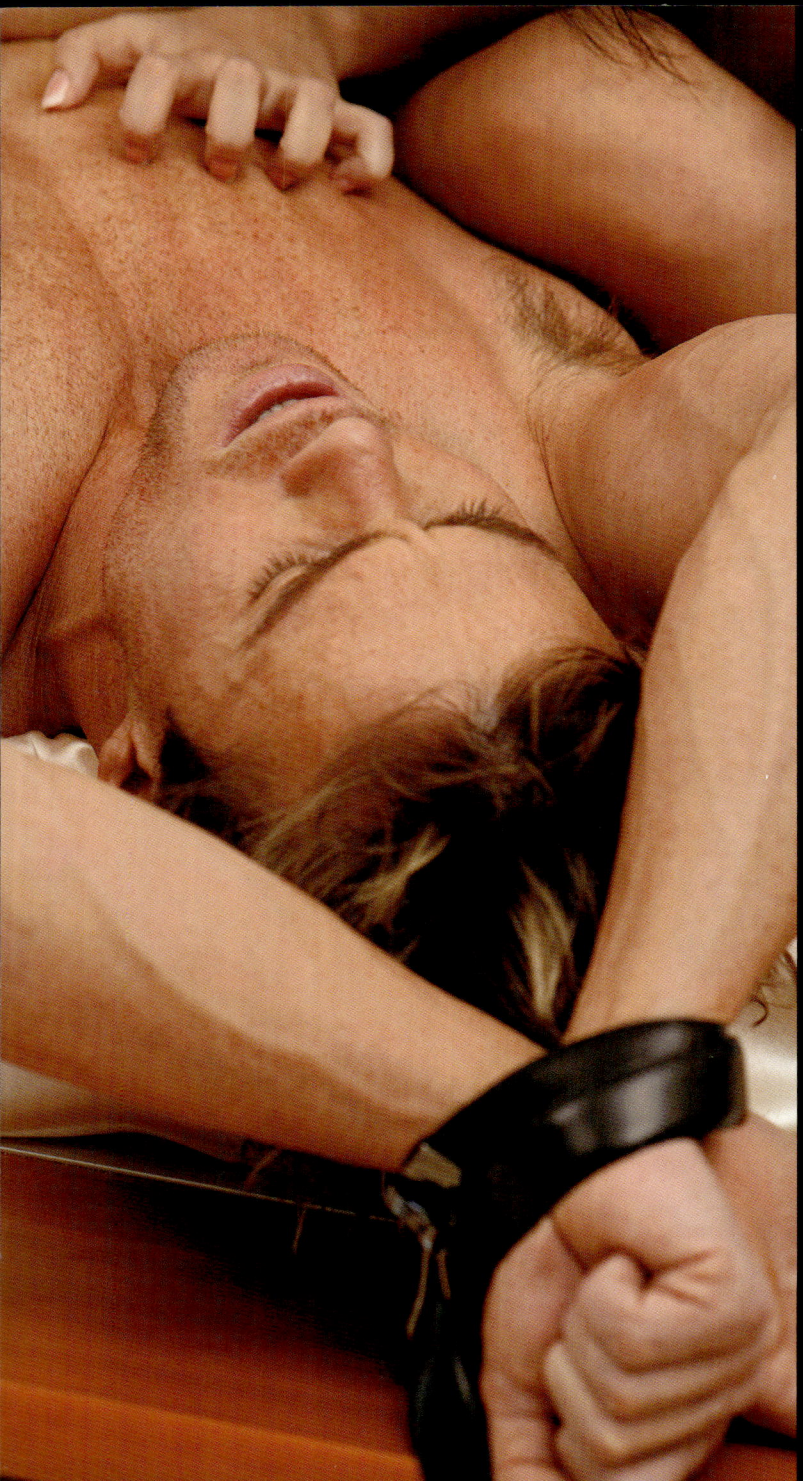

SO WERDEN SIE GUT IM BETT
Bondage für Anfänger

Machen Sie es sich bequem. Die meisten Menschen sitzen dabei im Bett, lehnen sich gegen das Betthaupt, strecken die Arme zur Seite und lassen ihre Handgelenke locker an die Bettpfosten fesseln.

Nehmen Sie sanfte Materialien, etwa Klettbänder oder lose verknotete Seidenschals und Krawatten. Verwenden Sie keine Handschellen oder feste Knoten. Die gefesselte Person sollte sich selbst aus den Fessel befreien können. Das ist ein Spiel, kein Gefängnis – und Sie wollen sicherlich nicht den Blutkreislauf Ihres Partners unterbinden!

Reizen Sie Ihren Partner mit leichten Küssen und Berührungen. Setzen Sie Öle und Lotionen ein, streichen Sie mit einer Feder sanft über die Innenseiten seiner Oberschenkel und liebkosen Sie seine Brustwarzen durch einen Seidenschal hindurch. Seien Sie kreativ in der Auswahl sinnlicher Materialien.

Wechseln Sie erregendes Streicheln, leidenschaftliche Küsse und sanfte Liebkosungen ab.

Konzentrieren Sie sich auf die erogenen Zonen: Brustwarzen, Innenseiten der Oberschenkel, Kniekehlen, Ohren, Hals, die Linie zwischen Nabel und Schambein sowie natürlich die Genitalien einschließlich Damm.

Bringen Sie Ihren Partner an den Rand des Höhepunkts, lassen Sie die Erregung wieder abebben und erregen Sie ihn erneut.

Lassen Sie ihn schließlich manuell, oral und/oder durch Geschlechtsverkehr kommen.

Gewinnen Sie ein Machtspiel ohne Schmerz?

Die Antwort ist ein entschiedenes Ja, denn hier geht es um ein Rollenspiel. Dafür brauchen Sie keine Seile, Disziplin oder Schmerz. Sie müssen nur eine Rolle ausleben.

Es gab einmal einen bekannten Joghurt-Werbespot mit einem Hausmädchen und einem reichen Hausherrn. Sie sitzt auf seinem Schoß, füttert ihn löffelweise mit Joghurt und macht dabei verführerische Bemerkungen. Ist es nicht interessant, dass das Rollenspielkonzept so verbreitet ist, dass es sogar Eingang in die Werbung findet?

Einigen Paaren reicht es aus, sich in Lack und Leder zu kleiden. Hier braucht es keinen Schmerz. Andere Paare tun so, als wären sie Fremde, die sich in einer Bar kennen lernen. Dieses Szenario fühlt sich sexy an, weil es sie an die Anfänge ihrer Beziehung erinnert, wo sie vor lauter Liebes-Chemie high waren. Im Allgemeinen funktionieren zwei Arten von Rollenspielen gut:

- Wir erinnern uns an jene Personen, die wir waren, als wir noch neu für einander waren.
- Wir können so sein, wie wir nie waren, aber gern sein würden.

Das Bar-Spiel ist ungefährlich und belebt das Verlangen neu.

BONDAGE

Beim Bondage schränkt ein Partner die Bewegungsfreiheit des anderen ein, indem er dessen Handgelenke, manchmal auch die Knöchel mit Schals, Gürtel, pelzbezogenen Klettmanschetten oder ähnlichem fesselt. Der dominante Part reizt den submissiven (gefesselten) Partner und prolongiert dessen Erregung so lange wie möglich. Psychologen meinen, der Reiz für den Submissiven läge darin, dass er keine Verantwortung mehr für den Sex hat. Auch Menschen, die unter tiefen Schuldgefühlen oder Scham in Bezug auf ihre Sexualität leiden, können durch Bondage Erleichterung finden. (Es ist aber auch für den müden und faulen Liebhaber geeignet, der gern verwöhnt werden würde, ohne sich revanchieren zu müssen.) Für alle anderen ist es eine Chance, das Erregen einem anderen zu überlassen.

FÜR FORTGESCHRITTENE

Lassen Sie ihren gefesselten und geknebelten Spielgefährten niemals allein.

Knebel überschreiten bei vielen Menschen bereits die Grenze. Wenn Ihr Partner gern geknebelt wird, müssen Sie seine (ihre) Reaktionen umso sorgfältiger überwachen.

Lassen Sie Ihren gefesselten Sub niemals allein. Er oder sie könnte in Panik geraten und hyperventilieren, sich verschlucken oder sich bei dem Versuch, die Fesseln loszuwerden, verletzen. Außerdem ist es gemein. Gefesselt zu sein, ohne dass ein aufmerksamer Spielgefährte auf Sie aufpasst, ist kein Sexspiel, sondern Folter.

FÜR FORTGESCHRITTENE

Wenn Sie der empfangende Part sein wollen:

Streichen Sie die relevanten Stellen in diesem Buch an, überreichen Sie es Ihrem Liebhaber und sagen Sie zu ihm: „Bitte mach' das mit mir. Ich will es."

SO WERDEN SIE GUT IM BETT: *Spanking*

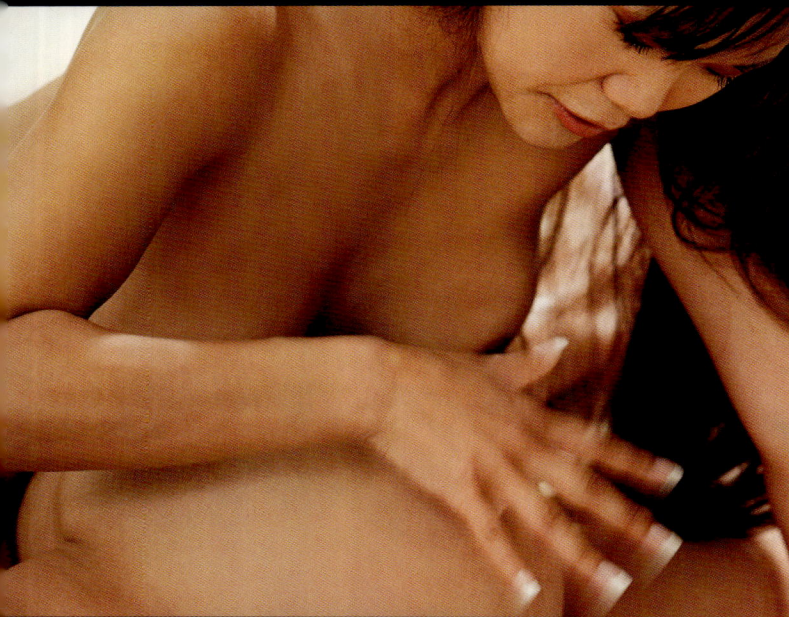

Wärmen Sie die Backen Ihres Partners mit leichten Klappsen auf, bis sie sich röten. Stopp. Liebkosen Sie sein Hinterteil. Wiederholen Sie die Klappse nun mit etwas mehr Nachdruck. Stopp. Liebkosen und massieren Sie das warme Fleisch.

Schlagen Sie nun gleichmäßig, aber nicht zu schnell mit Ihrer Hand oder einem Hilfsmittel. Setzen Sie niemals zu viel Kraft ein. Mit einem Hilfsmittel müssen Sie vorsichtiger sein, weil Sie den Aufprall nicht selbst spüren. Bedenken Sie, dass es die Zahl der Schläge ist, die den erotischen Reiz ausmacht, nicht die Kraft.

Es ist nicht egal, auf welche Stellen Sie schlagen. Unten, wo die Backen in die Oberschenkel übergehen, sowie an den Seiten ist der Po sehr empfindlich.

Was immer Sie auch tun, schlagen Sie niemals auf das Steißbein.

EROTISCHES SPANKING

Erotisches Spanking ist immer schon beliebt gewesen, vor allem im Viktorianischen Zeitalter. Jemanden zum sexuellen Vergnügen zu schlagen, kann für beide Seiten eine höchst lustvolle Erfahrung sein. Für manche Menschen ist Spanking nur eines von vielen SM-Spielen, für andere kommt nichts anderes in Frage.

Sie müssen kein begeisterter Spanker sein, um an dieser Praktik Gefallen zu finden. So gut wie jeder von uns hat beim Sex schon mal eine auf den Po verpasst bekommen.

Sie können mit Ihrer Hand schlagen oder ein Hilfsmittel verwenden, etwa ein Lineal, eine Haarbürste, ein Paddle, einen Pfannenwender oder – für die Ernsthaften unter uns – eine Gerte oder einen Rohrstock. Manche schlagen auf den nackten Hintern, bei anderen behält der Geschlagene Slip oder Badehose an. Außerdem kann man in vielen verschiedenen Stellungen gespankt werden:

- Über das Knie bzw. den Schoß gelegt
- Mit dem Gesicht nach unten auf einem Bett liegend
- Über eine Stuhllehne gebeugt
- Vorgebeugt, die Hände auf den Knien
- Auf einem Bett oder Sofa kniend und mit den Händen auf dem Boden aufgestützt
- Auf allen vieren

Viele Paare kombinieren Spanking mit Rollenspielen. Das unartige Schulmädchen (oder -junge), der Daddy (die Mama) sowie Lehrer(in) und Schüler(in) sind beliebte Rollen. In diesen Rollen können Paare Spanking als erotische Bestrafung einsetzen. Oft gehören auch Verkleidungen zum Spiel. Das Schulmädchen könnte Kniestrümpfe und ein kurzes Röckchen tragen, das Hausmädchen Strumpfgürtel und Strümpfe sowie eine weiße Spitzenschürze.

Zum erotischen Schlagen gehören eine gewisse Geschicklichkeit und Augenmaß. Mit einem einzigen zu harten Schlag können Sie die ganze Stimmung zerstören. Bevor Sie überhaupt beginnen, sollten Sie Ihren Partner über Ihren Schoß beugen, ihr Röckchen heben oder in seinen Slip fassen und das bebende Fleisch sanft liebkosen.

FÜR FORTGESCHRITTENE
SPANKING-VARIATIONEN

Spreizen Sie mit einer Hand die Backen Ihres Liebsten auseinander und schlagen Sie mit zwei oder drei Fingern der anderen sanft auf die Analgegend.

- Lockern Sie Ihre Handgelenke, sodass Ihre Hände wie Paddles wirken.
- Spreizen Sie Ihre Finger, wenn Sie zuschlagen, anstatt Sie zusammenzupressen, wie Sie es vermutlich getan haben.

All das fühlt sich unterschiedlich an. Variieren Sie Ihr Spanking, indem Sie diese Tipps integrieren.

SEXUELLE FANTASIEN

Manche Menschen fantasieren von sexuellen Varianten, erforschen diese aber nie außerhalb ihres Kopfes. Wenn Sie beim Masturbieren oder Sex an SM, Spanking, Bondage oder andere Variationen denken, bedeutet das nicht, dass Sie das auch ausleben möchten. Manchmal ist eine Fantasie nur eine Fantasie.

Die Angst, für abnormal gehalten zu werden, hindert viele Leute daran, ihre Fantasien zuzugeben, mitzuteilen oder gar auszuleben. Fantasien von schwulem Sex, Gruppensex oder gewalttätigem Sex zu haben bedeutet nicht, dass man das auch verwirklichen möchte. Zum Beispiel träumen viele Menschen von homosexuellen Begegnungen, ohne dass sie das auch real ausleben wollen. So lange Sie nicht nur gewalttätige Fantasien haben und auf keine andere Weise erregt werden können, sind Ihre Fantasien normal, was immer „normal" auch bedeuten mag.

Verwenden Sie Fantasien, haben Sie Spaß daran und nehmen Sie sie nicht zu ernst.

Jüngere Studien zeigen, dass sich die Fantasien von Frauen und Männern heute ähnlicher sind als vor 20 Jahren. Laut Nancy Friday, der Autorin von *Befreiung zur Lust*, sind die Fantasien von Frauen anschaulicher, direkter sexuell und aggressiver geworden. Haben Sie keine Angst deswegen und schämen Sie sich nicht.

Vor allem Männer, aber bis zu einem gewissen Grad auch Frauen, sind in ihren sexuellen Fantasien abhängiger von Pornos geworden. Das bedeutet, wir fantasieren alle von denselben Szenarien. Sie könnten Ihr Bettleben vermutlich bereichern, wenn Sie die Pornos auf dem Fernsehschirm ausschalten und sie stattdessen in Ihrem Schlafzimmer stattfinden lassen.

Fantasien als mentales Vorspiel

Schreiben Sie mithilfe folgender Tipps spannende mentale Drehbücher über Ihr geheimes Leben:

- Führen Sie ein Notizbuch über Ihre Fantasien und notieren Sie darin erotische Ideen oder Szenarien, die Sie erregend finden. Zensieren Sie sich nicht selbst. In der Fantasie ist alles erlaubt.
- Entwickeln Sie den roten Faden für eine Geschichte – etwas Grundlegendes wie Sex auf einer tropischen Insel oder etwas Aufwendigeres wie eine SM-Szene in einem Verlies – und verwenden Sie diese Fantasie beim Masturbieren, um sich zu erregen.
- Beschwören Sie Fantasien herauf, die Sie hatten, bevor Sie mit Ihrem Partner Sex hatten, und geben Sie Ihrer Erregung damit Starthilfe. Wenn sie beim Masturbieren funktioniert haben, dann funktionieren Sie jetzt auch.

Wenn Sie Ihre sexuellen Fantasien zwar teilen, aber nicht ausleben wollen, erzählen Sie sie Ihrem Partner als erotische Kurzgeschichten. Achten Sie auf seine Reaktionen. Vielleicht findet er sie genauso erregend.

Wenn er kreativ veranlagt ist, können Sie Fantasien entwickeln, die auf Ihren gemeinsamen erotischen Erfahrungen beruhen. Erinnern Sie sich an Ihren ersten Sex oder an eine besonders aufregende Nummer. Schreiben Sie diese Fantasien gemeinsam nieder. Sie werden Sie vielleicht beim Masturbieren oder als mentales Vorspiel benützen.

Zehn Antworten auf eine Frage

Ich habe zehn Frauen in einem Burger-Schnellrestaurant in Los Angeles gefragt:

Was ist Ihre erotische Lieblingsfantasie?

„Fantasien über Essen und Sex. Ich schmiere Karamellsauce und Schlagsahne auf seinen Körper und nasche dann alles weg. Frauen bedecken mich mit Honig und lecken ihn ab. Solche Sachen." – Leanne, 25

„Gruppensex. Große Schwänze, große falsche Plastikbrüste. Kondome fliegen umher. Knieende Frauen, die Schwänze blasen." – Angela, 31

„Sex mit Berühmtheiten. Über Brad Pitt bin ich hinweg. Jetzt sind es vor allem Sexprotze aus dem Fernsehen."
– Carmen, 40

„Sex mit meinem Ex. Mit ihm hatte ich den besten Sex aller Zeiten. Ich stelle mir vor, mit ihm alles zu tun, vor allem Analsex, den ich damals nicht so mochte." – Christina, 33

„Stars. Männliche und weibliche. Lange Zeit stellte ich mir vor, ich wäre in einem Raum mit Jennifer Aniston und Brangelina, und alle mussten mir dienen. Jetzt ist es Patrick Dempsey." – Beth, 49

„Sex am Strand. Immer Sex am Strand. Manchmal ist auch mein Hund dabei." – Jessie, 32

„In meiner Fantasie geht es um eine Besetzungscouch. Auf einem türkisfarbenen Ledersofa trinke ich Sekt mit einem berühmten Regisseur, der seine Hand in meiner Bluse hat und meine Nippel kneift. Er ist glatzköpfig und ein wenig rundlich und ich finde ihn nicht attraktiv. Doch er sagt, ich solle aufstehen, mich auf dem Schreibtisch abstützen und vorbeugen. Das mache ich. Er fickt mich hart von hinten und schlägt dabei die ganze Zeit auf meinen Hintern. Ich fühle mich erniedrigt und geil und feucht, und ich bekomme die Rolle."
– Sara, 23

„Ich bin gefesselt und trage eine Augenbinde. Ein Mann schlägt und küsst mich abwechselnd. Er bringt mich zum Orgasmus, nimmt seine Maske ab und ich entdecke, dass es mein Freund aus der Highschool ist." – Leah, 41

„Ich bin auf einer nackten Bühne, trage nur Highheels und eine Perlenkette. Ich stehe im Scheinwerfer, der so hell strahlt, dass ich das Publikum nicht sehe. Eine männliche Stimme befiehlt mir zu masturbieren, und das tue ich, und ich komme und komme und komme."
– Natalie, 35

„In meiner Lieblingsfantasie habe ich Sex mit einem Mann, den ich nicht kenne, in einem Apartment in Manhattan. Draußen schneit es. Das einzige Geräusch, das im Apartment zu hören ist, ist das Schnalzen seiner Zunge, die meine Pussy leckt." – Marsha, 50

In der Geschichte hat es immer schon Menschen gegeben, die an die Grenzen der Erotik vordrangen. Meistens waren sie reich und mächtig und hatten viel Freizeit. Es ist schwer vorstellbar, dass Bauern bei der Feldarbeit oder Sklaven beim Pyramidenbau die Energie aufbrachten, ihre Sexpartner zu fesseln und ihre Hotspots mit heißem Wachs zu beträufeln. Das relativ angenehme und sichere Leben heutzutage beschert vielen Menschen mehr Freizeit. Wenn man zu dieser Motivation, sexuelles Verlangen auszuleben, noch die höhere Lebenserwartung hinzuzählt, erhält man eine höhere Wahrscheinlichkeit für sexuelle Langeweile. Die Überfülle an Soft- und Hardcore-Pornos versorgt uns mit erotischen Ideen, wie wir Routine hinter uns und Fantasie Wirklichkeit werden lassen können.

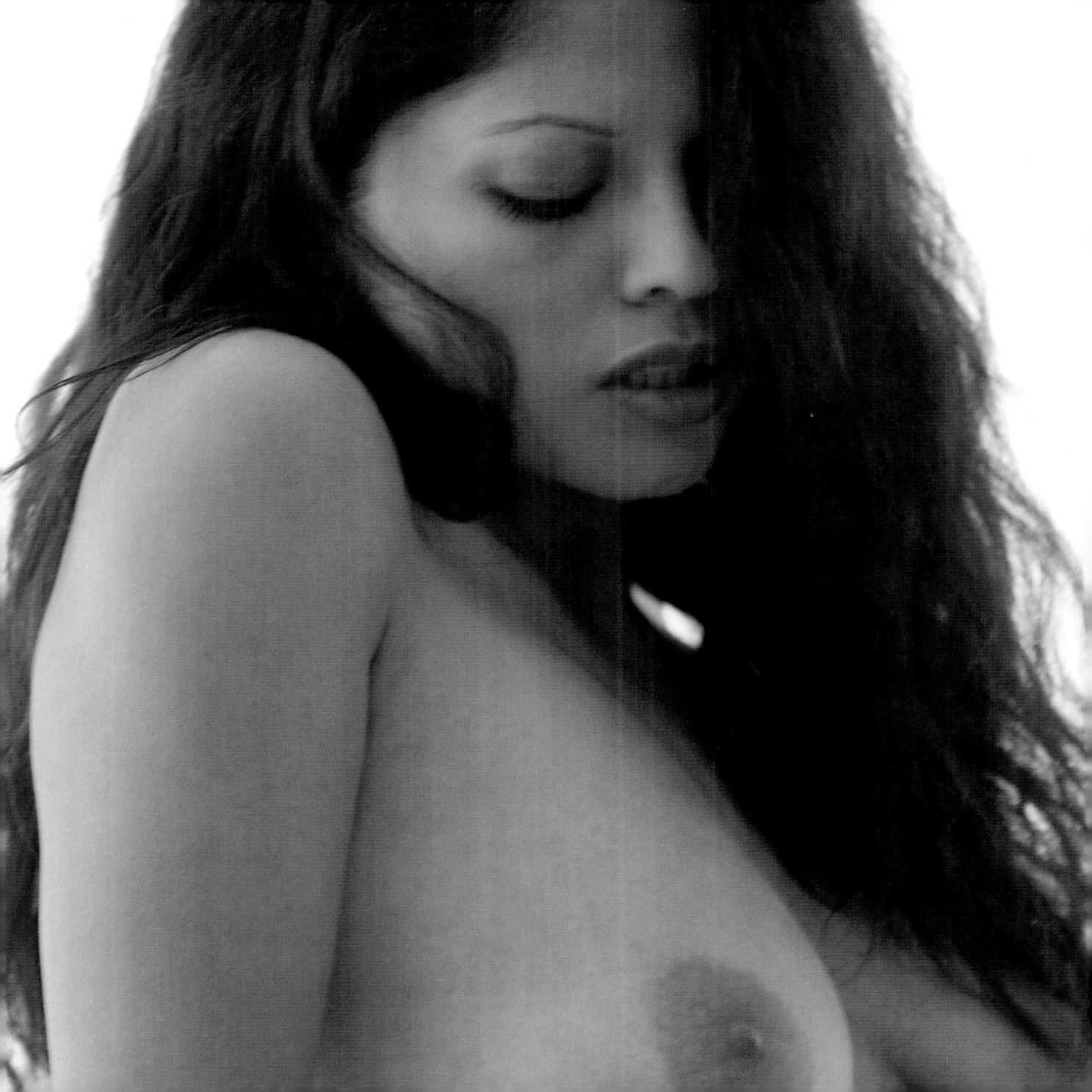

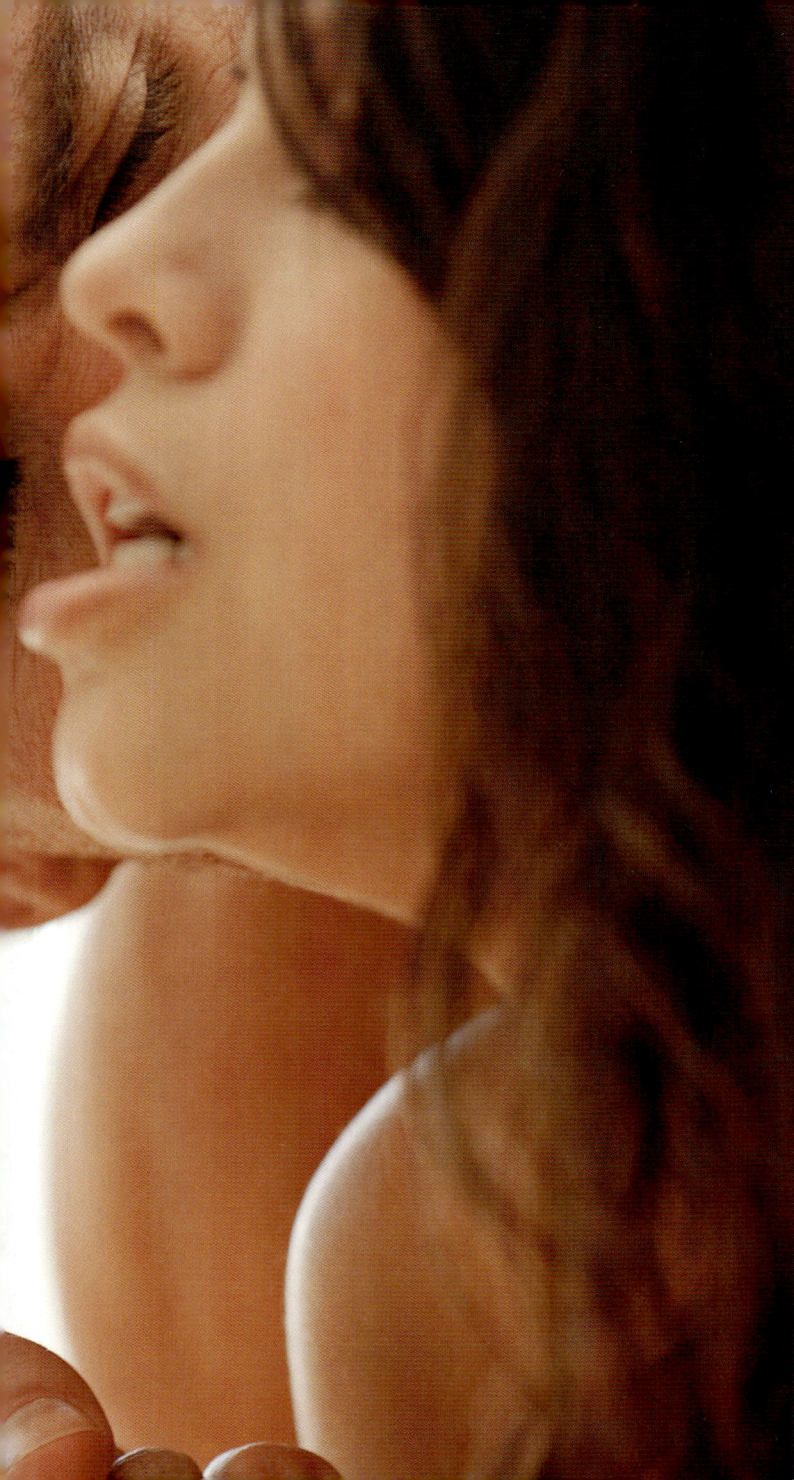

WAHRE GESCHICHTEN ÜBER SEXUELLE SELBSTBESTIMMUNG

Traumszenarien bei Langeweile

So stelle ich mir vor, wie David zu mir kam:

Ein wenig zornig und anfällig für eine Affäre ließ ich mich von ihm wild küssen. Dann schaute er mir tief in die Augen, stöhnte und strich mit seiner Zunge über meine Lippen und meine Zunge. Unser Stolz lag in Fetzen wie die löchrigen Knie abgetragener Jeans, und so fielen wir hemmungslos übereinander her. Er steckte seine Hand zwischen meine feuchten Schenkel, legte seinen Mund an meine Brust. Ich vergrub mein Gesicht in seinem Haar und wusste, wir würden es endlich tun!

Das geschah wirklich: Als ich meine Familie besuchte, begegnete ich ihm bei einer Verlobungsparty, die für seinen Bruder Brian in jenem italienischen Restaurant stattfand, das wir seit der Highschool kannten.

„Gehst du glücklich in deine vierte Ehe?", fragte ich ihn lachend.

„Ich bin nicht glücklich, aber zufrieden", sagte er, eine der ehrlichsten und einsichtsvollsten Bemerkungen, die ich jemals von einem Mann über die Ehe gehört hatte. Wir flirteten und sprachen dann über Fitness.

„Greif mal meinen Schenkel an", sagte ich. „Ich bin stolz auf meine starken Schenkel."

„Wenn ich dich berühre, kommst du hier nicht mehr raus", meinte er. Das wäre okay für mich gewesen.

David und Brian sind alte Schulfreunde von mir. David war Jahre zuvor Objekt meiner Fantasien und Flirts gewesen, als er zum ersten Mal verheiratet war und ich auch. Ich hatte ihn stets nur als den „jüngeren Bruder" gesehen, doch nun wurde Brian für die Dauer meines Heimatbesuchs mein Fantasieliebhaber. Brian strahlt eine souveräne, zurückhaltende Sexualität aus, die sich in meinem Kopf zu einer der Zeichnungen aus dem Kamasutra entfalten durfte.

Erstmals sah ich ihn in einem starken erotischen Traum. Wir lagen einander in den Armen und schmusten miteinander. Mit der Spitze seiner Zunge umrahmte er meine Lippen, zog eine Spur zu meinen Nippeln und wagte sich weiter vor. Er küsste mich abermals und zog mich zu sich. Ich spürte, wie er härter wurde. Ich wollte es so sehr, bekam kaum Luft. Plötzlich setzte er sich aufrecht hin und zog mich auf seinen Schoß.

Die klassische Yab-Yum-Stellung. Wenn Sie das jemals mit jemandem gemacht haben, der eine Ahnung davon hat, wissen Sie, warum ich mitten in einem heftigen Orgasmus aufwachte.

Ich hatte immer schon Fantasieliebhaber, sogar in Konkurrenz zu realen Liebhabern. Halten Sie mich nicht für verdorben oder sexbesessen. Jede Frau hat ihr schmutziges kleines Geheimnis. Manche geben es aber erst zu, wenn sie zu viel getrunken haben.

Fantasielover sind so befriedigend, weil sie uns geben, was wir brauchen, und das nicht nur in unseren erotischen Tagträumen. In meiner unglücklichen Ehe halfen sie mir, die Distanz zu wahren. Manchmal waren sie die ätherische Ausdehnung realer Männer, mit denen ich ins Bett stieg, und die Fantasieszenen waren Wiederholungen der Realität, nur mit besserem Drehbuch. Ich erinnere mich, dass ich komplizierte romantische Geschichten rund um meine außerehelichen Gespielen entwarf. Das bewahrte mich davor, angesichts der Trümmer meiner Ehe zu verzweifeln – oder meinem Mann mit einem stumpfen Gegenstand den Schädel einzuschlagen, weil er die Babysitterinnen verführt hatte.

Die Unerreichbaren (Russell Crowe oder Brad Pitt) und Nichtverfügbaren (David oder Brian) sind ideal als sicherer Hafen für das Verlangen. So ein Lover ist in schlimmen Zeiten eine bessere Ablenkung als das Fernsehen. Oder er kann emotionale Lücken füllen. Und wie viele gibt es davon in unseren Ehen?

Wieder in New York stürzte ich mich in die Reorganisation meines Lebens. Ich dachte, ich hätte David und Brian im Gästezimmer meiner Schwester zurückgelassen, und beschloss, dass es Zeit war, meine Beziehung mit P. zu beenden, dem perfekten Kunsthändler, den ich überall vorzeigen konnte. Ich rief meinen Zweitliebhaber an, einen Limousinenchauffeur, den ich kennen gelernt hatte, als ich mich vom Flughafen abholen ließ, und brachte mein Sexleben in Ordnung.

Ja, er kommt immer, wenn ich ihn anrufe. Und ihm genügt ein karges Programm: Sex in meinem Apartment, ab und an bei mir schlafen und eine gewisse Zuneigung, aber keine häuslichen Fallen wie seinen Lieblingsjuice zu kaufen oder ihm Omelettes zu machen. Er ist ein süßer Kerl, der mir immer eine Rose oder ein Päckchen M&Ms mitbringt. Und er macht Sex wie er seine Limousine fährt: Meine Zufriedenheit ist sein oberstes Ziel, er plant die Route und erwartet keine oder nur wenige Anweisungen von mir. Er ist fast so gut wie ein Fantasielover. Und man weiß ja, was man über Träume sagt, die Wirklichkeit werden.

Bevor ich allein einschlafe, wenn er weg ist, denke ich manchmal an einen der Brüder.

Eines abends rief ich David an. Er fuhr von St. Louis nach Hause, in den Süden von Illinois. Einmal sagte er: „Ich bringe dich zum Lachen." Dann fiel mir auf, dass ich mich mit ihm bei diesem Telefonat mehr verbunden fühlte als mit vielen meiner Liebhaber während des Sex. „Jetzt fahre ich durch die Berge", sagte er, „ich verliere die Verbindung."

Die Verbindung brach ab und er rief nicht mehr an. Ich auch nicht. Auch im realen Leben hatten wir einander verloren. Wir leben nicht am selben Ort, er ist verheiratet und mein Leben ist schön arrangiert, wie die künstlerischen *Boxes* von Joseph Cornell. Er ist kein Mann, den ich in eine Ecke dieser Box stecken könnte. In dieser Nacht schlief ich nicht gut. Ich warf mich herum und träumte von leidenschaftlichem und zugleich überaus zärtlichem Sex mit ihm. Vielleicht dachte ich dabei auch an seinen Bruder. Ich bin nicht mehr sicher.

Danach schlief ich wieder wunderbar. Ich kann wirklich nicht behaupten, dass ich unbedingt mit jemand anderem irgendwo anders sein will. Diese beiden Männer – sie gehören nur in meine Fantasie.

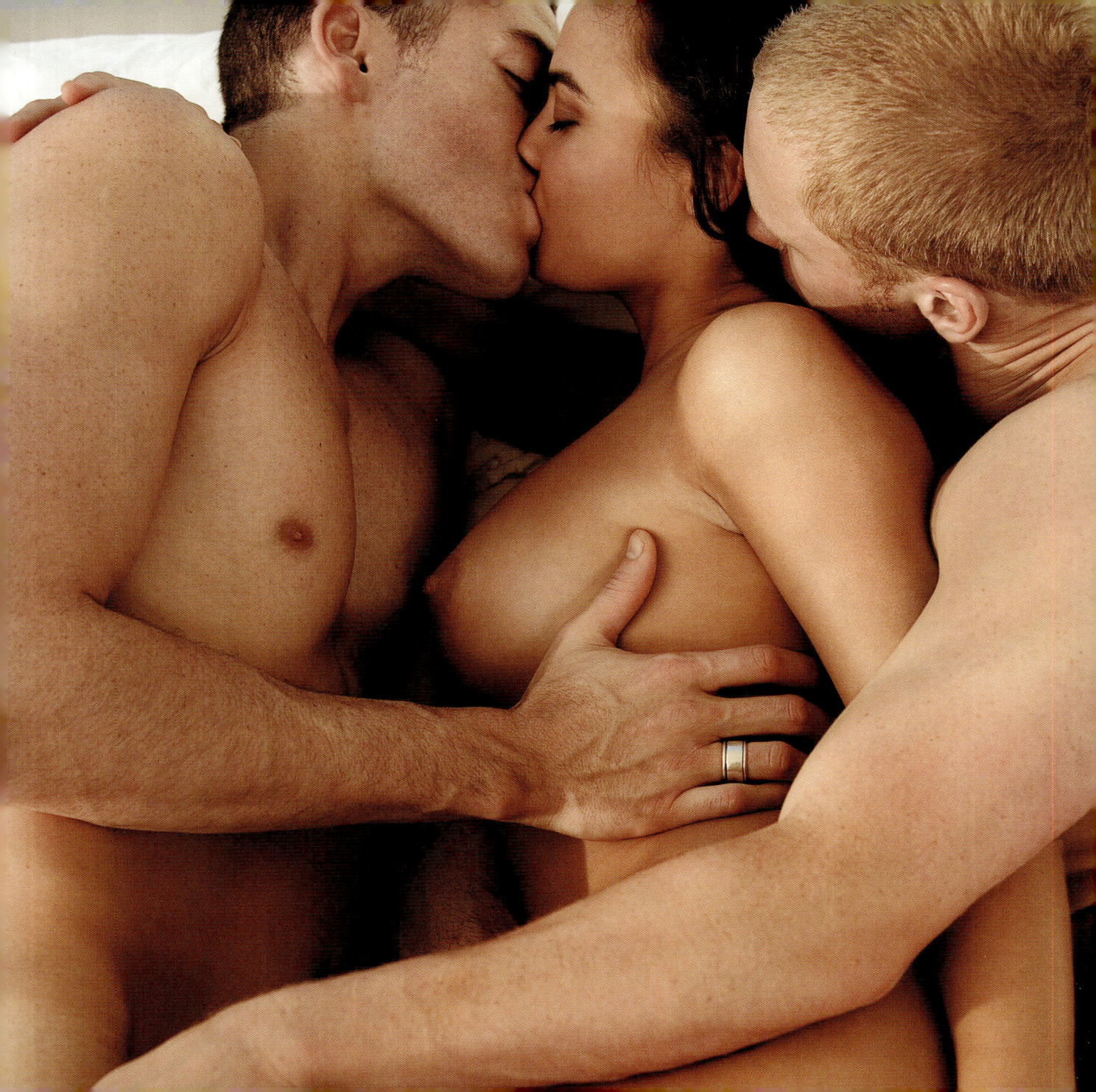

Kapitel 16
SEXUELLE VARIATIONEN: DIE PARTNER

Manche Menschen peppen ihr Sexleben auf, indem sie „perverse" Variationen in ihren *Sex integrieren*. Andere wollen etwas Zusätzliches haben, zusätzlich zu ihrem Partner. Vielleicht reicht ihnen die Lust, die sie in ihrer Partnerschaft erleben, nicht aus, aber sie wollen sie nicht beenden und einigen sich daher darauf, sich auch außerhalb Stimulation zu suchen. (Oder sie fällen diesen Entschluss getrennt voneinander und halten ihren Affären geheim.) Im Fall von unterschiedlichen Lustlevels könnte sich jener Partner, der immer zu wenig Sex kriegt, dazu entschließen, einige seiner Bedürfnisse anderswo zu befriedigen.

Wie auch immer die Logistik aussehen und die Motivation gelagert sein mag, immer mehr Menschen entscheiden sich dafür, in ihrer Beziehung zu bleiben, beteiligen an ihrem Sexualleben aber auch andere.

BISEXUALITÄT

Madonna küsste Britney vor der Kamera. Die Serie *The L Word* war *Sex and the City* mit Lesben. Und Rachels Mutter in *Friends* fühlte sich durch die Aufmerksamkeit anderer Frauen bei einer lesbischen Hochzeit erregt.

Bisexualität ist ein wachsender Trend unter amerikanischen Frauen, aber nicht unter amerikanischen Männern. Interessanterweise wurde männliche Bisexualität in den 1970ern stärker akzeptiert. Im Zuge der feministischen Revolution wurde von Frauen erwartet, dass sie sich entscheiden, ob sie lesbisch oder hetero waren, während Rockstars wie Mick Jagger oder David Bowie die Geschlechtergrenzen verwischten und das androgyne männliche Model zum Objekt der Begierde wurde. (Erinnern Sie sich an die *New York Dolls* unter der Führung von David Johannsen in voller Travestie-Aufmachung?)

Durch die AIDS-Krise wurden androgyne oder offen bisexuelle Männer plötzlich zu Leuten, denen man nicht trauen sollte. Danach folgte die AIDS-Epidemie unter schwarzen Frauen, wobei sich die Medien auf insgeheim schwule Schwarze konzentrierten, die sich in Beziehungen mit Frauen als Sündenböcken versteckten.

Dass Frauen miteinander spielen, wurde immer schon akzeptiert. Männer sehen gern zu. Die Frau-Frau-Kombination ist in den USA so in, dass es sogar einen eigenen Begriff für Frauen gibt, die es noch nicht getan haben, aber neugierig wären: „bi-curious" („bi-neugierig").

Es gibt eine Handvoll Gründe dafür, warum Frauen diese Fantasie gern ausleben:

- **Die emotionale Bindung**
  „Frauen sehnen sich oft nach einer emotionalen Verbindung, die sie von Männern nicht bekommen", sagt Dr. Gina Ogden, Autorin von *The Heart and Soul of Sex* („Herz und Seele des Sex"). „Aus dieser Sehnsucht wird erotisches Verlangen."

- **Der „cool"-Faktor**
  Studentinnen, die sich anfangs in der Stadt unsicher und einsam fühlen, finden Bestätigung und Zugehörigkeit, wenn sie etwas tun, was allgemein als „cool" gilt.

- **Der gemeinsame Zorn auf die Männer**
  Angesichts der Fruchtbarkeitsprobleme ihrer älteren Schwestern fühlen sich junge Frauen unter Druck gesetzt, sich zu binden und fortzupflanzen. Jungs können trotzdem Jungs bleiben – und das viel länger. Wer versteht das besser als eine andere Frau?

- **Das Wesen der weiblichen Sexualität**
  Kinsey war der erste, der konstatierte, dass Frauen von Natur aus eher bisexuell veranlagt sind als Männer. Ob nun aufgrund der Biologie oder wegen der in unserer Kultur herrschenden Homophobie – Männer haben einfach nicht die Bandbreite an Verlangen und Erregungsmustern wie wir sie haben. Die Forschung bestätigt, dass Hetero-Frauen durch „unspezifische" Reize erregt werden können, während Hetero-Männer heterosexuelle Reize brauchen.

FORSCHUNG
Welche Mädchen tun es miteinander?

Demografischen Forschungen des Kinsey-Instituts zufolge schätzen sich 3 Prozent aller Frauen als bisexuell ein, doch 30 Prozent hatten bereits eine gleichgeschlechtliche Erfahrung. Diese Prozentsätze steigen dramatisch an, wenn man nur junge Frauen befragt. Eine Umfrage unter 1.700 College-Studentinnen, die 2006 von SIECUS, dem Sexualinformations- und Beratungsbeirat der USA, durchgeführt wurde, ergab, dass 43 Prozent der Studentinnen zumindest eine bisexuelle Erfahrung gemacht hatten. Der lesbische Freizeitflirt ist so verbreitet, dass ihm sogar ein Akronym gewidmet wurde: LUG, „lesbian until graduation" („lesbisch bis zum Studienabschluss").

Stars stellen ihre eigenen gleichgeschlechtichen Flirts zur Schau. Britney Spears wurde oben ohne in einem Pool fotografiert, als sie eine Frau küsste. Jolie hat zugegeben, mit Frauen rumgemacht zu haben, und über viele weibliche Jungstars gibt es ähnliche Gerüchte. Und bei einer Online-Umfrage unter 10.000 Frauen und Männern auf *straight.com* wählten bisexuelle Frauen Angelina Jolie doppelt so oft wie Johnny Depp als jenen Star, mit dem sie am liebsten Sex haben würden.

„Ich hatte eine typisch lesbische Affäre. Mein Freund machte mit mir Schluss, ich weinte in den Armen meiner Zimmergenossin und wir hatten Sex. Wir beide hatten Männer satt und wurden für mehrere Monate ein Paar, doch der Sex war irgendwie langweilig. Also suchten wir via Internet nach Typen, die sich an einem Dreier beteiligen wollten. Jetzt gehe ich wieder mit Männern."

—Bethany, 29

MEHRERE PARTNER

Serielle Monogamie mit ein wenig Untreue sei die häufigste Beziehungsform, sagt Sexualanthropologin Dr. Helen Fisher. Doch Untreue gilt in der westlichen Welt als Scheidungsgrund. Ergibt das einen Sinn? Wenn Untreue nicht als Verrat gesehen würde, würden viele Paare vielleicht weiter ihre Ehe führen, ihre Affären genießen und neue Arten von Beziehungen erfinden.

Vielleicht aber auch nicht.

Doch es wird immer Menschen geben, die es mit offenen Mehrfachbeziehungen versuchen wollen.

Dreier, Gruppensex, Swingen

Sie können Ihre Beziehung auf mehr als eine Weise erweitern. Durch den Einfluss von Pornos und die Verfügbarkeit gleichgesinnter Sexpartner im Internet wurde Sex mit mehreren Beteiligten für viele zu realen Option. Was auch immer es ist, da draußen scheint es alles zu geben:

- Dreier

  Manchmal ergeben sie sich spontan – zwei Zimmergenossinnen mit einem Freund, so in dieser Art. Öfter sind Dreier jedoch arrangiert, indem zum Beispiel zwei Leute ein Inserat im Internet aufgeben. Am verbreitetsten ist die Kombination von zwei Frauen mit einem Mann. Für ein lesbisches Paar kann das eine Möglichkeit sein, auf sichere Weise mit Heterosexualität zu experimentieren. Bei einem heterosexuellen Paar kann ein Dreier ihre Neugierde und seine Fantasien befriedigen.

- **Gruppensex**

  Ja, er kann sich auch spontan ergeben. Diese Dinge passieren, vor allem jüngeren Menschen. Lesen Sie bloß die Einträge im *Penthouse Forum*. Häufiger aber passiert Gruppensex in diskreten, teuren Sexclubs oder in Privatwohnungen. In der Einladung wird für gewöhnlich klargestellt, welches Verhalten erwünscht ist und welches nicht. Oft stehen SM und Bondage auf der Tagesordnung. Ungeschützter Sex meistens nicht.

- **Swingen**

  Swingen ist ein Lebensstil, keine spontane Erfahrung. Paare gehören lockeren Gruppen oder Clubs an. Die Regeln sind klar: Zwinge deinen Partner nicht dazu, mitzumachen, beteilige dich nicht an unsicheren Sexpraktiken und mische dich nicht in fremde Ehen ein. „Soft Swinger" sehen einander bloß beim Sex zu; „Swapper" tauschen die Partner und ziehen sich in verschiedene Räume zurück, „offene Swinger" tun alles, in Gruppen, mit Partnertausch, im Freien – was sich eben anbietet.

Dreier sind vor allem bei jungen Menschen bis Mitte 30 beliebt. An Gruppensex beteiligen sich mehrheitlich städtische Singles und kinderlose Paare in den 20ern und 30ern. Obwohl die Vertreter großer Swingervereinigungen versuchen, den Eindruck zu erwecken, dass viele junge Paare swingen würden, ist dem eher nicht so.

Dem Swingen frönen hauptsächlich reifere Paare Ende 40 und ältere. Diese Menschen sind zufrieden mit ihrer Ehe, aber unzufrieden mit dem Sex. Die Aufteilung des Vermögens ist nicht besonders reizvoll, gleichzeitig wollen Sie nicht riskieren, dass aus Affären emotionale Beziehungen werden, die ihre Ehe bedrohen – also swingen sie.

Polyamory

Polyamory bedeutet, dass Menschen mehrere sexuelle Beziehungen gleichzeitig haben, und zwar mit Personen, die sie lieben. Während Swinger versuchen, die emotionale Beteiligung so gering wie möglich zu halten, machen polyamor orientierte Leute aus ihren Liebhabern Familienmitglieder. In den Niederlanden wurden erst unlängst drei Menschen zur ersten ehelichen Poly-Gemeinschaft. In solchen Beziehungen geht es genauso viel um Sex wie um Partnerschaft, oft finden sich darin Menschen, die nie genug über Beziehungen sprechen können. Wenn man das Wort „Intimität" fallen lässt, leuchten ihre Augen.

FORSCHUNG
Betrügen im Internet

Die Mehrheit aller Befragten einer Umfrage von MSNBC/iVillage 2007 mit dem Titel „Lust, Love and Loyalty" („Lust, Liebe und Loyalität") fanden harte Worte über verheiratete Menschen, die mit anderen im Internet Kontakt pflegen.

53 Prozent der Männer und 73 Prozent der Frauen gaben an, das es für sie bereits Betrügen wäre, wenn man ein erotisches Mail an einen Arbeitskollegen bzw. eine Arbeitskollegin schickt. Wenn man auch Onlinechats und Webcams berücksichtigt, wandern die Prozentsätze nach oben: 57 Prozent der Männer und 77 Prozent der Frauen verurteilen ein solches Verhalten.

In der Untersuchung wurde nicht gefragt, ob virtuelle Affären bereits „Betrügen" darstellen. Diese Gruppe von Befragten würde jedoch sicherlich mit Ja antworten.

VIRTUELLE PARTNER

Wie groß ist der Einfluss des Internets auf das Sexleben von Frauen?

Positiv ist jedenfalls, dass Sie Zugang zu einer Fülle von Informationen haben – einige davon auch exakt und zuverlässig –, online hochwertiges Sexspielzeug und Pornos kaufen können sowie Gelegenheiten vorfinden, potenzielle Liebhaber kennenzulernen, welche sexuellen Präferenzen Sie auch haben.

Der Nachteil besteht darin, dass auch Ihr Ehemann Zugang zu all diesen Dingen hat. Ihr Mann, der vor einem Onlineporno masturbiert, während Sie sexuell frustriert einschlafen – das könnte eine Folge davon sein. Frauen und Männer, ob sie nun verheiratet oder single sind, gehen mit einem Alias in Chatrooms und flirten stundenlang, ohne sich zu outen. Manche Menschen tauschen sich über ihre Identität aus (zumindest teilweise), haben online Sex, telefonieren oder treffen einander sogar real. Währenddessen liegt neben ihnen im Bett ein atmendes menschliches Wesen – ein Partner, der oft unglücklich über den Mangel an Sex in der Beziehung ist. Für jemanden mit hohem Sexbedürfnis, aber geringem Techno-Interesse kann das sehr irritierend sein.

Die beunruhigendste Online-Sexerfahrung ist die virtuelle Affäre zweier animierter 3D-Charaktere (Avatare) in einem Online-Videospiel, das für manche Spieler so hohes Suchtpotenzial besitzt wie Crack.

Die virtuelle Welt *Second Life* hatte im September 2007 acht Millionen registrierte „Einwohner", die in dieser alternativen Welt Jobs, Hypotheken, Firmen, Freunde, Liebhaber, bisweilen auch Ehemänner bzw. Ehefrauen haben und dort shoppen oder mit dem virtuellen Haustier zum Tierarzt gehen. Die „So-tun-als-ob"-Welt ist nicht einmal eine billige Fantasie. (Stellen Sie sich vor, Sie müssten Ihr Monopoly-Spielgeld zu einem gewissen Kurs mit realem Geld erwerben: Würden Sie dieses Spiel dann jemals spielen?) Fast eine halbe Million „aktive User" verbringen zwischen 20 und 40 Stunden die Woche in *Second Life* und geben Hunderte, in manchen Fällen sogar Tausende Dollar pro Monat aus, um Dinge wie eine exklusive Insel zu erwerben, die an die 500 US-Dollar kostet.

Am 31. August 2007 schrieb eine emotional, psychologisch und intellektuell vernachlässigte Frau, deren Mann eine virtuelle Ehefrau in *Second Life* hat, im Magazin *The Week*: „Dieses andere Leben ist besser als das reale. Niemand wird fett, bekommt graue Haare ... [aber] er hat Sex mit einer Zeichentrickfigur."

Ein weiteres „Aber": Der Avatar, den sich die Leute erschaffen, ist meistens nicht nur jünger und attraktiver als der reale User, sondern gehört manchmal auch dem anderen Geschlecht an.

Hinter der heißen Blondine auf dem Bildschirm könnte sich ein bierbäuchiger Mann Mitte 40 verbergen. Es ist ebenso möglich, dass das Avatar-Pärchen, dass so großartigen Sex hat, von zwei Idioten geschaffen wurde, die im realen Leben kein Date zustande bringen.

Was bringt jemanden dazu, sich in eine solche Fantasiewelt buchstäblich einzukaufen?

„Hier, in dieser Welt, habe ich die absolute Kontrolle", erklärte einer derjenigen, die viel Geld dorthin tragen.

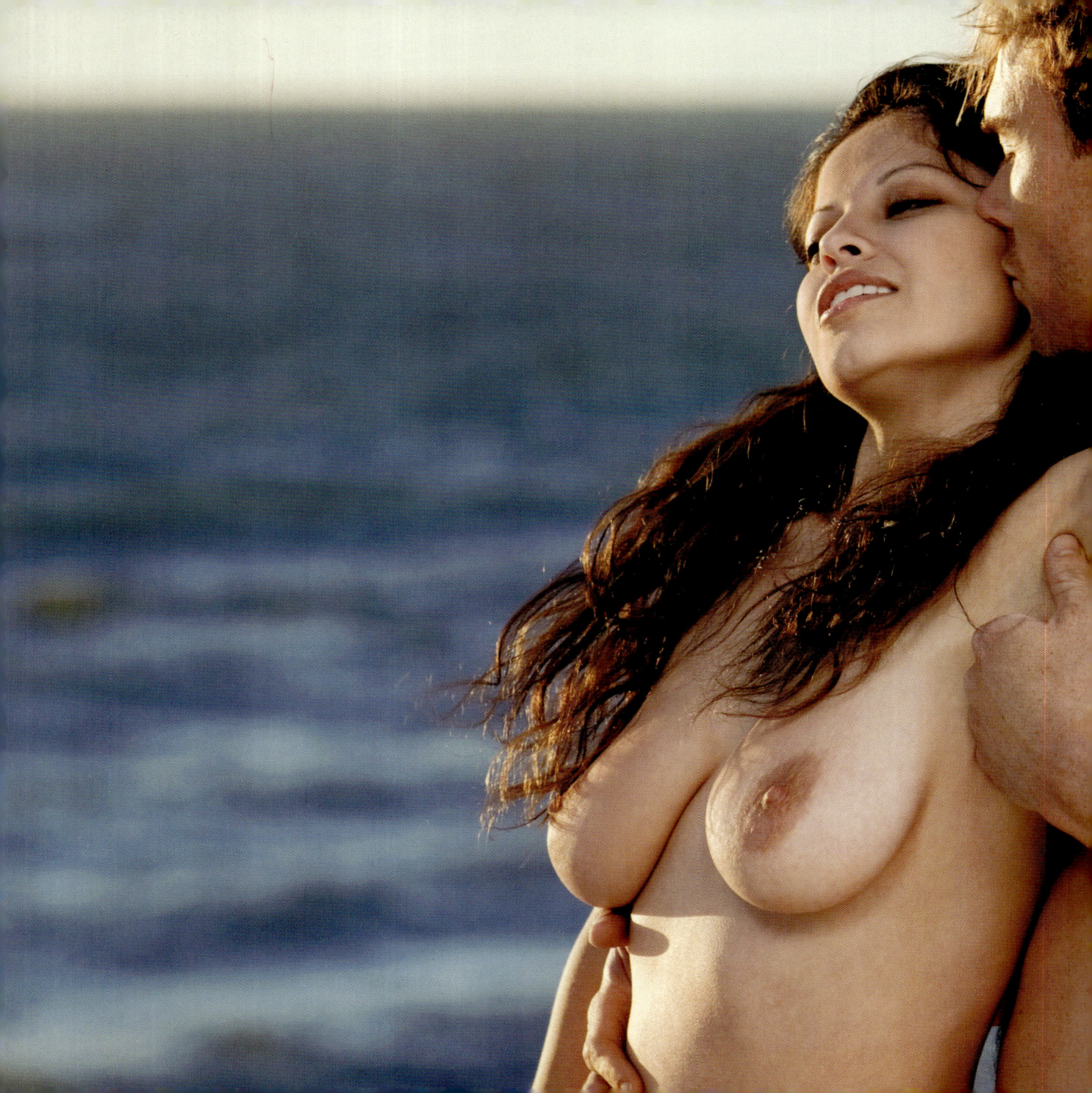

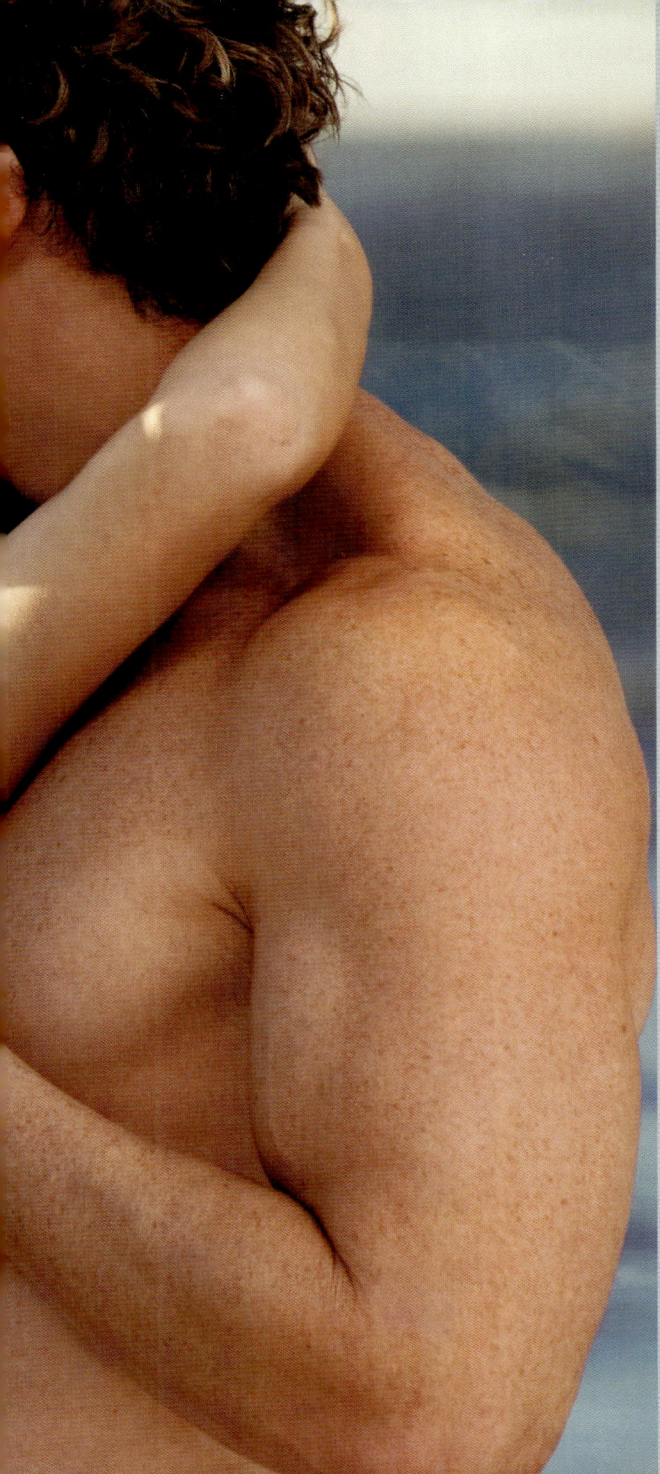

TEIL 4
PHASEN DER SEXUALITÄT

Wie können Frauen ihre eigene Sexualität erforschen und zugleich durch unsere Sexualkultur navigieren?

Ich hoffe, dass Ihnen die ersten beiden Kapitel der *Sexbibel für Frauen* einen Einblick in weibliches Verlangen, Erregung und Orgasmus gegeben haben sowie einen Überblick über den Einfluss der Hormone auf Reproduktionszyklus, Schwangerschaft und Menopause. Diese Biologie ist die Basis Ihres Sexlebens. Ihre sexuellen Phasen entwickeln sich anhand von Meilensteinen entlang dieser Grundlinie, wie die Striche, die Eltern am Türrahmen ziehen, wenn sie wissen wollen, wie groß ihr Kind geworden ist.

Doch es gibt noch andere Primärfaktoren, die sich auf Ihr Sexleben auswirken und bestimmen, wie Sie auf die einzelnen Phasen reagieren, etwa Ihre individuelle Veranlagung und die Kultur, in der Sie diese Phasen durchleben. Zu Ihrer Veranlagung zählen die Gene, das psychologische Profil, Ihre sexuelle Entwicklung und Erfahrungen, z. B. wie Sie über Sex aufgeklärt wurden.

In unserer modernen urbanen Kultur haben junge Frauen viel mehr Auswahl und Gelegenheiten in Bezug auf das Thema Sex als alle vorhergehenden Frauengenerationen. Das gilt sogar für weniger freie Gesellschaften. Am stärksten spüren Frauen auf dem Land, schlecht gebildete Frauen und Frauen, die selbst wenig oder kein Geld haben, den Druck des Puritanismus in der jeweiligen kulturellen Ausprägung.

Sie haben die Freiheit und die Macht, Ihre sexuellen Phasen zu gestalten. Die Berichte von Frauen, die Sie in diesem Kapitel und anderswo im Buch lesen können, sollen nicht als Definition einer bestimmten Phase dienen. Es sind Schnappschüsse aus persönlichen Geschichten.

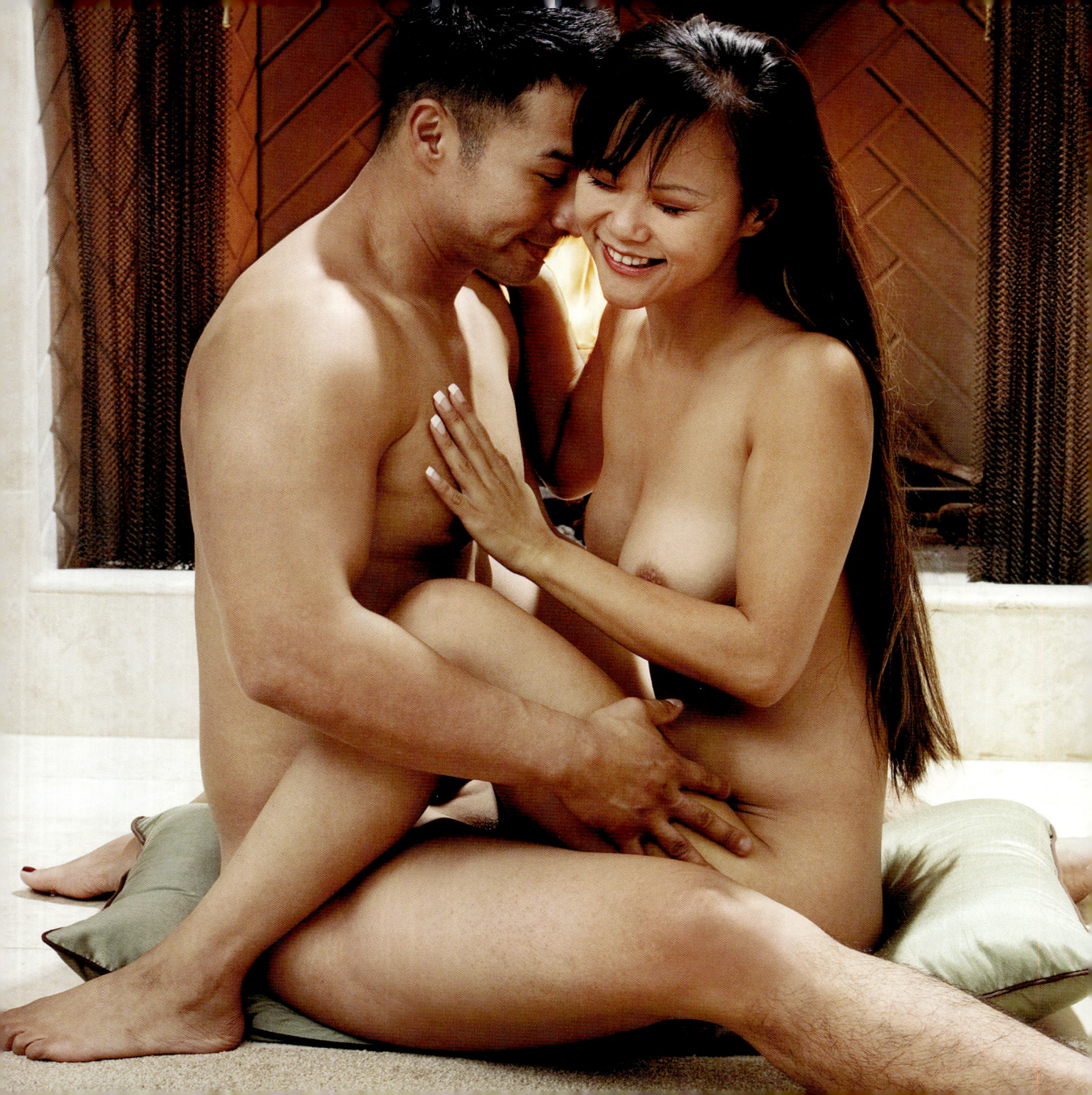

Kapitel 17
DIE FRÜHE PHASE

Die *weibliche Sexualität beginnt im Mutterleib, wenn die zwei X-Chromosomen zusammenkommen und das Geschlecht festlegen.* Dann sagt der Arzt am Ultraschallgerät: „Es ist ein Mädchen", und die Zuschreibungen beginnen. Vom Wachsen der Brüste und der Schambehaarung über die ersten Masturbationserfahrungen bis zum Verlust der Jungfräulichkeit führt Sie Ihr Körper zur sexuellen Weiblichkeit.

Wie Sie den Körper dieser jungen Frau erforschen und seine Lust entdecken, bleibt Ihnen überlassen.

DATES UND BEZIEHUNGEN IM 21. JAHRHUNDERT

Verheiratete haben mehr Sex (etwa 98 Mal pro Jahr gegenüber Singles mit 49 Mal im Jahr), aber Singles haben *besseren* Sex – oder?

Einer Umfrage des *British Medical Journal* aus dem Jahr 2005 zufolge berichten verheiratete Frauen signifikant öfter über Probleme in ihrem Sexleben als Singles. Haben sie mehr oder erzählen sie nur eher davon?

Alles in allem *könnten* Singlefrauen besseren Sex haben, weil sie auf dem großen Hoch der NBE in ihrer Verlangenskurve segeln – und diese, wenn das Hoch nachlässt, zugunsten eines neuen Hochs mit einem neuen Partner verlassen. Was viele Singlefrauen nicht mehr haben, sind traditionelle Dates. Tatsächlich könnten Rendezvous unter jungen Leuten aussterben. Sie schleppen jemanden ab, rufen einen „Freund mit Extras" an, verabreden sich online zu einem Powersextreffen oder checken die Profile auf LovePoint.de.

Haben junge Frauen heute noch Dates und Beziehungen oder nur noch unzusammenhängende sexuelle Kontakte? Und was genau heißt das eigentlich, dass Singles „besseren" Sex haben? Man fragt sich, ob all die Behauptungen über besseren Singlesex wirklich wahr sind und ob junge Frauen beim Sex wirklich bekommen, was sie wollen. Okay, vielleicht können junge Singlefrauen heute einfach ausgehen und bedingungslosen Sex haben, mit wem sie wollen. Aber was ist, wenn sie keinen Mann finden, der mit ihnen zusammensein oder ihnen geben will, was sie sexuell und emotionell brauchen? Von Jungs, die sich mehrfach mit ihnen verabreden, sprechen wir noch gar nicht. Das klingt nicht sehr befreit. Und haben junge Frauen denn überhaupt *guten* Gelegenheitssex? Kommen sie leichter zum Orgasmus, nur weil sie ständig den Kitzel der ersten Begegnung verspüren? Auf diese faszinierenden Fragen gibt es keine eindeutigen Antworten.

ABSCHLEPPEN

Jemanden „abzuschleppen", ist für junge Männer und Frauen heute typisch: Sie gehen alleine oder in Gruppen in Clubs und Bars, wo sie sich mit jemandem zwecks Sex zusammentun, ohne tiefergehende Fragen. Der Sex besteht meistens in einem Blowjob oder Verkehr ohne besonderes Vorspiel. Abschleppen beginnt in der Sekundarstufe, dauert in der Oberstufe an und existiert auch in vielen großstädtischen Gruppen.

Rund um das Thema entspannen sich heftige Debatten unter Frauen, darunter auch Feministinnen.

Wenn es um weibliches Sexualverhalten geht, gestaltet sich die Diskussion stets folgendermaßen: diejenigen, die Aspekte der traditionellen Moralvorstellungen vertreten, gegen diejenigen, die meinen, dass eine Frau Sex haben kann, wann sie will, wo sie will und mit wem sie will. In Wahrheit liegt zwischen diesen Extremen eine große Grauzone und es ist schwierig, sich darin zurechtzufinden.

2006 führte das Buch *Unhooked: How Young Women Pursue Sex, Delay Love, and Lose at Both* („Sitzengeblieben. Wie junge Frauen Sex haben, Beziehungen vermeiden und bei beidem nur verlieren") von Laura Sessions Stepp zu einem Aufleben der Debatte. Stepp, Reporterin der *Washington Post* und alt genug, um Mutter von pubertären Jugendlichen zu sein, interviewte Mädchen zur Abschlepp-Kultur, die ihr Sexleben definiert. Ihre Kritiker sehen in Stepp die hysterische, einschränkende Mutterfigur. Obwohl das natürlich polemisch und übertrieben ist, ist die Kritik nicht unbegründet. Journalistinnen wie Meghan O'Rourke (schreibt für *Slate*) und Nona Willis-Abonowitz (*New York Observer*) meinen, die Mädchen wollen doch nur Spaß haben, und kritisieren Stepp wegen ihrer prüden Ansichten – eine Position, die selbst durchaus angreifbar ist. Denn: Wie definieren junge Mädchen Spaß? Gehört dazu auch ein Orgasmus oder nicht?

Ich verfolge jede Runde dieser Diskussionen und frage mich, wieso niemand jene Frage stellt, die doch das zentrale Thema hier zu sein scheint: Haben junge Frauen beim Sex mit jemandem, den sie abgeschleppt haben, einen Orgasmus?

Was haben junge Frauen davon, wenn ihre Bedürfnisse nicht erfüllt werden? Werden sie im Grunde genommen nicht einfach nur von jungen Männern ausgenützt, und all das im Namen der „sexuellen Hemmungslosigkeit"?

Leider weiß man all das nicht. In Steps Buch findet sich im Register nicht einmal ein Eintrag zum Thema Orgasmus. Auch ihre Kritikerinnen sprechen nicht darüber.

Folgendes wissen wir jedoch aus Studien über das Sexualverhalten von jungen Frauen: Meistens haben Sie bei Gelegenheitssex keinen Orgasmus, vor allem nicht, wenn Alkohol konsumiert wird, wie das bei jungen Leuten, die in Bars und Clubs rumhängen, üblich ist.

Junge Frauen sind klug genug, um zu wissen, dass ein Blowjob in Bezug auf Geschlechtskrankheiten weniger riskant ist (obwohl nicht ganz ohne Risiko) als Geschlechtsverkehr. Nur knapp 25 Prozent der Frauen kommen allein durch Verkehr zum Orgasmus, noch weniger bei Blowjobs. Wenn Sie denken, junge Frauen würde sich selbst klitoral stimulieren, wenn sie mit einem Fremden Sex haben, dann lassen Sie die Mädchen erst mal ausnüchtern und fragen Sie sie dann: Sie tun es nicht.

„Wenn Abschleppen genauso bedeutet ‚er leckte sie und sie kam, aber er nicht' wie ‚sie blies ihn und er kam, sie nicht', dann können wir sagen: ‚Ja, Abschleppen ist eine befreiende Erfahrung'."

— Carlin Ross, CEO und Gründerin von *newcherrybomb.com*

FÜR FORTGESCHRITTENE
REQUISITEN FÜR DAS ABSCHLEPPEN

Sie können ihre Orgasmusgarantie in einer kleinen Handtasche mitnehmen. Was Sie dazu benötigen, braucht nicht mehr Platz als Ihre Kondome. Wenn Sie jemanden zum Orgasmus bringen, sollten Sie auch einen haben.

Packen Sie folgende Accessoires ein:

- Einen Vibrator, der wie ein Lippenstift aussieht
- Einen vibrierenden Einmal-Penisring
- Einen Fingervibrator
- Eine kleine Dose (wie für Lippgloss) mit einem Gel, das Ihre Klitoris anheizt (Sie können es auch im Internet kaufen).

Der Punkt ist: Kommen Sie auch.

Das gibt Ihnen die Kraft, dem nächsten Mann zu sagen, er soll sich um Sie und Ihren Orgasmus kümmern. Lassen Sie uns doch eine Kurzbezeichnung für Cunnilingus erfinden, die es mit dem „Blowjob" aufnehmen kann!

FREUNDSCHAFT MIT EXTRAS

Menschen, die eine Weile single waren, haben für gewöhnlich Freundschaften mit Extras. Manche Frauen in den 20ern bezeichnen sie sogar ungeniert als „Fickfreunde".

Was genau ist das, Freundschaft mit Extras? Das ist eine länger dauernde sexuelle Beziehung ohne Komplikationen, Versprechungen oder Verpflichtungen. Sex ohne Bedingungen. Eine Aufforderung zum Sex, ohne dafür über Nacht bleiben zu müssen. Keine Verabredungen, keine Blumen. Klingt wie ein männlicher Feuchttraum, oder? Und was hat eine Frau davon?

Wir wollen auch nicht immer Versprechungen und Blumen. Manchmal sind auch wir einfach nur geil. Ein Freund mit Extras ist ein verlässlicher Sexpartner, der Sie auch küssen und umarmen kann. Mit anderen Worten: Sex auf eine andere Weise als die, die Sie jeden Abend mit Ihrem Vibrator haben.

Und diesem Kerl können Sie sagen, was Sie im Bett wollen und brauchen.

Sie dürfen Regeln aufstellen, die Typen wissen das. Machen Sie ihm die Regeln klar. Kein Bleiben über Nacht, keine Anrufe nach Mitternacht, jedes Mal frische Bettwäsche – was immer Sie wollen. Sprechen Sie es aus.

SEXGÖTTINNEN

Mach's mir – und mach's mir gut. Der Feminismus ist da.

Wie das junge Teufelsweib in der TV-Serie *Californication* beherrscht die Sexgöttin von heute das Tanzen an der Stange ebenso wie den Striptease, sie beißt, schlägt und sorgt dafür, dass ein Mann noch Tage später seine Nippel und seinen Arsch spürt. Sie trägt heiße Dessous, besitzt eine beeindruckende Sextoy-Sammlung, und hat in ihrem Nachttisch Kondome in allen Formen und Größen. Sie ist ein Avatar aus Fleisch und Blut.

Ist sie die jüngste Verkörperung der „neuen Frau"? Sie ist sicherlich ein Vorbild für junge Frauen, die in diese Rolle schlüpfen wollen. Doch jede Generation junger Frauen hat ihre eigene Version der „neuen Frau". Und wie viele von uns waren wirklich so, auch wenn wir uns in diese Rolle begaben?

Ein Freund Mitte 30 meinte, dass junge Frauen, die mit allem experimentieren, von Bisexualität bis zu SM, letztlich verheiratet und mit Kindern in einer Kleinstadt enden, und „verzweifelt hoffen, dass Mann und Kinder niemals herausfinden, was Mami in ihrer Jugend getrieben hat". In der Bindungsphase „arbeiten" Frauen an ihren Ehen, bringen Kinder zur Welt – und sind sexuell konservativer als je zuvor oder danach. Es ist jedoch schwer zu glauben, dass sie ihr Sexspielzeug völlig vergessen und nicht gern noch gelegentlich ein nacktes Hinterteil versohlen – wollen wir es hoffen!

> „Sexy 9.0 ist eine völlig neue Art weiblicher Geilheit – es heißt, die Kontrolle zu übernehmen, ist ein Ich-bin-eine-Frau-sieh-mir-beim-Tanz-an-der-Stange-zu-Gefühl, das viele Frauen ausstrahlen ... und wenn ich raten müsste, wer für diese neue Einstellung zum Sex verantwortlich ist, würde ich auf das Internet tippen – diese großartige, manchmal schmutzige Hochburg des Exhibitionismus."
>
> — „Jake", männlicher Kolumnist des Magazins *Glamour*

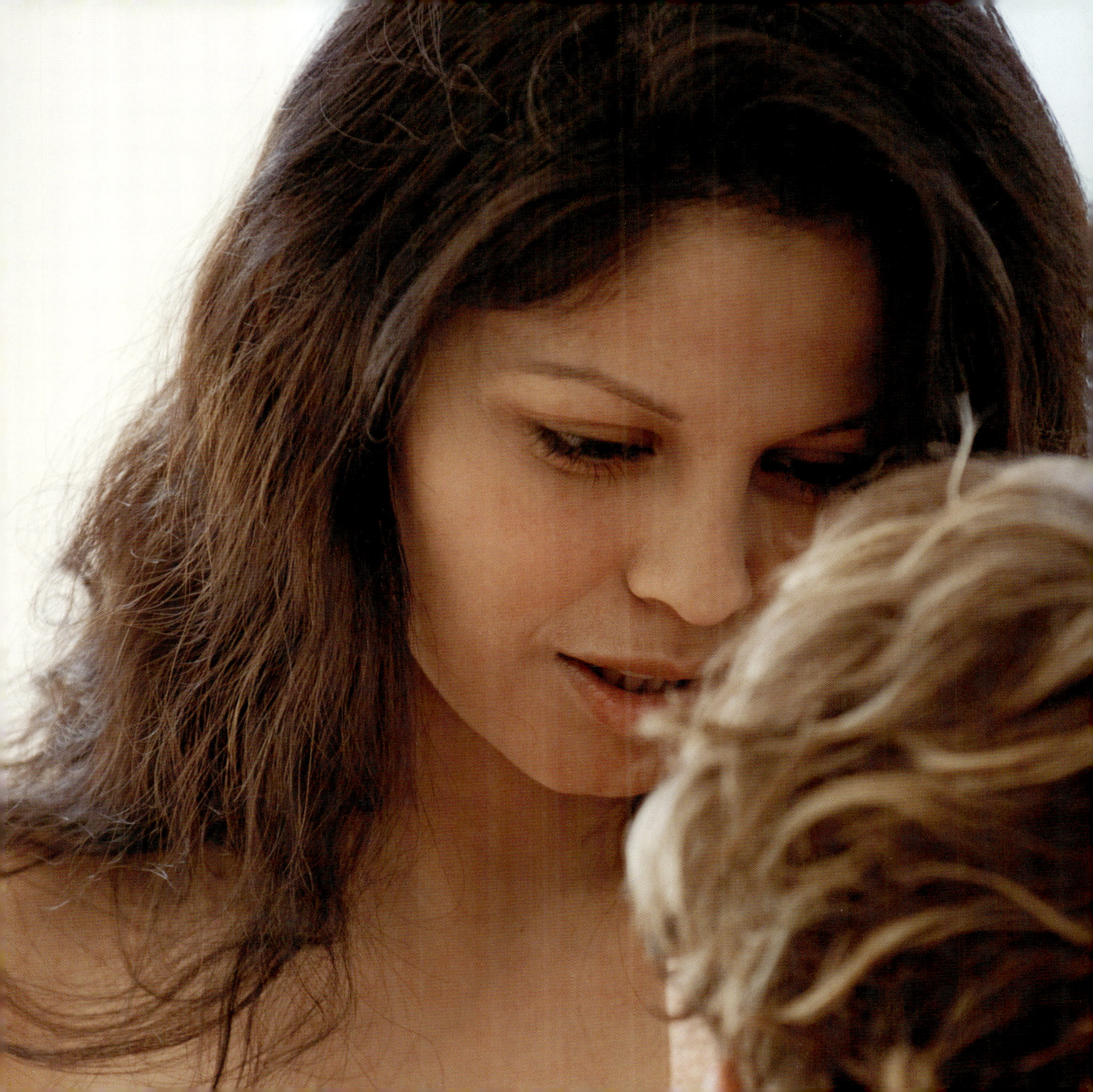

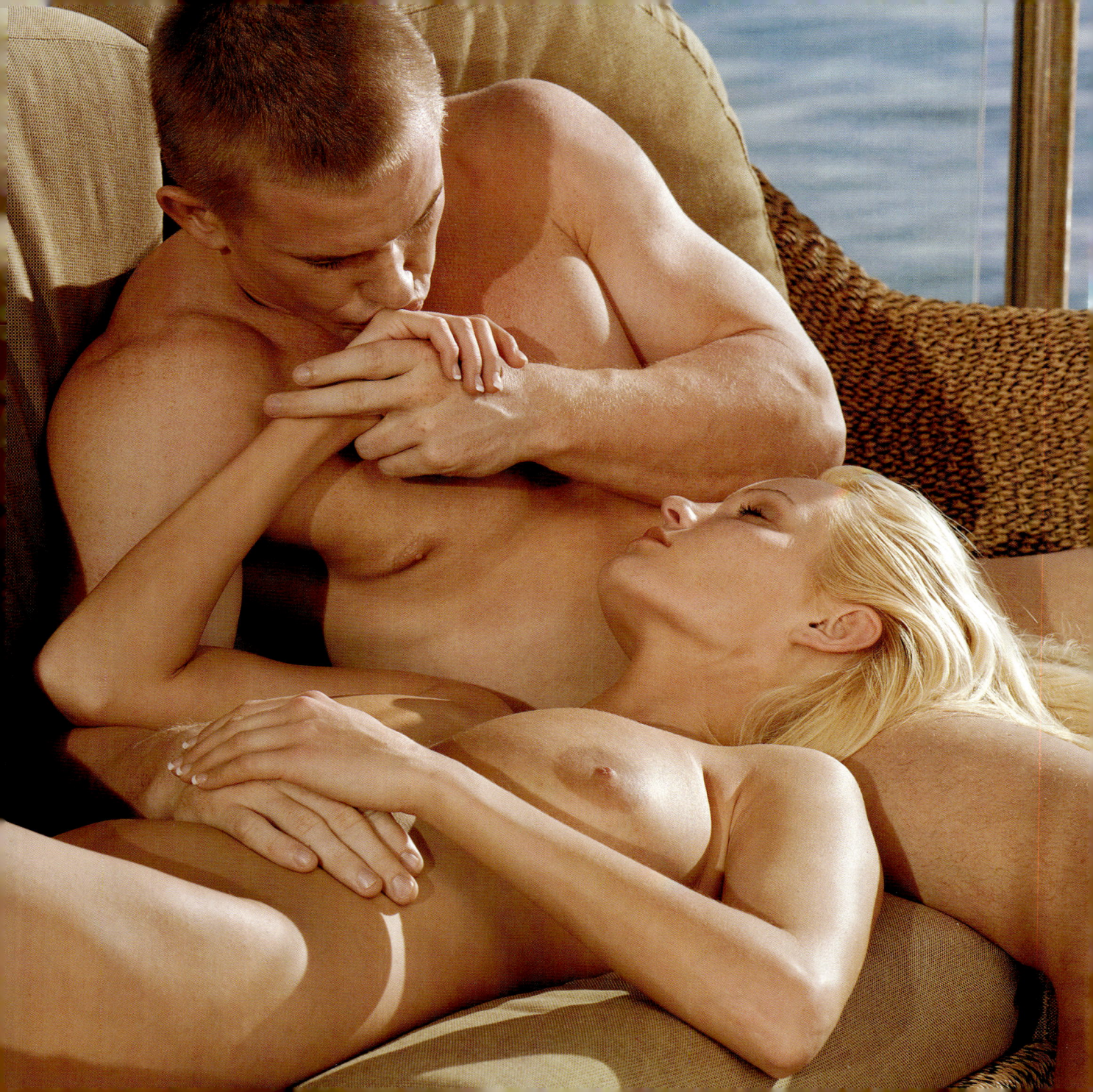

Kapitel 18
DIE BINDUNGSPHASE

Von Anfang 30 bis Mitte 40 läuft das Leben oft unter dem Motto „Verheiratet mit Kindern". Die meisten Frauen lassen sich in dieser Phase des Lebens auf eine langfristige Beziehung ein, heiraten oder haben Kinder. Es ist nicht sehr wahrscheinlich, dass Sie diese Lebensphase durchlaufen, ohne irgendeine Art von Verpflichtung einzugehen. Obwohl Sie nun in der Bindungsphase sind, heißt das nicht automatisch, dass Ihr Sexleben den Höhepunkt überschritten hat, weil Ihr jugendliches Singledasein zu Ende ist. Wenn es darum geht, wer den besseren Sex hat, dann würde ich auf junge verheiratete Paare tippen (gemeinsam mit älteren Singles, aber dazu im nächsten Kapitel).

Verheiratet oder single, Mutter oder nicht – nach ihrem 30. Geburtstag haben viele Frauen das Gefühl, sie würden sexuell zu sich selbst finden. Ein größeres Selbstvertrauen ist vielleicht der größte Verstärker für die Libido. Mit 30 sind viele Frauen selbstsicherer und zufriedener mit sich und sie stehen zu sich selbst. Das macht sich häufig in größerem sexuellen Selbstbewusstsein bemerkbar. Andere gemeinsame Erfahrungen in dieser Phase sind „das verflixte dritte Jahr", der „Befruchtungssex", der „Mami-Faktor" und Affären.

Diese Phase im weiblichen Sexualleben birgt große Vorteile ebenso wie heftige Enttäuschungen.

DAS VERFLIXTE DRITTE JAHR

Wie bereits im ersten Teil dieses Buches dargestellt, geht der am Anfang einer Beziehung stark erhöhte Hormonspiegel nach einiger Zeit zurück. Wenn die anfängliche Faszination vorüber ist, gehen viele Beziehungen auseinander. Sicherlich sind einige gescheiterte Jungehen (keine Kinder, kein Besitz) dem Irrglauben zuzuschreiben, dass Liebe bedeuten würde, man müsste niemals sagen, dass man keine Lust hat. Andere Menschen sehen sich im Stillen anderswo um. Und viele sehen das verflixte dritte Jahr als den wahren Beginn ihrer Beziehung und als Chance, die Partnerschaft sexuell und emotional auf eine höhere Stufe zu heben.

Muss die Behauptung, dass Sex in einer Langzeitbeziehung unweigerlich langweilig wird, unbedingt wahr werden? Natürlich flaut die sexuelle Erregung ab, wenn die Beziehung nicht mehr so neu ist, oder wenn eine Ehe bereits mehrere Jahre dauert. Aber dafür kommt eine neue Dimension ins Spiel, die ihre eigenen Vorteile hat: An diesem Punkt haben Paare die Chance, nach dem Rausch des Neuen nun die Gelegenheit zu ergreifen, um herauszufinden, was den anderen wirklich heiß macht. Dadurch können sie ihr Sexleben immens bereichern. Das scheint etwas zu sein, was sich nur im Lauf der Zeit aufbauen lässt.

Irgendwann, so etwa nach drei Jahren, werden Sie trotzdem feststellen, dass Sie nicht mehr auf dem Höhepunkt Ihrer Verlangenskurve leben. Sie sehnen sich nicht mehr so oft nach Sex, aber wenn Sie Sex haben, ist er noch immer gut. Um den Drive nicht zu verlieren, versuchen Sie es mit folgenden Vorschlägen:

- **Warten Sie nicht darauf, dass Sie Ihr sexuelles Verlangen spontan überfällt.**

  Tun Sie es einfach. Ihr Verlangen liegt ganz knapp unter Ihrer Haut. Streichen Sie darüber und finden Sie es!

- **Keine Panik.**

  An diesem Punkt des Spiels schalten viele Frauen auf Beziehungskrisenmodus. Sie halten Ausschau nach Zeichen, dass er sie (nicht mehr) liebt, das er sie (nicht) betrügt. Sie klammern, wenn sie sich entspannen und loslassen und darauf vertrauen sollten, dass ihr Mann und ihr Verlangen einfach da sein werden.

- **Widmen Sie sich selbst Zeit und Energie.**

  Belegen Sie einen Kurs. Trainieren Sie. Betreiben Sie Sport. Lesen Sie einen Roman.

- **Erlernen Sie neue Sextechniken.**

  Und tun Sie es nicht, um ihn festhalten, beeindrucken oder ihm gefallen wollen. Tun Sie es, um Ihr Sexleben zu bereichern.

FÜR FORTGESCHRITTENE
SCHNELLSEX

In der Bindungsphase Zeit für Sex zu finden, kann zu einem großen Problem werden. Manchmal wollen Sie mehr Sex, sind aber durch Ihre Pflichten im Beruf, im Haushalt und mit den Kindern überlastet. Wenn Ihnen das bekannt vorkommt, ist es Zeit, die Dinge zu beschleunigen! Zwei Dinge sind entscheidend, damit Schnellsex funktioniert:

1. Holen Sie sich Ihr Vorspiel, wann und wie es nur möglich ist. (Erinnern Sie sich an Kapitel 11?)
2. Tragen Sie einen Fingervibrator und setzen Sie ihn an Ihrer Klitoris ein.

Ganz zu schweigen von:

Vorbeugen ist die beste Schnellsex-Stellung: Das ist die einfachste Variation der klassischen Stellung im Stehen. Er hält Sie an den Hüften und dringt von hinten in Sie ein, während Sie Ihren Oberkörper nach vorne beugen. Wenn Sie sehr gelenkig sind, können Sie sich zu Ihren Zehen Strecken (wie bei gewissen Fitnessübungen). Oder Sie lehnen sich gegen ein Bett oder einen Stuhl.

Eine Hand wäscht die andere: Handjobs verdienen mehr Respekt als ihnen für gewöhnlich zuteil wird – sie können viel Spaß machen und sehr befriedigend sein. Sie lockern die Dinge auf und bereichern Ihr sexuelles Repertoire, falls sie und Ihr Partner mal sexmäßig nicht aus den eingefahrenen Gleisen rauskommen (was in der Bindungsphase auch passieren kann, wenn Sie müde und ausgebrannt sind). Kombinieren Sie leidenschaftliches Küssen mit manueller Stimulation bis zum Orgasmus. Ein vibrierender Penisring für ihn und ein Fingervibrator für Sie macht die Sache noch schneller.

Wechseln Sie sich ab: In diesem Szenario bringen Sie ihn heute Abend oral zum Orgasmus. Morgen revanchiert er sich dafür bei Ihnen. Und vergessen Sie nicht auf Ihren neuen besten Freund: den Fingervibrator.

TECHNIKEN FÜR MEISTERINNEN

Wenn Sie in diesem Lebensabschnitt in eine ruhige Langzeitbeziehung kippen, muss das nicht heißen, dass Sie sich nun langweilen und unbefriedigt sind. Anstatt sich mit weniger Sex oder Verlangen zufriedenzugeben, sollten Sie das Beste aus der Situation machen, indem Sie Ihre Erfahrungen und Ihre Techniken verfeinern. Immer schon hat es Frauen mit besonderen erotischen Fähigkeiten gegeben. Holen Sie sich von ihnen Tipps und erfahren Sie, wieso die, die diese Fähigkeiten beherrschten, so begehrt waren!

Karezza

Dieses Wort kommt aus dem Italienischen und bedeutet „Zärtlichkeit". Die Technik des *Karezza* stammt aus antiken taoistischen und tantrischen Lehren der Erotik, die von zwei Amerikanern, einem Seelsorger und einer Ärztin, adaptiert wurden. Dr. Alice Bunker Stockham wurde 1883 gefeiert, weil sie eine „neue Technik" entwickelt hätte, die „für ein glückliches und ausgeglichenes Sexleben in der Ehe sorgt." Stockham gab später zu, dass sie alles einer Schrift über Geburtenkontrolle, verfasst von einem Gründungsmitglied der Oneida-Gemeinschaft, entnommen hatte. Sie hatte ihm bloß den sinnlichen Namen gegeben.

Karezza verlängert den Verkehr und fördert längere Orgasmen. Wenn Sie an östlichen Liebestechniken interessiert sind, beginnen Sie mit dieser und der Yab-Yum-Stellung, die auf Seite 154 erklärt wird.

Kabbazah

Vor Tausenden Jahren wurde eine Frau, die die Kunst des *pompoir* – die Kontrolle des PC-Muskels beim Verkehr – beherrschte, *Kabazzah* genannt: „eine, die hält." Kabazzahs wurden hoch geschätzt, weil sie so geschickt waren. Ihr Lebensstil ähnelte dem heutiger westlicher Callgirls.

Als beliebte Technik zur Orgasmus-Verlängerung für ihn war Kabbazah lange Zeit eine asiatische Spezialität, von den Tempelprostituierten Indiens bis hin zu modernen Prostituierten in Japan.

Kabbazah erfordert Folgendes:
- Er muss geistig und körperlich total entspannt und aufnahmebereit sein. Seine Passivität ist überaus wichtig.
- Sie muss eine trainierte Vagina besitzen. Eine Frau kann Kabbazah erst ausüben, wenn sie Ihren PC-Muskel mithilfe von Kegeln mindestens drei bis fünf Wochen lang trainiert hat.

Die Stellungen „Frau oben" und „Im Sitzen" eignen sich für Kabbazah am besten.

FÜR FORTGESCHRITTENE
Setzen Sie bei Karezza oder Kabbazah die O-Schleife ein. Sie werden Ihren Erregungsfokus beibehalten und intensiver kommen.

SEX ZWECKS EMPFÄNGNIS

Heute haben mehr Frauen als früher Probleme, schwanger zu werden. Dafür gibt es verschiedene Gründe. Aus biologischer Sicht empfängt ein Frau am ehesten Anfang 20. Aus kulturellen Gründen wird sie erst einige (oder viele) Jahre später dazu bereit sein. Die Medien neigen dazu, Fruchtbarkeitsprobleme auf Erfolgsstorys zu reduzieren und die schmerzhaften Details und gescheiterten Versuche, schwanger zu werden, zu verharmlosen. Als Resultat stellen dann Frauen Ende 30 oder jünger geschockt fest, dass es nicht so einfach ist, ein Kind zu empfangen. Plötzlich wird Sex zur Pflicht, die beide Partner schwer belastet, weil das Ergebnis für sie so wichtig ist.

Ist es unter diesen Umständen überhaupt möglich, heißen Sex zu haben? Vielleicht nicht, außer Sie streiten sich wirklich heftig. Dann kann Ihr Adrenalinspiegel den Sex richtig scharf machen. Wenn das nicht geht, können Sie jedoch ein zärtliches, liebevolles erotisches Erlebnis haben, jene Art von Sex, an die Sie sich für den Rest Ihres Lebens erinnern werden, auch wenn wegen Ihres Kinderwunsches so viel Druck auf Ihnen lastet.

SO WERDEN SIE GUT IM BETT

Die Kunst des Karezza

Einige Techniken sind etwas so Besonderes, dass Sie sie vermutlich nur bei ganz speziellen Gelegenheiten einsetzen werden: an seinem Geburtstag, Ihrem Jahrestag, wenn er sich Ihrer Mutter auf zutiefst höfliche Weise fügt. So funktioniert es:

- Beschränken Sie seine Bewegungsfreiheit in der Lendengegend auf ein Minimum, indem Sie auf ihm sitzen oder die Löffelchen-Stellung wählen. Lassen Sie ihn nicht eindringen, außer er droht schlaff zu werden. Dann sollte er nur ein paar flache Stöße ausführen, um seine Erektion wiederherzustellen. Bitten Sie ihn, Ihre Brüste und Ihre Klitoris zu streicheln.

- Kontrollieren Sie alle Stöße. Drängen Sie ihm Ihr Becken entgegen und umfassen Sie seinen Penis dabei mit Ihrem PC-Muskel.

- Beschränken Sie weiterhin seine Bewegungsfreiheit, auch wenn Sie kurz vor dem Orgasmus stehen. Lassen Sie ihn nur so viel stoßen, dass seine Erektion bestehenbleibt.

- Bestehen Sie darauf, dass er Sie in dieser Stellung umschlungen hält, bis Sie mindestens einen Orgasmus gehabt haben – möglichst aber mehrere.

Die Kunst des Kabazzah

Auch diese Technik werden Sie eher sparsam einsetzen, damit er in der Zwischenzeit davon träumen kann.

Stimulieren Sie ihn mit der Hand oder oral, bis sein Penis erigiert ist, aber nicht zu sehr erregt. Dann wenden Sie folgende Technik an:

- Führen Sie seinen Penis ein.
- Bewegen Sie seinen Penis nicht.
- Bewegen Sie möglichst nicht Ihre Becken, sondern spannen Sie nur Ihren PC-Muskel an – er darf auch nicht stoßen.
- Er darf Sie liebkosen, wenn er nicht stößt.
- Spannen Sie Ihren PC-Muskel auf unterschiedliche Arten an, bis Sie spüren, wie sein Penis pulsiert, was nach etwa zehn bis 15 Minuten Kabazzah eintritt und höchste Erregung anzeigt.
- Passen Sie Ihre Kontraktionen dem Pulsieren seines Penis an, halten Sie den gleichen Rhythmus ein.
- Wenn Sie diese Technik anwenden, wird er einen längeren, intensiveren Orgasmus als gewöhnlich erleben. Spannen Sie danach Ihren PC-Muskel an, bis Sie kommen.

DER MAMI-FAKTOR

Die Artikel und Bücher, die sich an Frauen richten, die für Sex zu müde und zu gestresst sind, richten sich in erster Linie an Mütter. Ob Sie ihre Karriere verfolgen oder zu Hause bleiben, diese Frauen sind am Ende des Tages alle überlastet, erschöpft und zu ausgepowert für Sex. Die Enkel von Hausfrauen und Töchter von Feministinnen haben ein schweres Erbe voller Erwartungen angetreten: Sie haben alles und sie machen auch alles. In Sachen Mutterschaft herrscht ein ebenso erbitterter Konkurrenzkampf wie am Arbeitsplatz. Gehen Sie mit Ihrem Baby in eine Kindergruppe, und schon werden die anderen Mamis dort bereitwillig erzählen, wie viele Wörter ihre kleinen Lieblinge schon sprechen können. Es ist hart da draußen.

Was können Sie gegen den Mangel an Energie und für ein aktiveres Sexleben unternehmen?

- **Verlieren Sie nicht den Kontakt zu Ihrem Mann.**

  Auch wenn Sie meistens zu müde für Sex sind, so berühren, streicheln und küssen Sie einander weiterhin. Sie beide brauchen die taktile Stimulation, die emotionale Verbindung. Frauen vermeiden Berührungen manchmal aus Angst, sie müssten den Weg zu Ende gehen und dann Sex haben. Sie machen das nicht.

- **Lassen Sie ihn masturbieren.**

  Und achten Sie darauf, dass er sich deshalb nicht schuldig fühlt. Einige dieser Männer, die nachts vor einem Internetporno masturbieren, würden das lieber in den Armen ihrer Frauen tun, wenn sie diese Option hätten.

- **Bewahren Sie in Ihrem Nachttisch einen Hochleistungsvibrator auf.**

  Mit einem „Zauberstab" von Hitachi oder einem Pocket Rocket können Sie innerhalb von 60 Sekunden kommen. Bringen Sie sich selbst schnell zum Höhepunkt, während er in der Dusche ist oder Kaffee macht. Sie brauchen diese Orgasmen. Und bitte keine Schuldgefühle.

- **Machen Sie Ihre Kegel-Übungen!**

  Sie können auch beim Autofahren üben. Es gibt keine Ausrede, Ihr Training zu vernachlässigen. Ohne starken PC-Muskel dauert es länger bis zum Orgasmus.

- **Beherrschen Sie die Kunst des Quickie.**

  Wenn Sie warten, bis „Zeit für Sex" ist, werden Sie ein- oder zweimal im Monat Sex haben. Quickies sind nicht nur etwas für Männer. Mithilfe Ihres Vibrators können auch Sie kommen.

FÜR FORTGESCHRITTENE

So haben Sie Sex, wenn Ihnen zum Heulen zumute ist, Sie sich aufgebläht fühlen, Ihnen schlecht ist, Sie stinksauer oder verängstigt sind – und Sie es mit dem Typen tun, der Hormone in Ihren Allerwertesten gespritzt hat:

- **Beginnen Sie mit Zärtlichkeit.** Kennen Sie den Song „Try a little tenderness" („Versuche es mit etwas Zärtlichkeit")? Kopieren Sie ihn auf Ihren MP3-Player.

- **Denken Sie an die Mission:** Er muss ejakulieren; Sie müssen nicht kommen. Daher ist er verantwortlich für seine Erektion und Ejakulation sowie dafür, dass Sie sich geliebt und geschätzt fühlen. Wenn Sie Kerzen, Räucherstäbchen, Blumen oder irgendetwas anderes brauchen, sollte er dafür sorgen.

- **Entspannen Sie sich:** Nun, wo Sie sich den Auftrag ins Gedächtnis gerufen und die Verantwortung an den Captain übergeben haben, können Sie loslassen. Wenn Sie von diesem Sex nichts haben als Kuscheln und Streicheln, ist das okay.

- **Schließen Sie die Augen,** wenn er über Ihren Körper streicht, Sie küsst und Ihnen sagt, wie sehr er Sie liebt. Erst wenn Sie ihm gegenüber wieder Wärme und Liebe empfinden, öffnen Sie sie wieder. Blicken Sie ihm in die Augen, während Sie ihn küssen und sein Gesicht liebkosen.

- **Genießen Sie den Augenblick:** Diese Zärtlichkeit – seine Berührungen und seine Liebeserklärung – fühlt sich gut an, denn sie überspült Ihren vom Ansturm der Hormone geplagten Körper. Halten Sie ihn fest. Dieser Sex ist heilig.

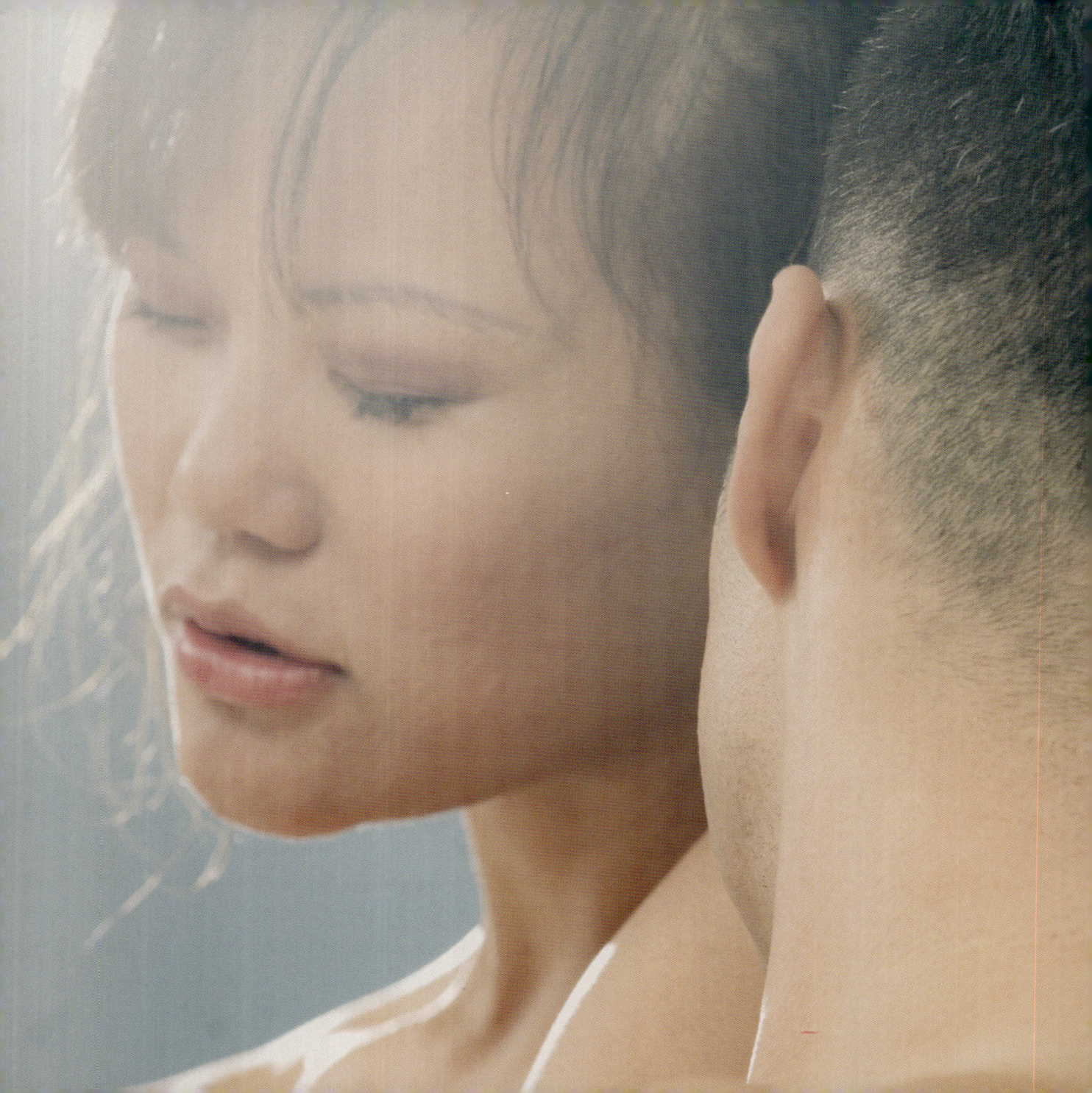

WAHRE GESCHICHTEN ÜBER SEXUELLE SELBSTBESTIMMUNG

Siehst du uns an?
Eine junge schwarze Frau überschreitet die Grenzen und findet die Liebe.

Als ich aufwuchs, sah ich, wie sich mein Vater mit weißen Frauen traf, doch ich heiratete einen schwarzen Mann und ließ mich scheiden, bevor ich 30 war. Ich traf mich weiterhin mit Schwarzen, doch ich fand nie, was ich wirklich wollte. Einer Laune folgend akzeptierte ich eines Tages ein Date mit einem Weißen, einem jüdischen Juwelier, den ich im Fitnessstudio bei mir in Brooklyn kennengelernt hatte. (Vielleicht hatte ich insgeheim auf so etwas gehofft, als ich mich dort einschrieb.)

Nach mehreren Dates verbrachten wir ein Wochenende auf dem Land und lernten ein gemischtes Paar auf Hochzeitsreise kennen. Ich kam nach Hause und erklärte meinem Vater, dass ich nie wieder schwarze Männer daten würde. Mein jüdischer Lover behandelte mich wie eine Prinzessin. Er zeigte mir, wie viel es zu erleben, zu lernen und zu tun gab.

Als ich anfangs mit ihm durch die Straßen ging, sah ich all die Leute und fragte mich: Siehst du uns an? Macht dir das etwas aus? Schwarze Männer sahen uns an; sie mögen es nicht, wenn Schwestern vom rechten Pfad abkommen. Stammte die elektrische Entladung, die ich bei unseren Berührungen spürte, daher, dass wir ein soziales Tabu brachen?

Siehst du uns an?

Ich sehe gut aus, jünger als ich bin (36). Glaubst du, dass der weiße Mann nur Sex von mir haben will? Er meint, ich wäre die schönste Frau der Welt, und er will, dass das Baby in mir – sein Baby – ein Mädchen wird und aussieht wie ich. Mein Mann zeigt mich stolz her.

Er tut mir gut, wenn er nur meine Hand hält, seinen Arm um mich legt, neben mir geht.

Im Bett schwärmt er von der Farbe meiner Haut, der dunkleren Tönung meiner Nippel, meinen Lippen, und ich bade in seinen Komplimenten. Vielleicht waren schwarze Männer mit meiner Hautfarbe und meinem Körper zu vertraut, um sie bewundern zu können. Dieser weiße Mann gibt mir, was ich brauche. Er ist der aufregendste Liebhaber, den ich je hatte.

Unsere Körper, weiß und schwarz, verschmelzen, Haut an Haut – ein wunderschönes Bild.

Die Brüder erzählten mir immer, das weiße Schwänze zu klein wären. Falsch. Die Statistik zeigt, dass schwarze Penisse im Schnitt nur minimal größer sind als weiße. Persönlich und professionell gesagt – ich bin Krankenschwester: Der größte Penis, den ich je gesehen habe, war weiß, ebenso der dickste. Und auch der kleinste.

Noch nie hat eine Frau das mit meinem Mann gemacht, was ich mit ihm mache. Ich glaube, er hatte noch nie eine Frau auf sich. Er sagte, so wie ich hätte es keine weiße Frau gekonnt. Das „andere" ist immer die exotische oder verbotene Frucht. Die Brüder kennen solche Erlebnisse mit weißen Frauen. Jetzt bin ich dran.

Wie unterscheidet sich der Sex?

Er weiß, was er im Bett will, und ist bereit, das mit Zinseszinsen zurückzugeben. Er denkt, er muss beweisen, dass er genauso gut wie ein Schwarzer ist. Ja, er macht Oralsex. Er bringt mich mit Cunnilingus zum Orgasmus und liebt es!

Er saugt an meiner Pussy als wäre er auf der Suche nach seiner Seele.

Er fragte mich, ob ich seine Frau werden wollte, und nachdem ich Ja! gesagt hatte, konnte ich mich bei seinem Kuss in seinem Mund schmecken.

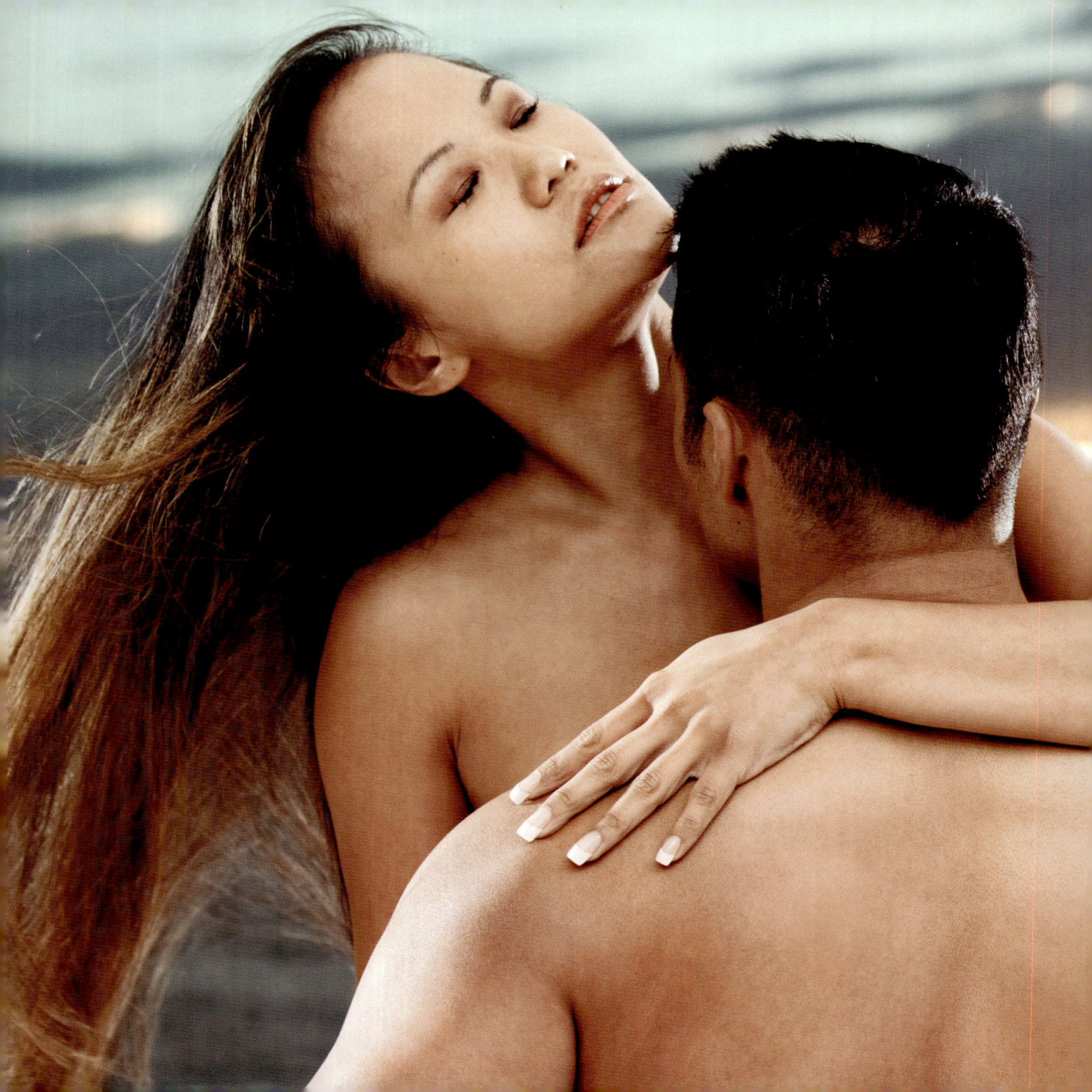

Kapitel 19
DIE MITTLERE UND DIE SPÄTE PHASE

Die Vierziger gelten heute als sexuelle Blütezeit für Frauen.

In diesem Alter wissen Sie, was Sie beim Sex brauchen, und es ist Ihnen nicht mehr peinlich, dies auch zu äußern. Ihr hormonelles Gleichgewicht verlagert sich zugunsten des Testosterons, des Sexhormons. Und in unserer Kultur gelten vierzigjährige Frauen nicht mehr als asexuell. Sie werden gefeiert.

Andererseits ist die mittlere Phase gekennzeichnet von Affären, Scheidungen, Trennungen, Rückkehr in die Singleszene und natürlich der Menopause. Für viele Frauen sind dies auch die Jahre, in denen sie noch Kinder bekommen und aufziehen. Sie könnten direkt nach der Geburt in den Wechsel geraten.

Das ist eine berauschende Mischung. Kein Wunder, dass sich viele Frauen um jüngere Liebhaber umsehen.

„Ich bin gut im Älterwerden. Etwa: Super, ich bin 40. Herrlich, jetzt bin ich 50. Beim Altern hatte ich immer das Gefühl, an Substanz zu gewinnen, also hatte ich immer mehr zu bieten."

—Ellen Barkin, Schauspielerin

COUGARS („SILBERLÖWINNEN")

Eine Cougar ist eine ältere Frau, die sich mit einem jüngeren Mann – meistens zehn oder mehr Jahre jünger – trifft. Genauer gesagt: Eine Frau unter 40, die mit 20-jährigen Jungs spielt, ist ein Puma, ein Frau über 50 ein Jaguar. Ältere Frau/jüngerer Mann ist keine neue Kombination. Demi Moore und Ashton Kutcher sind ein Paradebeispiel – aber nicht jede Cougar möchte ihre Beute auch heiraten. So manche Großkatzen wollen einfach nur spielen.

Vor 20 Jahren waren die Älteren im Dating-Spiel stets die Männer, diese älteren Herren, die den Kinderwagen schieben. Heute sind Sie an der Reihe. Jüngere Männer sagen, sie mögen das sexuelle Selbstbewusstsein älterer Frauen und den Mangel an Hintergedanken. Anders gesagt, diese Jungs sind noch nicht bereit, Väter zu werden, und Sie wollen kein Baby mehr haben.

Sie können es noch immer, Süße, genießen Sie es!

Zehn Antworten auf eine Frage

Was ist an älteren Frauen so sexy?

„Sie sind in Sachen Sex sehr selbstbewusst. Das heißt, sie werden sich nicht in eine Person verwandeln, von der sie glauben, dass sie dir gefällt. Das ist sexy." – Alan, 39

„Ältere Frauen kümmern sich um sich selbst. Sie mögen viel Pflege benötigen, aber sie zahlen auch dafür. Jüngere Frauen wollen, dass du das für sie tust." – Geof, 28

„Sie sind erfahrener beim Sex. Junge Frauen tun immer, als wären sie so gut, aber dann liegen sie im Bett und warten darauf, dass du es für sie tust. Ältere Frauen nehmen das Heft in die Hand." – Jim, 33

„Sie haben ihr eigenes Geld und sie sind an dir nur wegen dem Sex interessiert." – Greg, 27

„Alles! Sie sind durchtrainiert, erfolgreich, gebildet und sehr an Sex interessiert." – Michael, 25

„Es geht nur um Sex. Sie mögen Männerkörper. Und sie wissen, was sie damit anstellen können." – Keith, 33

„Es geht ihnen nicht um Regeln und Ultimati und Fortpflanzungshormone!" – Kyle, 30

„Ältere Frauen mögen Sex wirklich, und es gibt keine Verpflichtungen dabei." – James, 32

„Sie übernehmen die Führung – in ihrem Leben, bei ihren Verabredungen, im Bett." – Ben, 30

„Sie heben nicht ab, wenn eine Freundin sie während des Dates anruft, und berichten ihr nicht über deine Qualifikationen, während du daneben sitzt und Knabbergebäck in dich reinstopfst." – Joel, 34

AFFÄREN/SCHEIDUNG

Das betrifft nicht nur ältere Leute. Auch 20- und 30-Jährige haben Affären und lassen sich scheiden.

Außerdem muss eine Affäre nicht unbedingt zur Scheidung führen. Einige haben sie, ohne erwischt zu werden. Andere werden erwischt oder gestehen sie und stellen fest, dass die Schmerzen und das Trauma dabei die Geburtswehen einer erneuerten, stärkeren Ehe sind. Manche Paare entscheiden sich dafür, ihre Affären völlig offen zu leben.

Am häufigsten kommt es im dritten, siebten und zwanzigsten Jahr einer Ehe zur Scheidung. Eine frühe Scheidung ist für gewöhnlich wenig traumatisch, vielleicht gibt es noch keine Kinder oder gemeinsamen Besitz. Manchmal ist eine Scheidung die Auflösung einer Lebensgemeinschaft, nicht einer Ehe. (Aus diesem Grund sind die Scheidungszahlen nicht mehr im Steigen; Lebensgemeinschaften zählen nicht als Ehen.) Wenn eine geschiedene Frau kleine Kinder hat, hat sie neben einer Menge Verantwortung auch eine fixe Struktur und einen Sinn in ihrem neuen Leben; ein Thema aus ihrem alten Leben geht weiter.

Eine Scheidung in späteren Jahren ist anders. Die Kinder sind groß. Sie haben seit Jahrzehnten kein Date mehr gehabt. Ihr Einkommen wird geringer.

Dies sieht nicht nach einem großartigen Start in ein neues Leben aus, aber vertrauen Sie mir: Das ist es.

FORSCHUNG
Warum Menschen fremdgehen

Einer Studie der *Archives of Sexual Behavior* aus dem Jahr 2007 zufolge gehen Menschen fremd, weil sie sich „von der Person angezogen fühlten und sich die Gelegenheit bot".

Heute gibt es vielleicht öfter Affären als früher, weil es für Männer wie für Frauen mehr Gelegenheiten gibt. Von Geschäftsreisen bis zum Internet, welcher Verheiratete hätte da keine Möglichkeiten?

Es gibt aber auch noch andere Gründe für Affären: Die Partner sind wütend, unzufrieden mit dem ehelichen Sexleben und sehnen sich nach etwas – oder jemand – Neuem, Andersartigem.

Männer gehen eher wegen der sexuellen Abwechslung fremd, Frauen wegen der romantischen Aufmerksamkeit, die ihnen zuteil wird. Liebe wird da nicht erwähnt.

Es ist nicht vorbei, bis es nicht vorüber ist

Die erste umfassende Studie über Neigungen, Sexualverhalten und -probleme erwachsener US-Amerikaner(innen) wurde 2007 von der Universität Chicago durchgeführt. Die Ergebnisse widerlegten einige Mythen über Alter und Sex und bestätigten Bekanntes: Männer haben im Alter eher Sexpartner als Frauen.

Insgesamt waren 73 Prozent der 57- bis 64-Jährigen, 53 Prozent der 65- bis 74-Jährigen und 26 Prozent der 75- bis 86-Jährigen sexuell aktiv. Gesundheitliche Probleme (und ein fehlender Partner) hatten mehr Auswirkungen auf ihr Sexleben als das Alter. Und diese Probleme waren nicht überraschend: Mangel an Verlangen, vaginale Trockenheit und Unfähigkeit, zum Orgasmus zu kommen bei den Frauen, erektile Dysfunktion bei den Männern.

„Die große Mehrheit gab an, dass Vaginalverkehr immer zu ihrem Sexualverhalten gehört; das geht mit zunehmendem Alter zugunsten von Kuscheln und Küssen als Hauptaktivitäten etwas zurück", meint Dr. Linda Waite, Hauptautorin der Studie.

SEX UND ÄLTERWERDEN

Viele ältere Männer und Frauen haben ein aktives Sexleben. In der virtuellen Welt der Partnersuche sind die 40- bis 60-Jährigen die am schnellsten wachsende demografische Gruppe. Sogar ältere Witwen und Witwer verbinden sich über das Internet und finden für den letzten Akt des Lebens zusammen. Es ist nicht ungewöhnlich, wenn sich zwei Menschen, die auf der Highschool füreinander geschwärmt hatten, nun nach all diesen Jahren wiederentdecken. Eine Frau, die ich kenne, erzählte, dass ihr 80jähriger Vater seine 82-jährige Freundin an einen jüngeren Mann (75) verlor, der „an Sex noch Interesse hatte".

Und ja, es gibt mehr Frauen als Männer in ihren Goldenen Jahren.

Von den 57 Millionen Amerikanerinnen über 45 sind fast die Hälfte – 25 Millionen – nicht verheiratet. Dafür gibt es mehrere Gründe: Wegen des Trends zur späten Heirat wurden viele Frauen „ausgelassen", da Männer über 50 statistisch noch immer jüngere Frauen heiraten; die hohen Scheidungsraten; die Tatsache, dass Frauen im Schnitt sieben Jahre länger leben als Männer. Das Leben älterer Singlefrauen ist jedoch nicht mehr so wie früher. Einer Studie der AARP (*American Association of Retired Persons*, die US-Pensionistenvereinigung) zufolge sind 22 Prozent der älteren Männer auf der Suche nach einer (Ehe-)Partnerin, doch nur 14 Prozent der Frauen. Doch die Frauen wollen immer noch Sex haben.

Es gab nie eine bessere Zeit als jetzt, um als Frau in die mittleren Jahre zu kommen. Frauen sind gesünder, wohlhabender und hoffentlich auch klüger und haben mehr sexuelle Möglichkeiten als vorhergehende Generationen. Männer haben es im mittleren Alter nicht so gut. Wenn Sie wie ich zu dieser Gruppe von Frauen gehören: Genießen Sie diese Zeit! Ihr Sexleben – und das Leben selbst – wird irgendwann zu Ende sein. Steigen Sie in Ihre hochhackigen Schuhe und tanzen Sie mit einem Glas Champagner in der Hand auf dem Vulkan.

Wenn wir weniger tun, geben wir für die Mädchen, die nach uns kommen, ein schlechtes Beispiel ab.

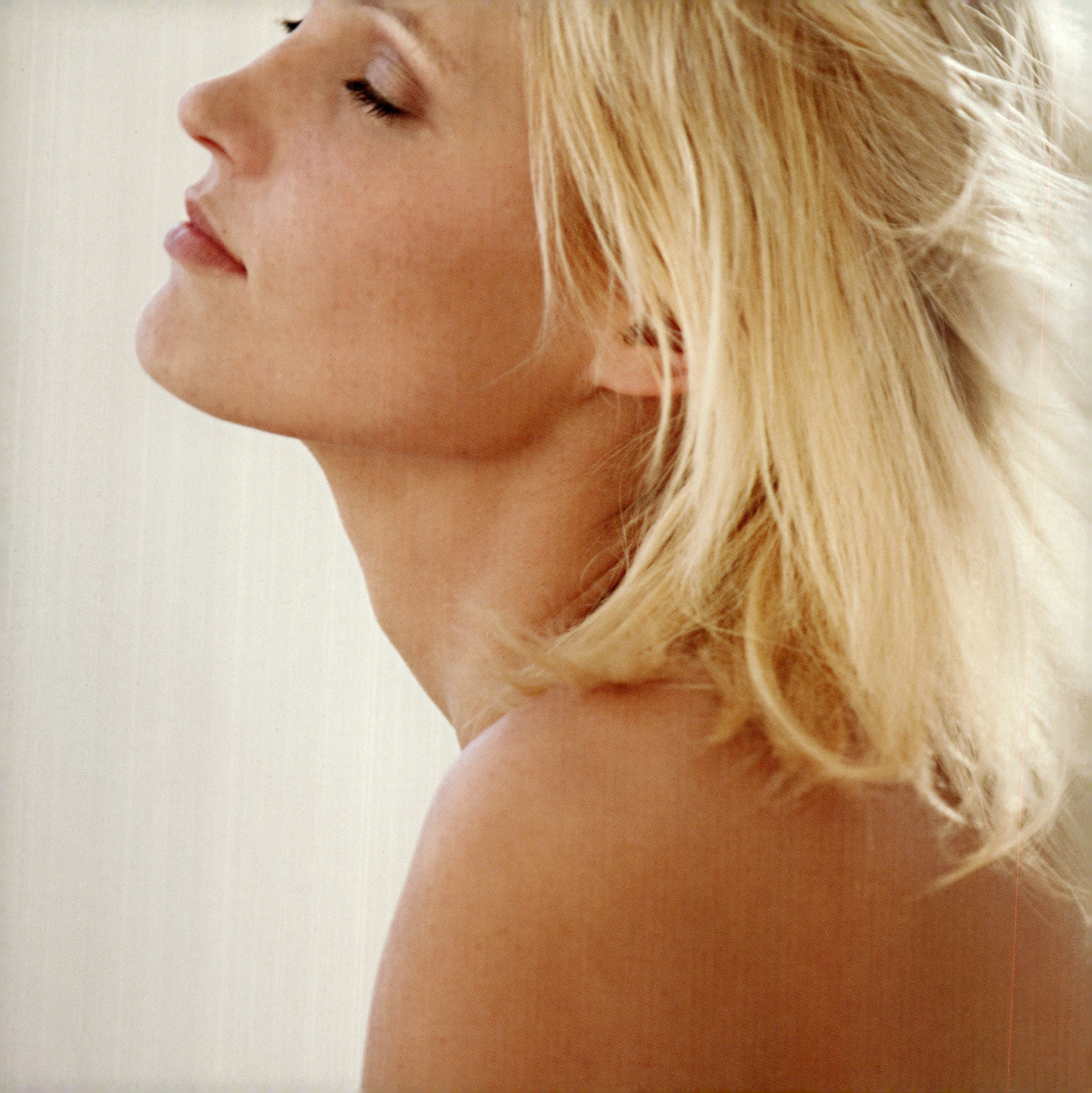

WAHRE GESCHICHTEN ÜBER SEXUELLE SELBSTBESTIMMUNG

Sich von einem jungen Mann stalken lassen

Als ich T. kennen lernte, aß ich abends Burger mit meinem Kumpel John in unserer Stammkneipe. Als ich mich vorbeugte, um von dem saftigen Burger abzubeißen, erblickte ich T. – ich starrte ihn an, bis er die Augen von meinem Ausschnitt nahm und mich ansah.

Früher bedeckte ich meine Brüste, doch heute ist mein Dekolleté mein Markenzeichen: 75D, weich, aber kräftig und dank jahrelangem Hanteltraining bislang von der Schwerkraft verschont. Ich mag sie und habe sie immer gemocht. Warum sie der Welt vorenthalten? Eine Frau, die Ihr Dekolleté auf die richtige Weise präsentiert, sagt: Ich weiß, dass ich sexy bin, doch du solltest wissen, dass ich auch das Sagen habe. Vielleicht habe ich Sex mit dir, vielleicht auch nicht, aber wenn wir es tun, wird es verdammt gut für uns beide sein.

Dekolleté ist etwas für Frauen, nicht für Mädchen.

„Seid ihr beide zusammen?", fragte T.

„Du meinst so richtig?", fragte ich. Ich schüttelte den Kopf. Er setzte sich auf den Barhocker neben mir und sagte: „Ich lade euch beide auf einen Drink ein."

Ich dachte, er wäre zehn Jahre jünger als ich. Später erfuhr ich, dass es eher 20 waren. Als junger Heißsporn an der Wall Street hatte T. das Auftreten eines älteren Mannes.

Er liebkoste in der Bar meinen Hals, setzte mich in ein Taxi und brachte mich in eine Bar auf dem Dach des *Gramercy Park Hotels*. Ich nippte am Sekt, als er sich entschuldigte. Toilette, dachte ich. Er kehrte mit einem Zimmerschlüssel zurück.

„Du nimmst ein Zimmer, ohne mich zu verführen?", fragte ich.

Kein teures Abschleppen für mich, nein danke. Mädchen, die sich mit solchem Unsinn zufriedengeben, sind dumm. Ich will Sex, aber ich will auch Dinner und Blumen und Geschenke. Ich stand auf und fuhr mit dem Lift in die Lobby. Als das Taxi losfuhr, lief er daneben her und rief: „Bitte geh nicht!"

Man erzählte mir, er wäre jede Nacht in der Kneipe gewesen, bis ich wieder vorbeikam.

„Glaubst du an eine zweite Chance?", fragte er.

Er führte mich zum Dinner ins *Per Se*, ein exklusives Restaurant. Im Auto küsste und liebkoste er meine Brüste, sein gieriger Mund und seine Hände zitterten, als er meine Haut berührte. „Ich will dich so sehr", flüsterte er. Und ich wollte ihn auch.

Manchmal will eine Frau einfach nur gefickt werden – das war so eine Nacht. Sein Schwanz war lang und hart, dick und schön. Die ersten Freudentropfen glänzten darauf, als ich ihm das Magnumkondom überzog. Er packte mich und stieß ihn rein. Ja, das war, was ich wollte: hart und schnell, bis zu meinem Muttermund, und meine Finger rubbelten wie wild an meiner Klitoris.

Ich kam und kam und kam. Er konnte nicht genug von mir bekommen, nicht in dieser Nacht und auch nicht in vielen weiteren Nächten. Wir waren zwei Jahre zusammen, bevor er nach London versetzt wurde. Heute ist er mein Fern-Lover, kein Spielzeug mehr.

Am Tag nach seiner Abreise ging ich allein in die Kneipe, aß einen Burger und dachte an ihn. Neben mir saß eine Frau mit kleinem Busen, die mir gestand, dass mein Dekolleté sie dazu inspiriert hätte, sich Push-ups und tief ausgeschnittene T-Shirts zu kaufen. Auch wenn sich der Mann, den sie wollte, anscheinend für sie interessierte und sie nicht richtig flirten konnte, strahlte sie etwas aus und zog bewundernde Blicke auf sich. Ihr Dekolleté gab ihr Selbstvertrauen und einen erotischen Kick. Plötzlich flirtete sie – und der eine musste sich mehr anstrengen, was immer gut ist.

Meine Brüste sind meine Eintrittskarte zum Vergnügen, zum Labyrinth der Dates für nicht mehr ganz junge Frauen. Abgesehen davon mag ich sie wirklich. Sie sind fantastisch – und sie sind echt.

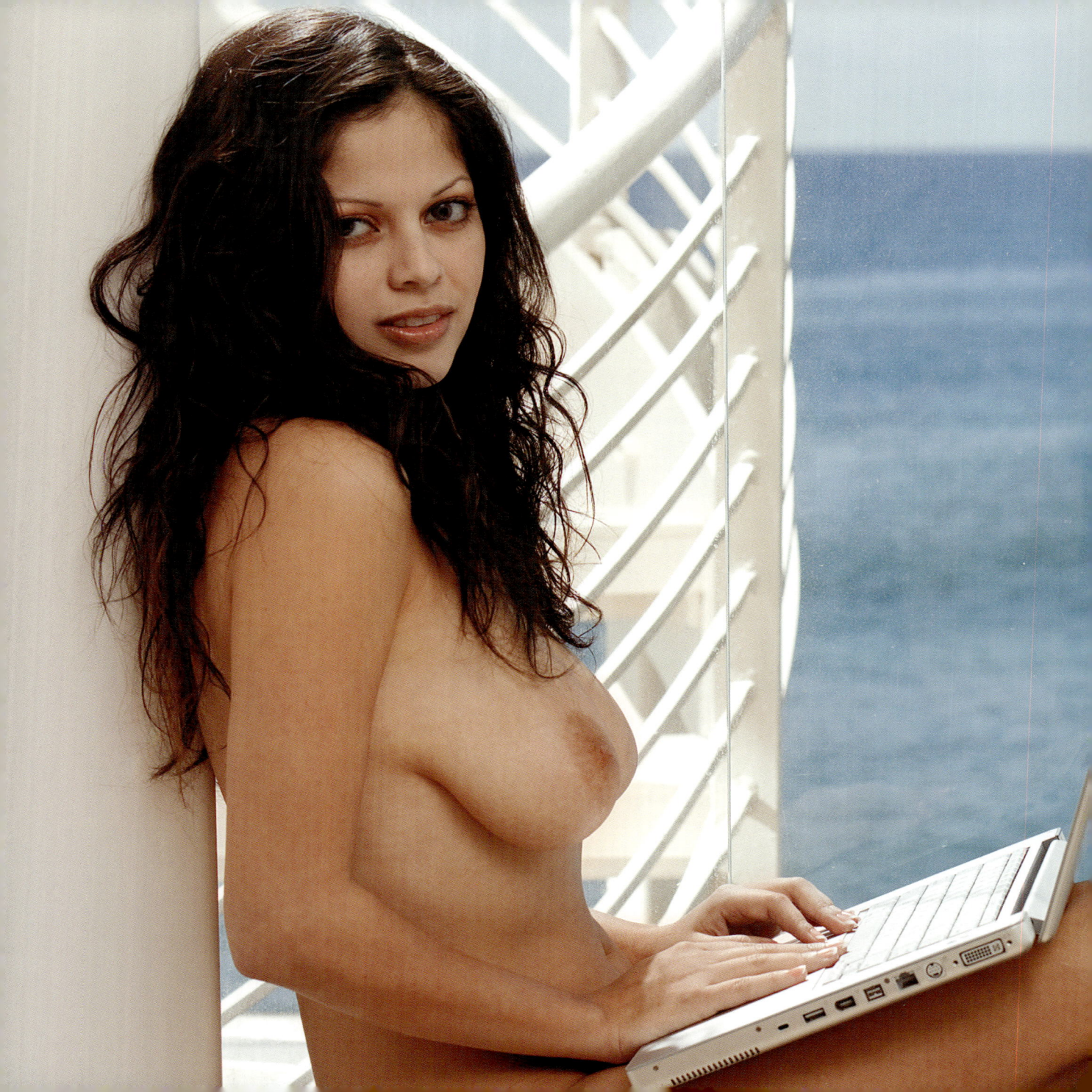

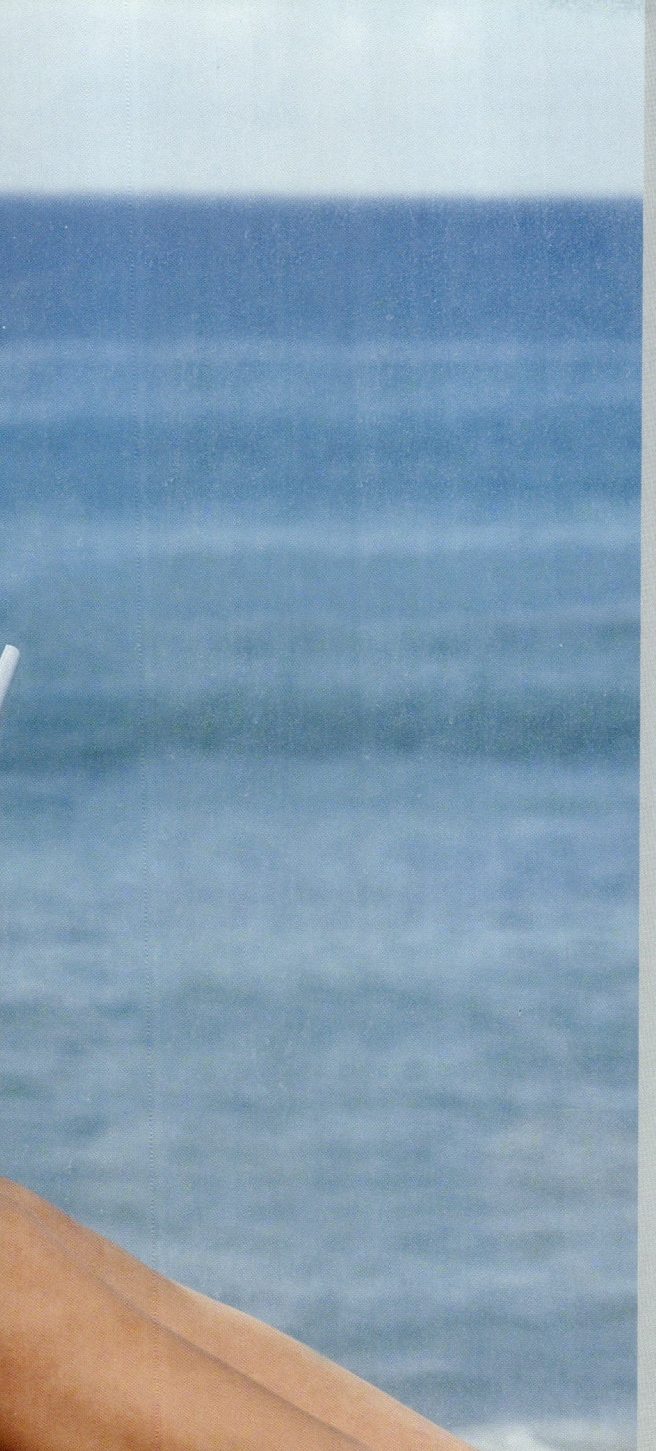

TEIL 5
TIPPS

Frauen wird meistens beigebracht, dass es, wenn der Sex nicht paradiesisch gut ist, irgendein Problem gibt. Ich bin keine Anhängerin dieser Art von negativem Denken. Doch manchmal gibt es Pannen im Motor der sexuellen Reaktion, Laufmaschen im feinen Gespinst des Sexuallebens. Der Sex ist ganz gut, aber er war, er könnte oder er sollte *besser* sein.

Sie haben es in der Hand. Sie brauchen nur die richtigen Werkzeuge.

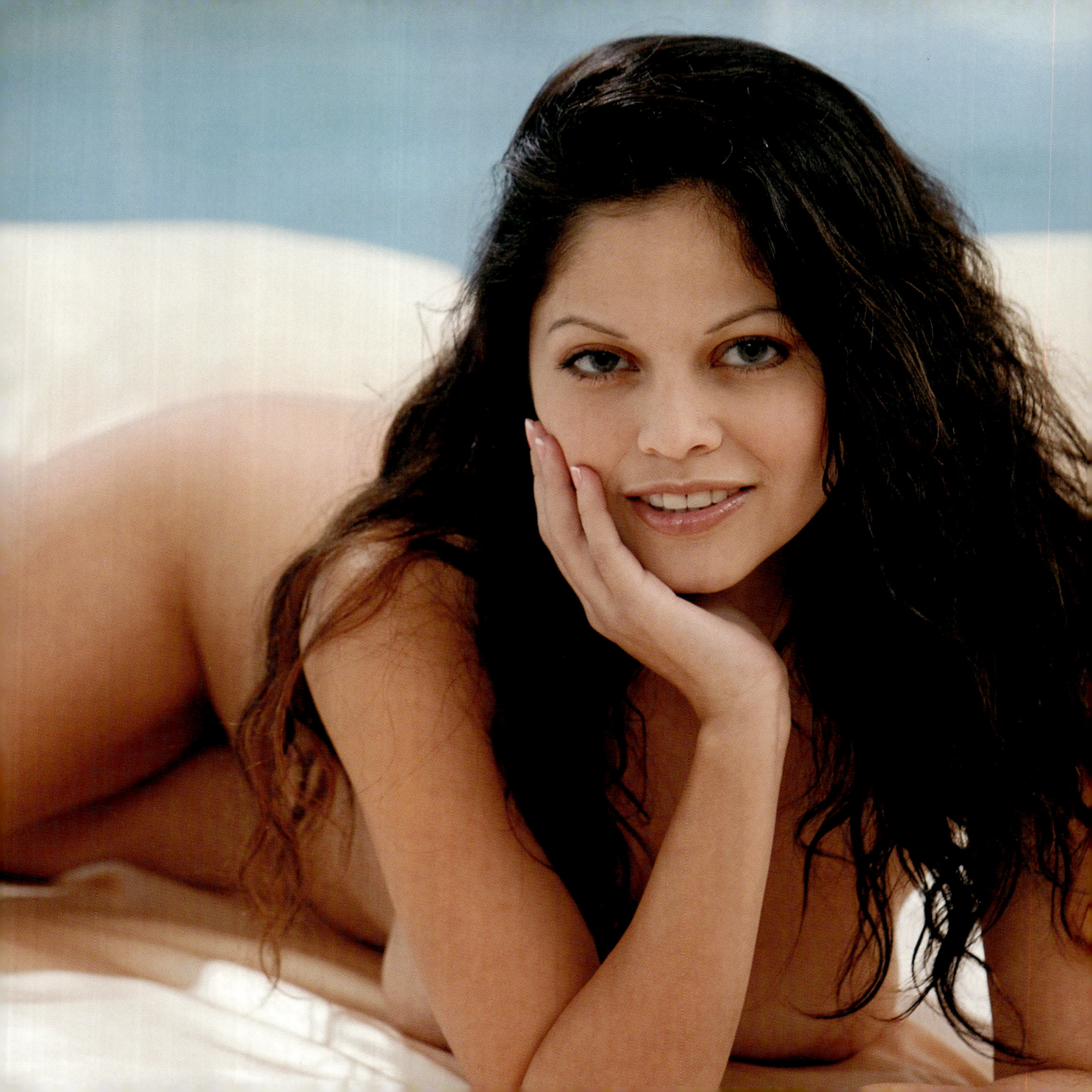

Kapitel 20
WIE SIE IHR SEXLEBEN VERBESSERN

Bevor *Sie eine bestimmte Lösung ansteuern, müssen Sie die Ursache des Problems analysieren. Ist dies ein Problem der Sexualfunktionen? Oder besteht das Problem darin, dass Sie und Ihr Sexleben nicht einem Ideal entsprechen, das aus irgendeinem Mythos stammt?*

Bevor Sie mit sich selbst zu hart ins Gericht gehen, betrachten Sie folgende Zahlen:

- 43 Prozent der Frauen leiden unter „sexueller Dysfunktion".
- 30 Prozent der Frauen geben an, beim Sex nie oder sehr selten zum Orgasmus zu kommen; 45 Prozent erreichen den Höhepunkt „manchmal".
- 25 Millionen Amerikanerinnen – und weltweit ein paar Millionen mehr – haben geringes oder gar kein Interesse an Sex mit ihrem Partner.

Ein Großteil der Probleme mit „sexueller Dysfunktion" kann folgenden Ursachen zugeschrieben werden:

- Frauen selbst, aber auch Ärzte, Therapeuten und Medien verstehen nicht, wie weibliches Verlangen und Erregung tatsächlich funktionieren.
- Der unmögliche Mythos, dass heiße Monogamie ein erreichbares Ziel wäre.
- Die unrealistische Erwartung, dass Frauen auf dieselbe Weise wie Männer beim Geschlechtsverkehr zum Orgasmus kommen sollten.

WAHRE GESCHICHTEN ÜBER WEIBLICHE SELBSTBESTIMMUNG

Ein Forscher und Erzieher über den traurigen Zustand der Sexualerziehung in den USA am Beispiel der Sex Week („Sexwoche").

Es gibt ein Gerücht im engen Kreis der Sexualerzieher(innen) und Therapeut(inn)en, dass die diesjährige „Sexwoche" an der UMDNJ (Medizinische Universität New Jersey) die letzte sein könnte. Mit 44 Jahren ist die Sexwoche an der Robert Wood Johnson Medical School bei Weitem das am längsten laufende Programm dieser Art in den USA. Dieser Kurs ist für alle Studierenden im zweiten Jahr verpflichtend; er besteht aus Vorlesungen, moderierten Podiumsdiskussionen und Kleingruppenarbeiten, die von erfahrenen Sexualforschern betreut werden. An anderen medizinischen Universitäten im Land sind Sexualkurse freiwillig. Man hört, dass die Sexwoche als überholt gilt – wie anscheinend alle „Sexthemen". Die Sexwoche ist vom Aussterben bedroht.

Das Thema der diesjährigen Sexwoche waren kulturelle Unterschiede, was Verständnis und Akzeptanz von unterschiedlichen Sexualformen fördern sollte. In Vorbereitung dazu wurden im großen Hörsaal Poster aufgehängt, die man seit der Einführung des Kurses in den 1970ern gesammelt hatte: Eine Montage aus Körpern, Brüsten und Penissen in allen Formen, Farben und Größen. Die angehenden Ärzte kamen mit großen Augen herein und klammerten sich an ihre Lehrbücher und ihre ärztliche Haltung. Obwohl der interdisziplinäre Kurs auch Sozialarbeiter(inne)n, Sexualberater(inne)n, Krankenpflegepersonal und Psycholog(inn)en, die sich den inoffiziellen Titel „Sexperte" holen wollen, offen steht, waren die meisten Hörer gestresste, launische Medizinstudent(inn)en. Und was ich im Lauf dieser Woche beobachtete, bestärkte meine Überzeugung, dass unsere Ärzte und alle Menschen in helfenden Berufen dringend eine Ausbildung in allen Belangen benötigen, die Sexualität als integralen Bestandteil des menschlichen Lebens betreffen.

Anfangs beklagten sich die Teilnehmenden über die verpflichtende Anwesenheit, weil sie von ihrem „echten" Studium abgehalten würden, in dem Prüfungen bevorstanden. Ich hörte zu, wie sie gegen die Zwangsernährung mit nicht quantifizierbaren Portionen an Sexualität protestierten. Ihre Erschöpfung war spürbar. Sie verströmten Stress und offenbarten Verzweiflung. Ihr Unbehagen förderte Unsicherheiten zutage angesichts der großen Verantwortung, die sie als „jungfräuliches" Gesundheitspersonal übernehmen sollten.

„Achten Sie bloß darauf, was Ihnen gefällt und was Sie abstößt", riet ich den Anwesenden. „Beachten Sie alles, was in Ihnen eine Reaktion auslöst."

Einige angenehme Vorlesungen behandelten die medizinischen Aspekte der Sexualität – die alten Hüte der Anatomie und Physiologie, darunter klinische sexuelle Dysfunktion und Sexualität bei Behinderten. Andere untersuchten das unangenehme Thema sexuelle Gewalt. Was an der Besessenheit unserer Kultur von Jugend und Schönheit treibt neun Jahre alte Mädchen in die magersüchtige, glatte, ewige Vorpubertät? Und dann gab es Diskussionen über die dunklen Seiten der „alternativen" Sexpraktiken, die man heute als „Variationen" bezeichnet.

Obwohl sie zuerst skeptisch waren, ob für die Informationen zum Thema Sex eine ganze Woche nötig wäre, fühlten sich die Teilnehmer schließlich gestört durch Studienkolleg(inn)en, die während der Vorträge und Diskussionen für andere Prüfungen büffelten und offensichtlich nicht erkannten, wie wertvoll das war, was ihnen hier geboten wurde.

(Fortsetzung auf S. 216)

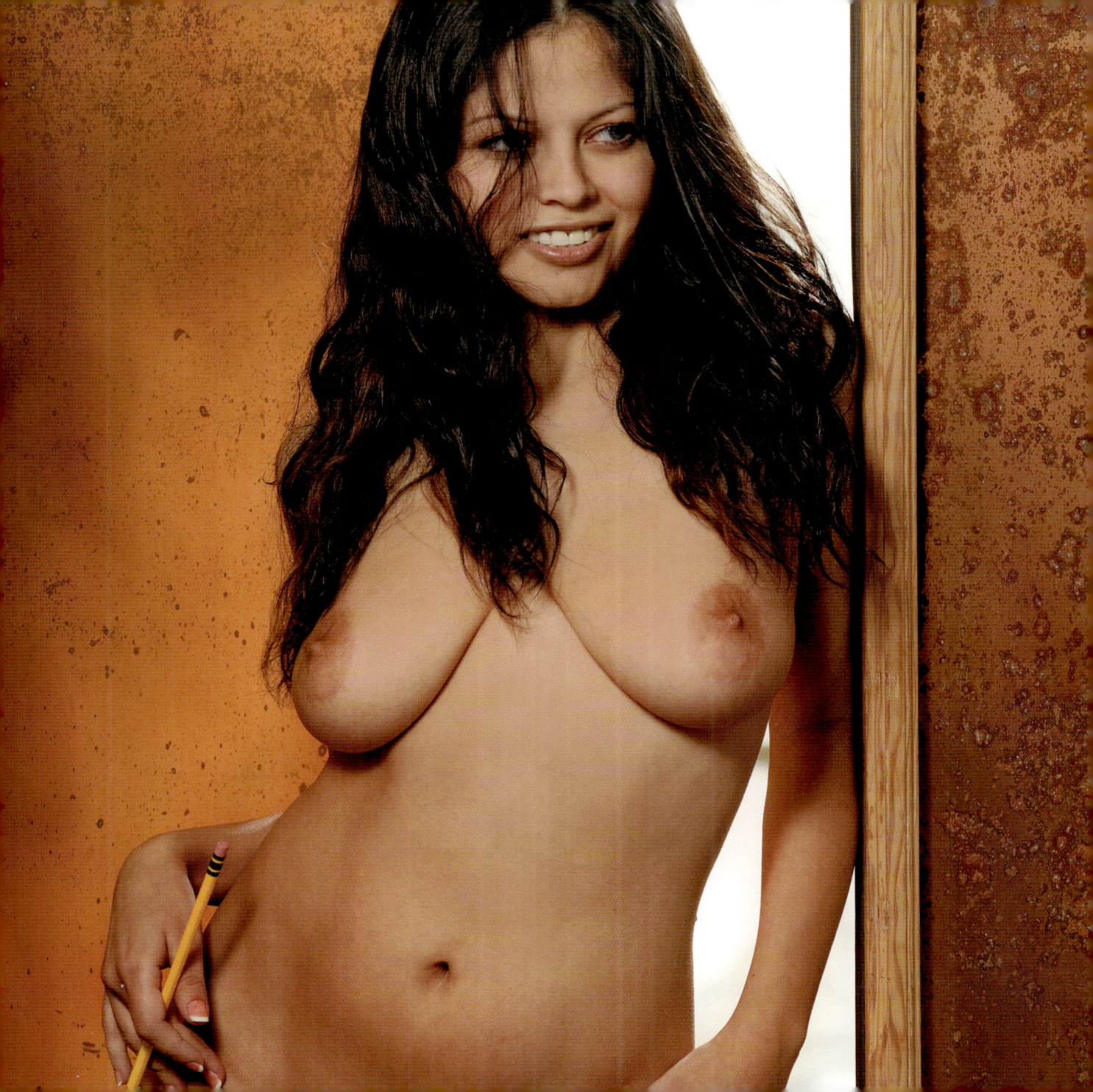

WAHRE GESCHICHTEN ÜBER WEIBLICHE SELBSTBESTIMMUNG (FORTS.)

Als die Tage vergingen, wurden die Studierenden immer interessierter, folgten den Vorträgen und würdigten, wenn sich Podiumsdiskutanten selbst offenbarten und persönliche Geschichten enthüllten. Die Diskussion zum Thema „Sexuelle Variationen" war für sie provozierendste Veranstaltung, aber nicht aus den naheliegenden Gründen.

Nach der Diskussion kamen die Studierenden in kleinen Gruppen zusammen, um das Gehörte zu verarbeiten. Sie hatten lange darüber diskutiert, dass eine der professionellen Sexualberaterinnen früher als Sexualhelferin gearbeitet hatte. Sie bekamen es nicht in ihren Kopf, dass eine Sexualassistenz (die Praxis, dass jemand für Patienten in Sexualtherapie als bezahlter Sexpartner fungiert) – etwas, das früher in diesem Land durchaus akzeptiert war – tatsächlich legitim ist und heilsam sein kann.

Die Lektionen dahinter, über Toleranz und Unterschiedlichkeit, schwebten förmlich im Raum.

Eine Ärztin meinte, sie fragte ihre Patienten routinemäßig nach ihrem Sexleben. „Wie ist Ihr Appetit, Ihr Schlaf, Ihr Sexleben?" Studien zeigen, dass Patienten für gewöhnlich kein Gespräch über ihre Sexualität beginnen, aber bereitwillig darüber sprechen, wenn sie gefragt werden. Ein Arzt, der beim Thema Sexualität Unbehagen verspürt, wird solche Dinge nicht ansprechen und nimmt seinen Patienten damit die Chance, sich mit einer entscheidenden Lebensfrage zu befassen. Gleichzeitig fehlen dem Mediziner wichtige Informationen. Mangel an sexueller Vitalität kann ein bedeutender Hinweis auf den Gesundheitszustand des Patienten insgesamt sein.

Als eines der Hauptziele sollten die Studierenden lernen, die sexuelle Vorgeschichte von „standardisierten" Patient(inn)en zu erfragen – es handelte sich um Schauspieler(innen), die die Darstellung verschiedener klinischer Leiden und Szenarien trainiert hatten. Ängstlich bemühten sich die Studierenden, während der Patientenbefragung neutral zu bleiben. Eine junge „Patientin" stellte einen schwierigen Fall dar. Sie beschrieb Symptome einer vaginalen Infektion und gab an, dass sie mehreren Sexpartnern im Austausch für Drogen sexuell gefällig gewesen sei, ohne sich zu schützen. Sie wollte nicht auf AIDS getestet werden und wies Informationen über Safer Sex zurück. Sie wollte bloß eine Verschreibung gegen ihre „Pilzinfektion". Als die Studierenden versuchten, sie zu beraten, ließ die Art, wie sie ihre Fragen stellten, ihr Tonfall und die wiederholte Betonung der Anzahl ihrer Sexualpartner darauf schließen, wie erschreckend schwierig es war, kein wertendes Urteil zu fällen.

Am Ende der Woche stimmten alle Studierenden darin überein, dass diese Erfahrungen für sie extrem wertvoll gewesen wären. Man kann sich nur schwer vorstellen, dass sie solche Erkenntnisse ohne diesen Intensivkurs gehabt hätten.

Ebenso interessant wie das, was auf dem Stundenplan stand, war das, was fehlte. Nirgendwo wurde behandelt, was großartigen Sex ausmacht. Die einzige Person, die das Wort „Wonne" erwähnte, war eine Diskutantin, die darüber berichtete, wie ihre chronischen Schmerzen ihr Sexualleben beeinträchtigten.

Vielleicht kommen wir nächstes Jahr zu diesem Thema – falls es nächstes Jahr noch eine Sexwoche geben wird.

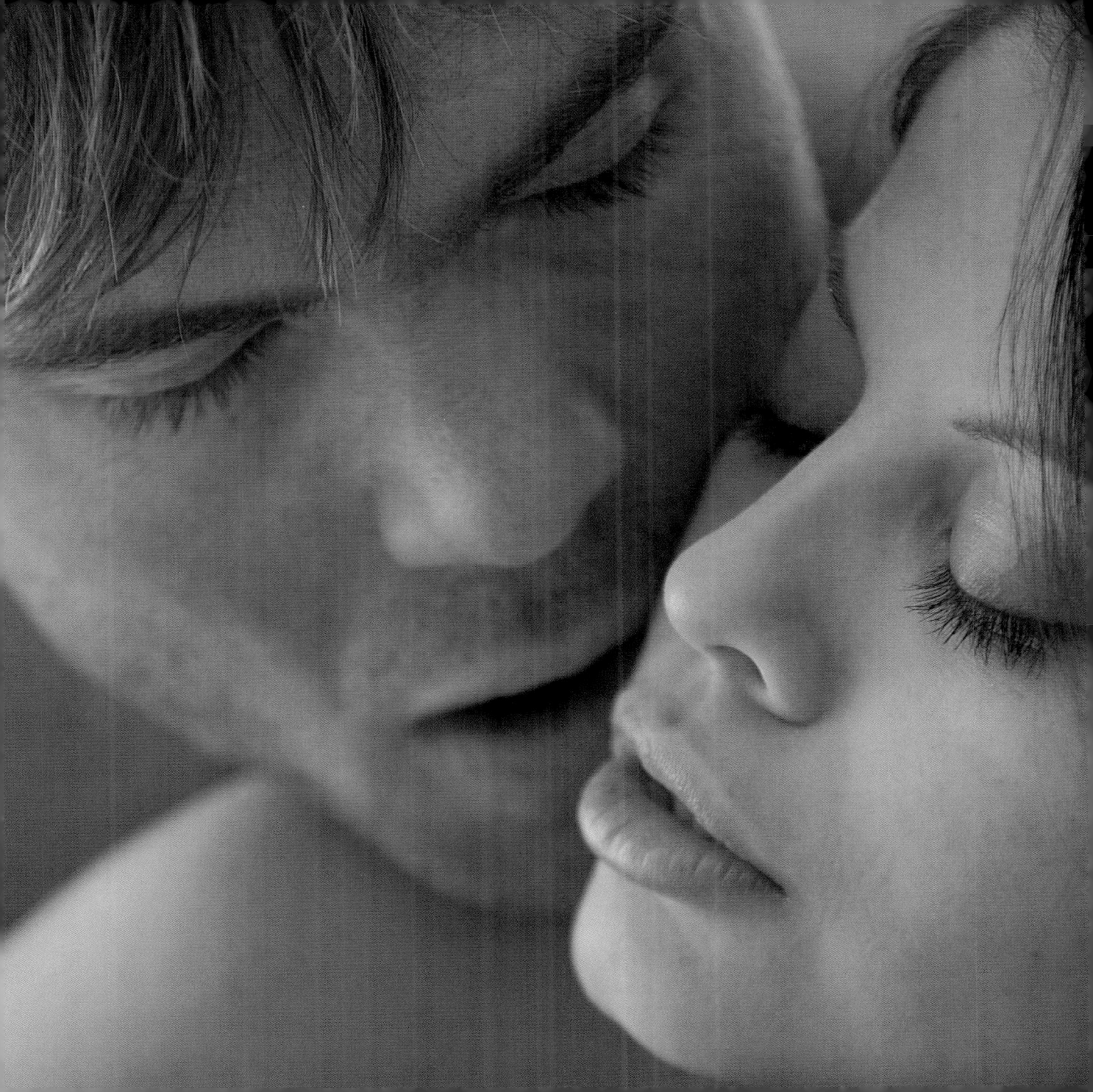

Lösungsvorschläge für diese Probleme sind oft zu simpel und ebenso falsch wie die Definition des Problems. Expert(inn)en sind mit Ratschlägen schnell bei der Hand:
- Vereinbaren Sie Sexdates und ganze Wochenenden
- Seien Sie romantisch, zünden Sie Kerzen an
- Sprechen Sie miteinander
- Gehen Sie zur Therapie
- Sehen Sie sich erotische Filme an, kaufen Sie Sextoys

Aber sind all diese Vorschläge ausreichend?

ECHTE WÜRZE, NICHT DIESES KÜNSTLICHE ZEUG

Verabredungen zum Sex und mehr Romantik sind großartig, aber Sie werden Ihre NBE nicht ankurbeln oder Ihnen den Orgasmus allein durch Geschlechtsverkehr bescheren. Mit Ihrem Liebsten über Ihre Sexprobleme zu reden, ist nur dann hilfreich, wenn Sie beide wissen, wovon Sie sprechen, und in der Lage sind, Schuldzuweisungen und Rechtfertigungen zu unterlassen. Therapie weist eine Erfolgsrate von weniger als 33 Prozent auf, bei Paaren mit geringem Verlangen oder anderen Sexproblemen sogar noch weniger. Sexcoaching ist besser, wenn es in Ihrem Umfeld einen qualifizierten Coach gibt.

Wenn Sie Ihre eigenen sexuellen Reaktionsmuster verstehen (und die Ihres Partners), dann sind Hilfsmittel sinnvoll. Doch was trägt noch zur Verbesserung Ihres Sexlebens bei? Probieren Sie es mit folgenden Empfehlungen:
- Finden Sie heraus, wie Ihr Verlangen und Ihre Erregungsmuster funktionieren, und wenden Sie diese Erkenntnisse in Ihrem Sexleben an.
- Bringen Sie Ihren Körper in Form für guten Sex: Arbeiten Sie an Ihrer allgemeinen Fitness und stärken Sie Ihren PC-Muskel.
- Lernen Sie, wie Sie einen Orgasmus haben können, wann immer Sie wollen.
- Seien Sie spielerischer beim Sex; dazu gehören auch erotische Filme und Sexspielzeug.
- Erlernen Sie jene erotischen Techniken, die Ihnen und Ihrem Partner stärkere Lusterlebnisse bereiten werden.

SEXUALERZIEHUNG

Die USA hinken Westeuropa und anderen Ländern in Sachen Sexualerziehung hinterher. Die durch den Einfluss der religiösen Rechten durchgesetzte Bestimmung, dass bei Sexualerziehung nur über Abstinenz gesprochen werden darf, wird noch lange Zeit Auswirkungen haben. Sogar Kliniken, die auf Geburtenregelung und Sexualaufklärung in armen und mittleren Gesellschaftsschichten spezialisiert sind, werden von der Abstinenz-Bestimmung behindert, denn wenn sie öffentliche Förderungen haben wollen, müssen Sie sich diesem Gebot unterwerfen. Und unseren Ärzten bringen wir auch nicht bei, wie sie mit Sexualthemen umgehen sollen.

Sie müssen nicht nur die Verantwortung für sich selbst und Ihre Kinder übernehmen und nützliche Informationen für sie bereitstellen, sondern auch in Ihrer Gemeinde aktiv werden.

Wenn Ihnen hochwertige Informationen über Sex nicht helfen, um Ihr Sexproblem zu lösen, gehen Sie shoppen und kaufen Sie sich ein paar „Hilfsmittelchen" oder „sexuelle Stimulanzien", wie Therapeut(inn)en das nennen. Was ist spannender als ein neues Sexspielzeug?

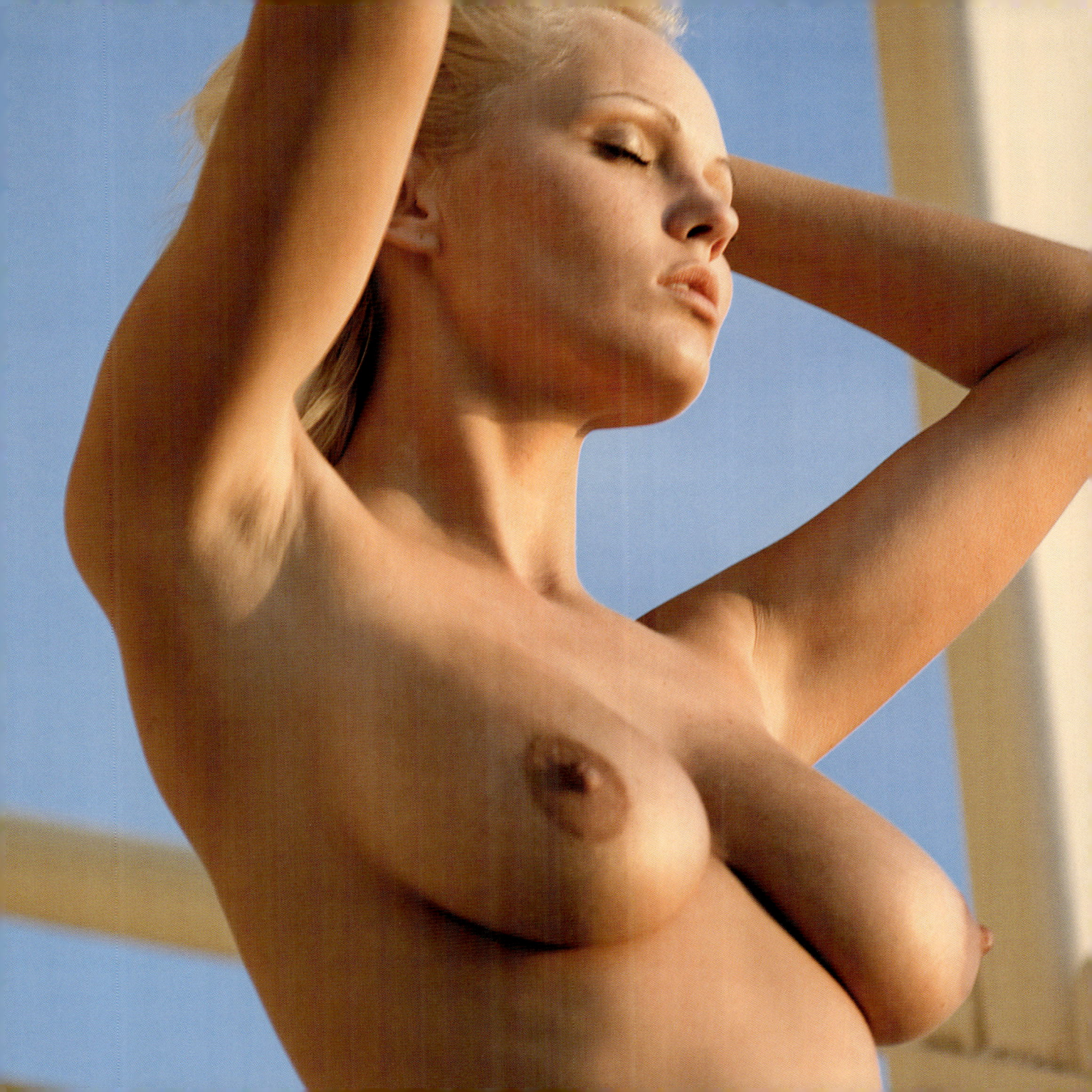

SEXUELLE HILFSMITTEL

Auch Erotik-DVDs gehören zum Sexspielzeug. Viele verwenden sie, um sich beim Masturbieren zu erregen. Und viele Paare setzen sie als Teil des Vorspiels ein. Erotische Filme regen die Fantasie an, vergrößern das Technikrepertoire, führen neue Sexspielarten vor und können die Selbstbestimmung von Frauen stärken.

Die Explosion der Pornos auf dem Markt hat den Sex verändert. Die Qualität der Filme hat sich verbessert, denn die Produktionsbudgets sind jetzt höher, mehr Frauen stehen hinter der Kamera und die Geschichten werden so geschrieben, dass sie auch Frauen gefallen.

Andererseits gibt es heute auch mehr Hardcore-Pornos, die gewalttätige Szenen zeigen, in denen Frauen erniedrigt werden. Wenn man Pornografie in „für ihn" und „für sie" teilt, kann sich einem bei Ersterem der Magen umdrehen, während die zweite Gruppe relativ harmlos bleibt. Wie geht es Ihnen mit dieser beunruhigenden Vorstellung von Pornos für ihn und für sie? Zugegeben, es ist schwierig, über die Realität der frauenfeindlichen Erniedrigung und des Missbrauchs hinwegzusehen, der einem in manchen Pornos begegnet. DOCH andererseits gibt es sehr wohl erotische Qualitätspornos. Schreiben Sie Pornos nicht von vornherein ab, nur weil Sie denken, das ist erniedrigend für Frauen, denn nicht alle Pornos sind so.

Pornos, die sich an Frauen richten, heißen auch „Pärchenpornos", was oft bedeutet, dass er sich inzwischen langweilt, während sie in Stimmung kommt. Ich spule über die furchtbar schlecht gespielten Stellen mit der romantischen Handlung oft im schnellen Vorlauf, bis ich zu den guten Stellen komme, dem Sex – und ich mag den Sex in diesen Pornofilmen.

FORSCHUNG
Top-Erotikfilme, die Frauen kaufen

Manche Frauen mögen es heiß. Doch die Figuren sollen auch stark und clever sein.

- *9 1/2 Wochen*. Ein Kassenschlager über SM.
- *Kama Sutra – Die Kunst der Liebe*. Ein moderner indischer Erotikfilm der Regisseurin Mira Nair.
- *Der letzte Tango in Paris*. Marlon Brando, bevor er fett wurde, im heißesten Analsexfilm aller Zeiten.
- *Deep Throat*. Der Fellatio-Klassiker.
- *Emmanuelle*. Der ultimative Film über das Erwachsenwerden.
- *Edge Play*. Eine Vergewaltigungsfantasie von Regisseurin Veronica Hart.
- *Three Daughters*. Das Cunnilingus-Meisterwerk von Regisseurin Candida Royalle.
- *The New Devil in Miss Jones*. Jenna Jameson in der Hauptrolle im besten jemals gedrehten Film über eine sexuell selbstbestimmte Frau.
- *Romance*. Der beste Film der französischen Regisseurin Catherine Breillat zeigt nicht gestellten Sex.
- *Shortbus*. John Cameron Mitchells Film zeigt nichtprofessionelle Schauspieler bei allen Arten von Sex.

Ob Sie nun Pornos ansehen oder nicht, Sie müssen zugeben, dass sie unser aller Sexleben verändert haben. Nehmen Sie nur folgende Beispiele:

- Heutzutage tragen nur wenige Frauen unter 40 noch Schamhaare zur Schau.
- Große, falsche Brüste wirken für viele von uns ganz normal.
- Analsex zwischen Heterosexuellen ist viel verbreiteter als noch vor zehn Jahren. Tatsächlich erwarten die meisten Männer unter 35, dass er ungefähr an derselben Stelle ins Spiel kommt wie der Blowjob.

Wenn Sie glauben, dass Sie solche Filme nicht mögen, sehen Sie sich einmal einen aus meiner Liste an. Öffnen Sie sich für Neues. Wenn Sie denken, dass Sie nicht erregt sind, dann stecken Sie einen Finger in Ihre Vagina. Sind Sie feucht geworden? Dann sind Sie erregt.

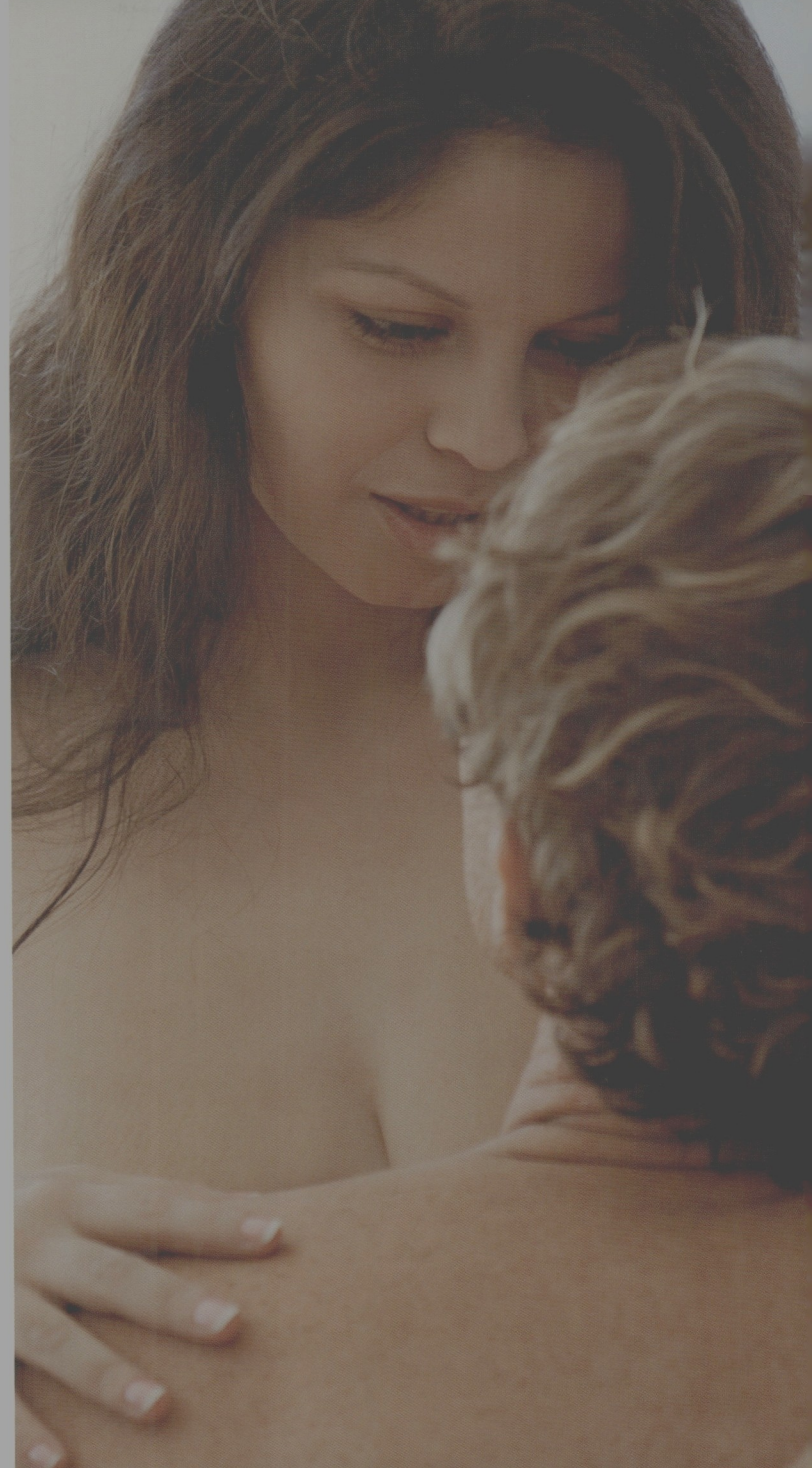

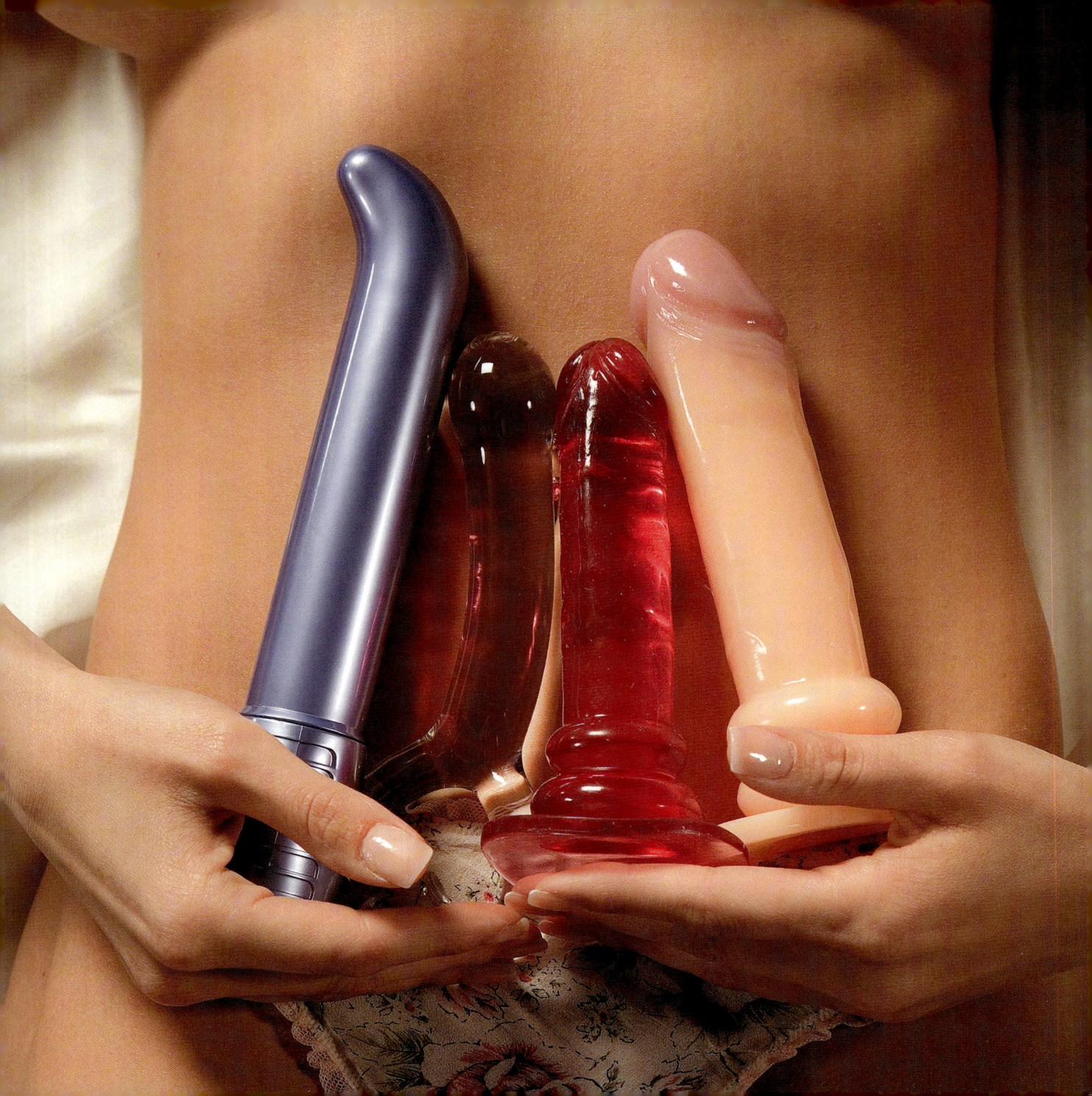

Kapitel 21
SEXSPIELZEUG

Sexspielzeuge sind immer mehr zu einem normalen Teil des Sexlebens der Menschen geworden. Vor zwanzig Jahren war das Sortiment Sexspielgeräte mit großen, grellfarbigen Dildos, ein paar brauchbaren Vibratoren und Scherzartikeln wie essbaren Höschen umfassend beschrieben. Heute werden die Sexhilfsmittel in erster Linie für den Genuss der Frauen (und, in geringerem Maße, Paare) entwickelt. Sollten die Männer davon einst eingeschüchtert gewesen sein, wie gerne behauptet wurde, so gilt das für die meisten nicht mehr.

Kaufen Sie Ihre Spielzeuge bei vertrauenswürdigen Anbietern! Sonst müssen Sie vielleicht allergische Reaktionen auf billige Farben oder in den unpassendsten Momenten versagende oder brechende Teile in Kauf nehmen. Nach jedem Gebrauch sollten die Toys sorgfältig gereinigt werden, insbesondere, wenn sie beim Partnersex zum Einsatz kamen. Viel Vergnügen!

VIBRATOREN

Vibratoren sind mit Abstand die größte Kategorie unter den Sexspielzeugen; 60 bis 70 Prozent aller verkauften Toys sind „Vibes". Einigen Umfragen zufolge besitzt die Hälfte aller Frauen in den USA mindestens einen Vibrator, und 27 Prozent benutzen ihn auch regelmäßig. Die Spitzengruppe beim Vibrator-Gebrauch bilden Frauen in ihren 30ern, die in einer Partnerschaft leben.

Man hat Vibratoren für den äußerlichen wie für den innerlichen Einsatz entwickelt. Andere sind z. B. wasserdicht, um sie in der Wanne, unter der Dusche, im Whirlpool oder im Schwimmbecken verwenden zu können. Es gibt sogar ferngesteuerte Vibratoren, deren Kontrolle Sie Ihrem Liebsten überlassen können. Bei diesen vielen Möglichkeiten brauchen Sie wirklich mehr als einen.

Die klassischen Außen-Vibratoren

Die Mehrheit der Vibratoren ist für die Stimulation der Klitoris gedacht und wird äußerlich eingesetzt. Der ganze klitorale Bereich und auch die Schamlippen können mit einem Vibrator angeregt werden. Experimentieren Sie mit Druck und Berührung. Hier einige der gebräuchlichsten Außen-Vibratoren:

- *Hitachi Magic Wand*

    Erhielt den Ehrentitel „weltveränderndes Sexspielzeug" und ist der meistverkaufte Vibrator überhaupt. Das große und leistungsstarke Gerät wird als „Massagestab" vermarktet und ist in Drogerien und Sexshops erhältlich. Und wow, wie vibrierend diese Massage ist!

- *Eroscillator 2*

    Das einzige von der legendären Dr. Ruth Westheimer empfohlene Sexspielzeug. Der Eroscillator erinnert in Form und Größe an eine elektrische Zahnbürste. Er oszilliert mehr als zu vibrieren, ist daher sanfter zur Klitoris, aber deshalb nicht weniger effektiv.

- *Pocket Rocket*

    Dieses kleine Kraftpaket passt in jedes Handtäschchen und erledigt den Job zu jeder Zeit, an jedem Ort. Textur und Vibrationsgefühl lassen sich durch diverse Überzüge verändern; einer fühlt sich z. B. in etwa wie Gelatine an und hat kleine, die Klitoris reizende Noppen.

- *Water Dancer*

    Die wasserdichte Version des Pocket Rocket. Perfekt, um die Morgendusche mit dem Morgenorgasmus zu verbinden.

- *Fingervibratoren: Fukuoku 9000*

    Der beste Fingervibrator, Fukuoku 9000, ist ein tolles Partnersex-Spielzeug. Der Kleine wird über den Finger gestülpt und ist mit seinen wechselbaren Silikonoberflächen ideal für die klitorale Stimulation beim Liebesspiel. Finger Fun nennt sich eine etwas größere, wasserdichte Version.

- *Umschnall-Vibratoren: Butterfly*

    Umschnall-Vibratoren stimulieren ihre Klitoris beim Geschlechtsverkehr und verschaffen auch ihm angenehme Gefühle. Modelle wie Sweetheart und viele andere, einige mit Fernsteuerung, funktionieren genau wie der Butterfly.

SO WERDEN SIE GUT IM BETT

Die klassischen Innen-Vibratoren

Die hier vorgestellten Vibratoren erregen mehr als nur die Klitoris:

- *Der Rabbit (mit Perlen)*

  Der Rabbit (Kaninchen) stimuliert drei erogene Zonen gleichzeitig. Führen Sie den vibrierenden Schaft ein, um Ihren G-Punkt zu erreichen. (Hilfe beim Auffinden Ihres G-Punkts: S. 76.) Die auf dem Schaft aufsitzenden Ohren des Kaninchens kitzeln Ihre Klitoris, während das vibrierende Band aus Perlen um die Schaftbasis Ihre Vaginalöffnung stimuliert. Es gibt die Rabbits auch ohne Perlen, aber ich halte sie für eine hervorragende Einrichtung. Warum sich mit zwei erregenden Empfindungen begnügen, wenn Sie auch drei haben können?

- *G-Punkt-Vibratoren: G Swirl*

  Eigens konstruiert, um auf den G-Punkt zu kommen, und deshalb (wie andere, ähnliche Vibratoren) für eine ausgewählte Klientel. (Für andere Vibratoren sind G-Punkt-Aufsätze erhältlich, z. B. für den Hitachi Magic Wand.) Solche Vibratoren haben abgewinkelte Köpfe, um verlässlich in Kontakt mit dem G-Punkt zu kommen.

- *Aufliegevibratoren: Laya Spot*

  Als einer der vielen neuen Aufliegevibratoren ist der Laya sowohl formschön als auch ergonomisch korrekt. Gestaltet, um sich den Kurven eines weiblichen Körpers anzuschmiegen, ist er vielseitig und diskret. Er passt zwischen die Hand einer Frau und ihre Genitalien.

Setzen Sie Ihren Vibrator bei ihm ein
Fangen Sie auf niedriger Stufe an. Lassen Sie den Vibrator über seinen Penisschaft gleiten, pressen Sie ihn dann an die Basis, den Hodensack, den Damm. Experimentieren Sie mit höheren Geschwindigkeiten und stärkerem Druck.

Halten Sie stärkere Vibratoren nicht direkt an seinen Penis. Drücken Sie ihn vielmehr an Ihren Handrücken, während Sie seinen Schaft umfassen. Bewegen Sie Ihre vibrierende Hand an seinem Penis auf und ab.

Geben Sie ihm einen Vibro-Penisring
Der Silikonring in Kombination mit einer Art vibrierendem Torpedo und einem Batteriefach sieht etwas seltsam aus, aber Sie werden beide lieben, wie es sich anfühlt.

Platzieren Sie den elastischen Penisring um die Basis seines Penis; weist das daran angebrachte Vibroteil nach unten, stimuliert es seinen Damm, weist es nach oben, erregt es beim Geschlechtsverkehr Ihre Klitoris. In jedem Fall spürt er die Vibrationen am Penisansatz.

Die neuen Hightech-Vibratoren

Für Technikverliebte, die alles haben wollen:

- *Talking Head*
  Dieser Rabbit spricht! Die erste, nach wie vor erhältliche Version dieses interaktiven Vibrators war mit Liebesgeflüster eines französischen Pärchens vorprogrammiert. Die neueste Ausführung kann mit MP3s geladen werden und gibt daher alles wieder, was Sie wollen, z. B. die Stimme Ihres Liebsten oder Musik. Die Zukunft könnte eine Allianz mit Clone-a-Willy bringen, aus der dann Talking Heads genau in der Form des Penis Ihres Kerls hervorgehen, die noch dazu mit seiner Stimme sprechen! Auch in Entwicklung: ein Talking Head, der von einem Rap-Star programmiert ist.

- *OhMiBod*
  Ein schlanker Stab, der an Ihren iPod angeschlossen wird und dem Ausdruck „die Musik fühlen" eine gänzlich neue Dimension verleiht. Haben Sie ihn erst einmal mit Ihrer Playlist gefüttert, vibriert der Stab in Ihrem bevorzugten Rhythmus.

- *The Cone*
  Ein großer, pinkfarbener Kegel mit 16 Geschwindigkeiten und erstaunlicher Vielseitigkeit. Sie können sich ihn unterschieben, während Sie am Boden knien und Fellatio ausüben, ihn an der Wand befestigen und rückwärts benützen, oder zwischen Ihre Beine legen und vibrieren lassen. The Cone ist kreativ und hübsch genug, um ihn als ein kunstvolles Designerstück am Nachtkästchen sichtbar und vor allem jederzeit griffbereit aufzubewahren.

- *Form 6 von JimmyJane*
  Der als „neuer Wundervibrator" gehypte Form 6 ist elegant und stylish und wendet sich an Kundinnen mit überdurchschnittlichen Ansprüchen. Der Name rührt von den sechs Modi und sechs Geschwindigkeiten her, die in Kombination mit fünf Intensitätslevels für feinst justierbares Vergnügen sorgen. Und er ist wasserdicht.

PAAR-VIBRATORSPIELE

Manche Vibratoren, z. B. das ferngesteuerte Ei, wurden für Paare entwickelt. Sie führen es ein; Ihr Liebhaber hat den Regler in der Hand. Umschnall-Vibratoren und Vibro-Penisringe bereiten beiden Genuss. Zudem können alle Vibratoren in das Liebesspiel eingebunden werden:

- Wechseln Sie einander mit Vibratormassagen ab. Lassen Sie den Vibrator über den Körper gleiten, hin zu den Genitalien und wieder fort, ganz so wie Sie es sonst mit dem Mund oder den Händen machen. Wegen seiner Länge und Eignung als Körpermassagegerät empfiehlt sich hierfür der Hitachi Magic Wand.
- Setzen Sie den Vibrator für Variationen der Stimuli beim Liebkosen der Genitalien der/des Liebsten ein. Er kann ihn z. B. an seinen Handrücken drücken, während er Ihre Klitoris und Schamlippen streichelt.
- Bitten Sie Ihren Liebsten, Ihre Schamlippen beim oralen oder manuellen Liebesspiel mit einem kleinen Vibrator wie dem Pocket Rocket zu stimulieren.
- G-Punkt-Vibratoren (oder Vielzweck-Geräte mit einem G-Punkt-Aufsatz) eignen sich gut zur vaginalen Stimulation beim Geschlechtsverkehr.
- Verwenden Sie einen Analvibrator für Ihren Liebhaber, während sie Oralsex praktizieren. Er kann einen Analvibrator zusätzlich zum Cunnilingus oder zur manuellen Klitorisstimulation einsetzen.
- Schieben Sie einen stabförmigen Vibrator beim Verkehr zwischen Ihre Körper. Er wird die Vibrationen in seinem in Ihre Vagina eingeführten Penis indirekt spüren, Sie bekommen klitorale Stimulation.

FÜR FORTGESCHRITTENE

Wählen Sie einen mittelgroßen Vibrator für Paarspiele und beginnen Sie auf einer niedrigen Stufe.

Verwenden Sie Gleitmittel und gehen Sie es langsam an, bis Ihr Liebhaber nach mehr verlangt. Variieren Sie beim Spiel Ihre Stellung, Ihre Bewegungen und die Geschwindigkeit des Vibrators.

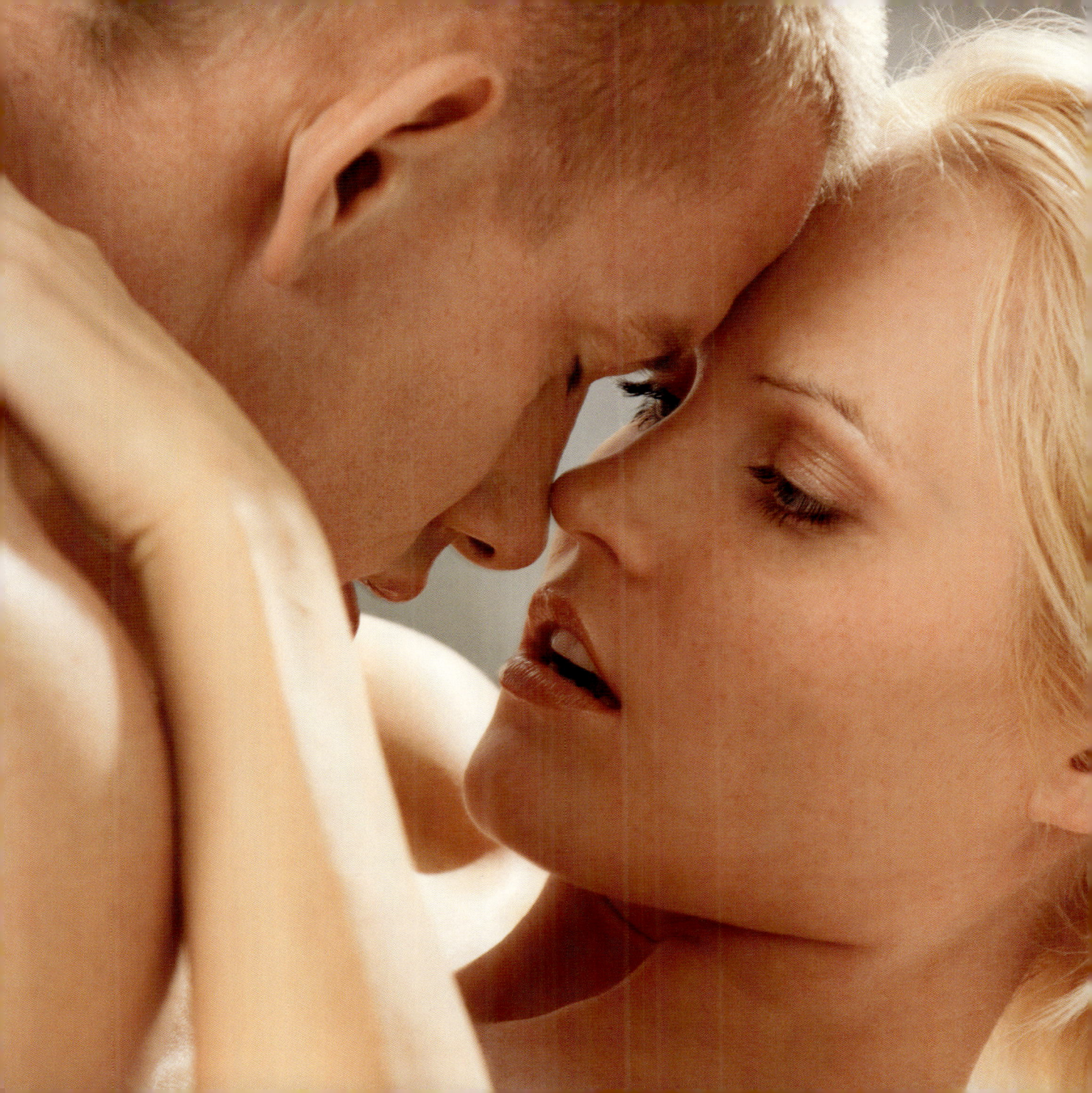

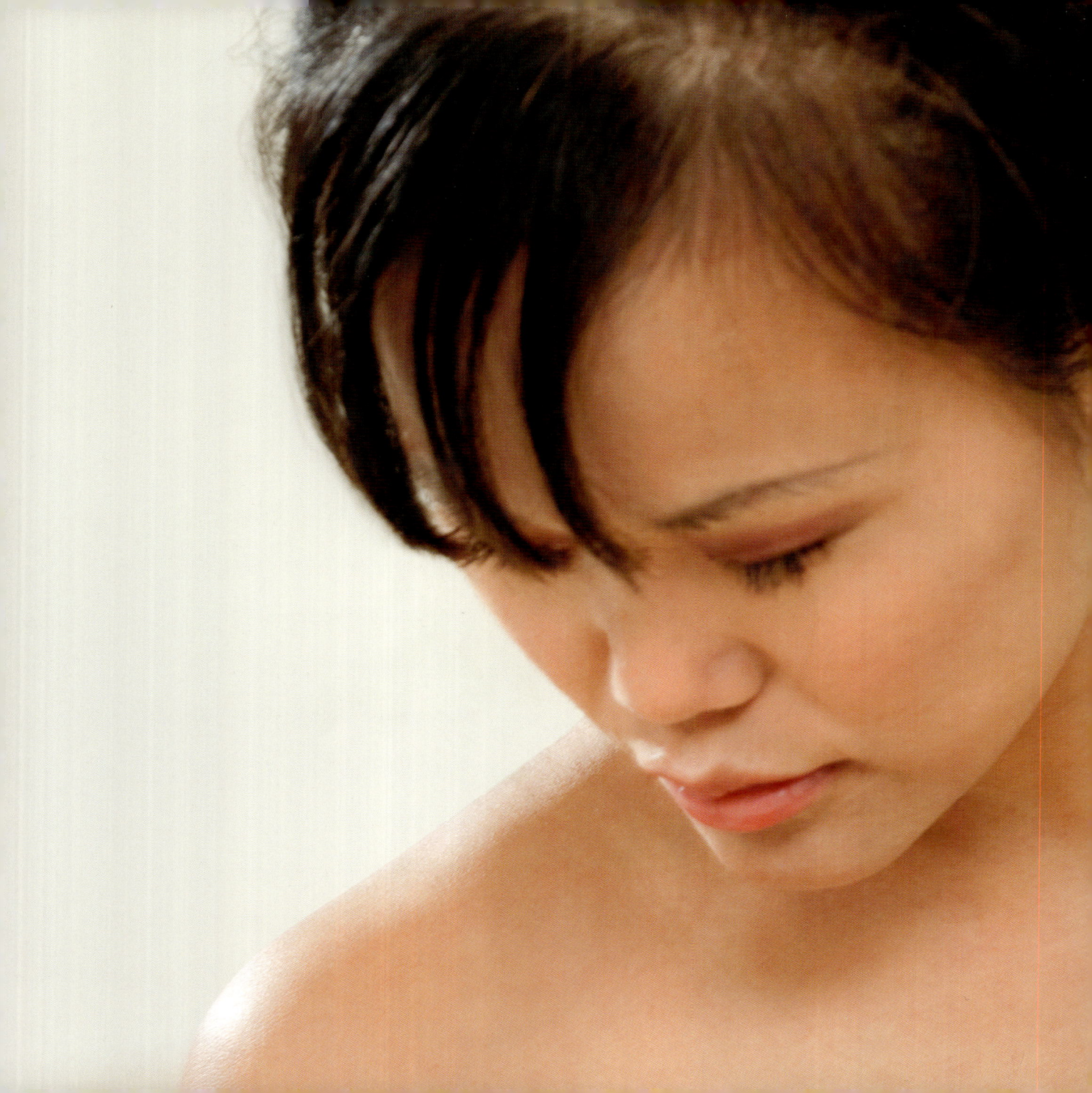

DILDOS

Dildos haben die Form eines Penis – manchmal eines riesigen Penis, wie ihn kein Mann besitzt. Im Gegensatz zu Vibratoren sind sie aber nicht aktivierbar. Es gibt sie vermutlich, seitdem Frauen den Zusammenhang zwischen dem erregenden Gefühl, etwas in sich zu spüren, und dem männlichen Organ erkannt haben. In früheren Zeiten haben Frauen alles von glatten Steinen bis passend geformtem Gemüse (Gurken, längliche Kürbisse) verwendet, um sich selbst zu stimulieren. Macht das die Auswahl an wunderschönen Dildos in Ihrem Sexshop nicht noch attraktiver? Trotzdem fragen manche Frauen: „Wozu das alles, wenn sie doch nicht vibrieren?"

Dildos sprechen Frauen an, die gerne die Kontrolle über die Stöße haben – Tiefe, Richtung, Frequenz, Geschwindigkeit. Ein Dildo macht es für sie dem Verkehr ähnlicher. Sie wählen sich Dildos aus natürlich wirkenden Materialien und in Größen, wie es sie tatsächlich gibt. Riesendildos eignen sich mehr als Schauobjekte als für eine wirkliche Penetration. (Wenn Sie mit einem spielen wollen, verwenden Sie ihn zum Streicheln Ihrer Vulva, Ihrer Schamlippen und Ihrer Klitoris.)

Umschnall-Dildos

Der unerwartete Erfolg der „Bend Over Boyfriend"-Videos („*Beug dich vornüber, Bursche*") hat den Markt für Umschnall-Dildos erweitert – ein Produkt, das bis dahin vorzugsweise von lesbischen und kaum von heterosexuellen Frauen gekauft worden war. Manche Männer stehen darauf, anal penetriert zu werden, und manche Frauen sind bereit, ihnen damit entgegenzukommen. Andere Frauen stehen auf dem Standpunkt: „Wenn du mit mir Analsex haben willst, sollst du zur Abwechslung auch selbst erleben, wie das ist."

Natürlich können Sie auch einen Dildo in die Hand nehmen und ihm in den Anus schieben, aber wenn der Kunstpenis umgeschnallt ist, haben Sie die Hände frei und erleben einen völlig neuen Kitzel: stoßen. Wenn Sie keinen Dildo besitzen, empfiehlt sich der Kauf eines Umschnall-Sets bestehend aus dem Dildo und der Aufhängung. Für Anfängerinnen wie auch für Frauen, die Wert auf die farbliche Abstimmung von Dildo und Aufhängung legen, ist das eine gute Möglichkeit. Den Sets liegen Instruktionen und Tipps für die Ausführung von Analverkehr bei, angefangen mit: Verwenden Sie reichlich Gleitmittel.

Bereiten Sie ihn auf das Empfangen von Analsex in derselben Weise vor, wie er das im umgekehrten Fall machen sollte (siehe S. 166). Vergewissern Sie sich, dass er erregt und gut eingeschmiert ist, bevor Sie seinen Anus penetrieren. Führen Sie den Dildo langsam ein. Lassen Sie ihn die Tiefe des Eindringens und die Geschwindigkeit der Stöße bestimmen.

Mit einer „üblichen" Aufhängung befestigen Sie den Dildo mittels verstellbarer Gurte um Taille und Schenkel an Ihrem Körper. Die beiden Schenkelgurte sind mit einem dünnen Band um die Taille verbunden. Attraktiver ist eine G-String-Aufhängung: Dabei hält ein einzelner, dünner (Leder-)riemen zwischen den Hinterbacken die Verbindung zum Hüftgurt.

Den ultimativen einschlägigen Genuss bereiten Umschnall-Vibratoren. Zwei kleine Vibro-Pads werden an der Aufhängung angebracht, eines innen, nahe ihrer Klitoris, das andere außen am Dildoansatz: für sie und für ihn.

SO WERDEN SIE GUT IM BETT:
Nippelklemmen

Bereiten Sie Ihre(n) Sexpartner(in) vor. Die Nippel müssen aufgerichtet sein. Saugen Sie an ihnen, lecken und drücken Sie sie bis das der Fall ist. Testen Sie die Stärke der Klemmen, indem Sie sie am Hautstück zwischen Daumen und Zeigefinger des Partners befestigen.

Achten Sie auf die Zeit. Klemmen unterbinden den Blutfluss zu den Nippeln und dem Warzenvorhof. Sie sollten nicht länger als 10 bis 15 Minuten ohne Unterbrechung angebracht bleiben.

Fangen Sie damit an, so viel Gewebe wie möglich einzuklemmen. Mit der Zeit kann das nach und nach weniger werden. Je weniger Gewebe man einklemmt, desto mehr wird der Druck konzentriert und die Intensität der Empfindung gesteigert. Klemmen Sie nie nur die äußerste Nippelspitze ein; nicht nur wäre das unerträglich intensiv, Sie riskieren auch, blutige Wunden zu verursachen.

Sind die Klemmen fest an ihrem Platz, können Sie die Nippel ihres Sexpartners mit der Zunge oder Federn reizen. Wenn die Klemmen Teil eines SM-Rollenspiels sind, können Sie ihm oder ihr befehlen, sich auf alle Viere niederzulassen, oder eine Kette anbringen, die die Klemmen mit einem Sklavenhalsband verbinden. Steht er oder sie auf mehr Schmerz, können Sie kurz Gewichte an die Klemmen hängen, wenn der Sexspielpartner auf allen Vieren ist. Ich betone: kurz.

Bedenken Sie: Je länger die Klemmen angebracht waren, desto schmerzhafter ist die Abnahme. Wenn das Blut wieder in die Nippel strömt, tut das weh. Jede(r) reagiert ganz individuell auf Stimulation. Manche mögen's sachte, andere extra stark. Wenn Sie es falsch einschätzen, wird aus dem Spiel eine Folter, und das ist definitiv nicht sexy.

ANALSPIELZEUGE

Analspielzeuge eignen sich gut als Vorbereitung für Analverkehr. Sie können sie auch für anales Vorspiel oder Masturbation benutzen. Hier stelle ich Ihnen die gebräuchlichsten Analspielzeuge vor:

- **Analplugs**

Sie sind typischerweise rauten- oder kegelförmig und haben einen dünnen Hals und eine abgeflachte Basis, wodurch sie nicht ins Rektum schlüpfen können.

- **Analkugeln**

Sie veranlassen den Schließmuskel zur Kontraktion, was bei Männern und Frauen Orgasmen auslösen kann. Die Kugeln gibt es in vielen Größen und aus allen möglichen Materialien. Sie werden an einer Schnur oder elastisch verbunden aneinandergereiht, ein Ring am Ende bildet den Abschluss.

- **Analdildos**

Dabei handelt es sich um dünnere Dildos. Es gibt sie in diversen Größen. Sie können damit Analverkehr simulieren und natürlich Ihren Körper darauf vorbereiten, anal penetriert zu werden.

NIPPELKLEMMEN

Nippelklemmen sind nicht nur für Frauen da. Auch Männer haben Nippel. Manche Männer lieben es mehr als Frauen, wenn man ihre Brustwarzen zwickt, drückt, kneift, daran saugt und leckt oder hineinbeißt. Im Allgemeinen bevorzugen Männer eine deutlich festere Berührung ihrer Nippel und Genitalien als Frauen, auch wenn viele Frauen in der Hitze der Leidenschaft eine heftige Behandlung ihrer Nippel und Brüste zu schätzen wissen, speziell unmittelbar vor dem Einsetzen der Menstruation. (Falls Sie mit SM experimentieren wollen, ist das der richtige Zeitpunkt zum Beginnen.) Sie oder ihr(e) Liebhaber(in) könnten Spiele mit Nippelklemmen mögen.

Falls Sie noch nie eine Nippelklammer gesehen haben, stellen Sie sich vielleicht irgendwelche seltsamen Geräte vor oder denken an hölzerne Wäscheklammern, wie sie in sehr alten Pornofilmen zum Einsatz kamen. Nippelklemmen gibt es in allerlei Ausführungen. Sie üben denselben Druck aus wie das Kneifen der Nippel mit den Fingern. Der Vorteil besteht darin, dass man die Hände frei hat, um damit anderswo zu spielen.

Online oder im lokalen Sexshop sollte eine Auswahl folgender Grundtypen zu finden sein:

- **Pinzetten-Klemmen**

  Das ist die beste Wahl für Anfänger; sie sind am angenehmsten und erinnern am wenigsten an etwas, das im Büro des Aufsehers eines Gefangenenlagers herumliegt. Der Druck lässt sich durch das Verschieben eines Rings um die beiden Pinzettenstäbchen verändern – je näher an den Nippeln, desto stärker. Schmale, kunststoffumhüllte, gekrümmte Enden schließen sich eng um die Basis der Nippel und lassen die Brustspitzen stolz hervortreten.

- **Schmetterlingsklemmen**

  Sie sind groß und robust und wirken auf Novizen einschüchternd. Sie bestehen aus überkreuz miteinander verbundenen, beweglichen Teilen, und sind so designt, dass sich der Druck erhöht, sobald man an den Klemmen zieht. Ansonsten lässt sich der vergleichsweise hohe Druck nicht einstellen. Die Greifflächen sind breit und mit Gummischeiben abgedämpft, was für festen Halt sorgt und zugleich Gewebeschäden verhindert.

- **Krokodilklemmen**

  Bei diesen lässt sich der minimale Abstand zwischen den beiden Schenkeln der Klemme stufenlos mittels einer Stellschraube einstellen. Der Druck lässt sich bis zu einem Maß erhöhen, bei dem in den Nippeln das Gefühl eines summenden Vibrierens entsteht. Die Greifflächen sind kunststoffumhüllt, dieser Schutz lässt sich jedoch vielfach abnehmen; darunter zeigt sich dann in Form von Metallzähnen, woher die Klemmen ihren Namen haben … Eindeutig kein Spielzeug für Unerfahrene.

FÜR FORTGESCHRITTENE
KETTE DEINE LIEBE AN

Zu einigen Klammersets gehört auch eine Verbindungskette. An dieser kann man im Rahmen eines SM-Spiels ziehen und damit den Reiz auf die Nippel weiter erhöhen. Gehen Sie es aber sachte an, besonders am Anfang.

Wenn Sie das Glück haben, in einem mit guten Sexshops gesegneten städtischen Umfeld zu leben, gehen Sie persönlich einkaufen. Das Verkaufspersonal ist in der Regel gut informiert und gerne bereit, Ihnen den Gebrauch der Sexspielzeuge zu erklären. Sexspielzeug-Partys bieten aus ähnlichen Gründen gute Einkaufsmöglichkeiten. Auch große Online-Anbieter verfügen nicht selten über Beratungstools. Sie tippen einfach Ihre Frage ein und erhalten Auskunft.

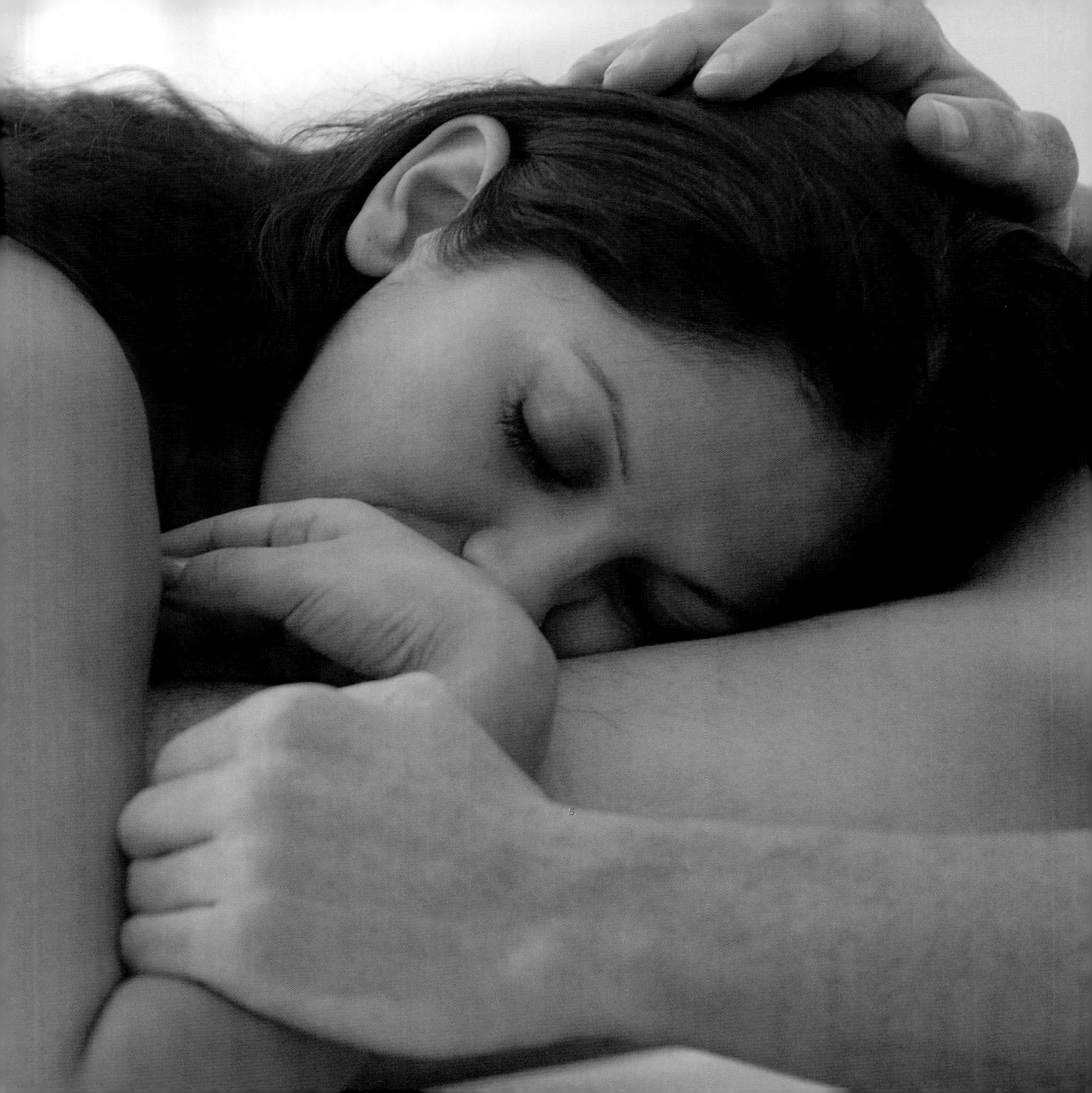

Schluss
SEX IST PRIVAT

Das Sexleben ist Privatsache.

Ganz egal, wie nahe Sie Ihrem Mann (oder Ihrer Frau) stehen, Sie können ihm nicht in den Kopf sehen, nicht Tag und Nacht bei ihm sein oder ihn dazu bringen, Ihnen absolut alles zu erzählen.

Selbst wenn Sie jungfräulich heiraten und bis ans Lebensende niemals mit einem anderen Sexpartner in Berührung kommen, werden Sie seine Sexhistorie nicht zur Gänze kennen.

Sex findet in unseren Köpfen und Körpern statt und überschneidet sich nur teil- und zeitweise – aber wenn, dann oh! wie lustvoll! – mit dem Sexleben anderer.

Frauen investieren eine Menge Zeit und Energie in das Männer-Verstehen. Wir arbeiten an der Beziehung und versuchen vielleicht, unseren Mann dahingehend zu manipulieren, dass das, was wir für Glück halten, Bestand hat. Ja, wir bemänteln das, indem wir von unserem Wunsch nach „Intimität" und „Kommunikation" sprechen. In Wahrheit wollen wir geliebt werden, wenn wir alt oder fett sind, nicht alleingelassen werden, ihn im Bett in wilde Ekstase versetzen, im Bett in wilde Ekstase versetzt werden, uns stets sicher und geborgen fühlen, nicht gesagt bekommen, was wir nicht hören wollen, und, natürlich, über genügend Freiraum verfügen, um unser weibliches Potenzial in seiner ganzen Fülle entwickeln zu können – an der Seite unseres besten Freundes/Seelenpartners, der mindestens die Hälfte der Hausarbeit erledigt.

Es ist ein gewaltiger Haufen an Erwartungen, der einer Beziehung aufgeladen wird, die damit begann, dass Nervensignale ausgetauscht und Hirnchemikalien produziert wurden.

Über Jahrzehnte sind unsere Ansprüche an eine ideale Liebes-/Sexbeziehung gewachsen. Unsere Großeltern gaben sich noch mit weit weniger zufrieden, und sie haben sich auch nichts vorgemacht, wenn es darum ging, wer schwanger wurde: das waren nicht „wir", das war „sie". Außerdem waren sie schlau genug, ihn von der Geburt fernzuhalten.

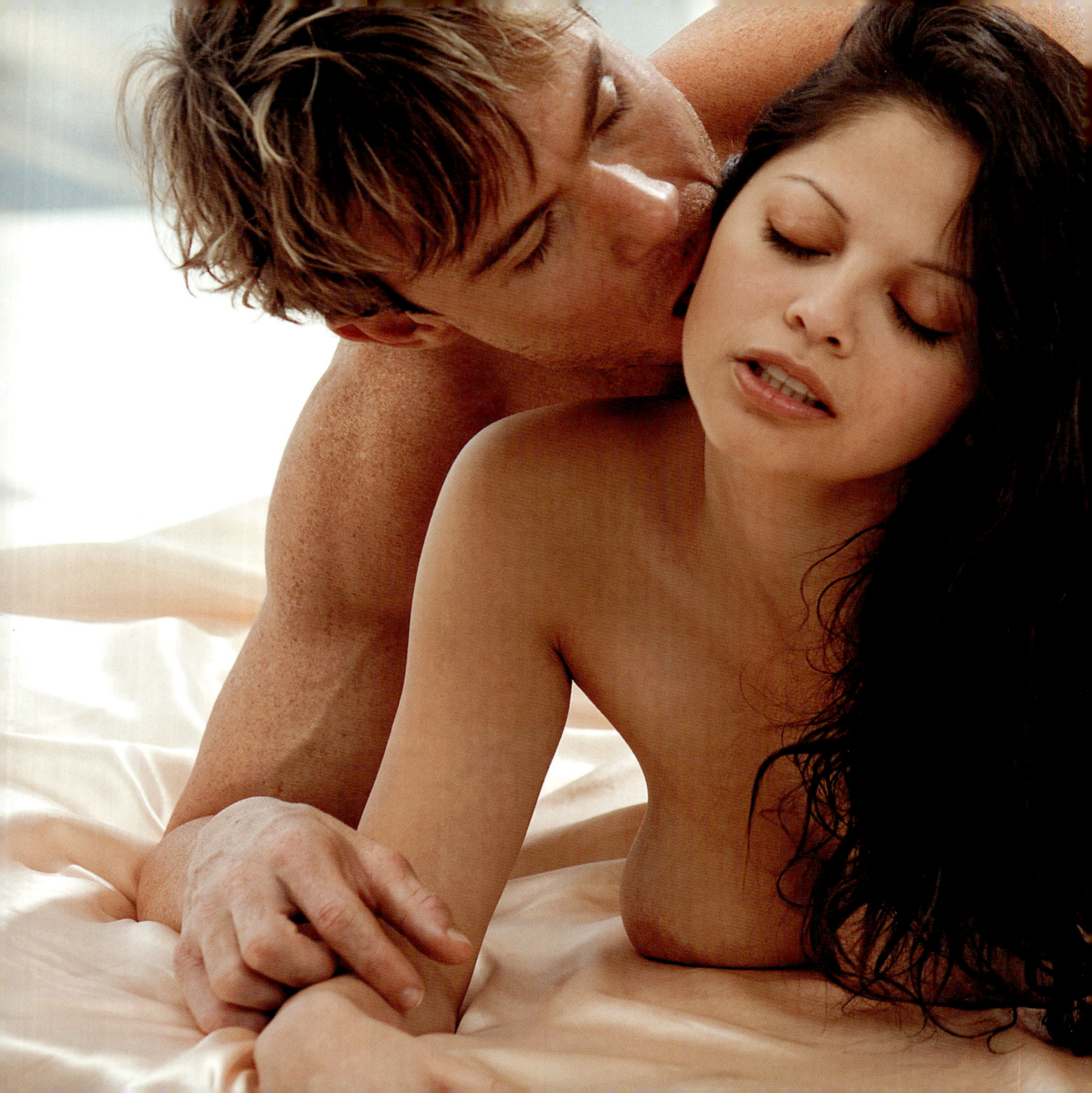

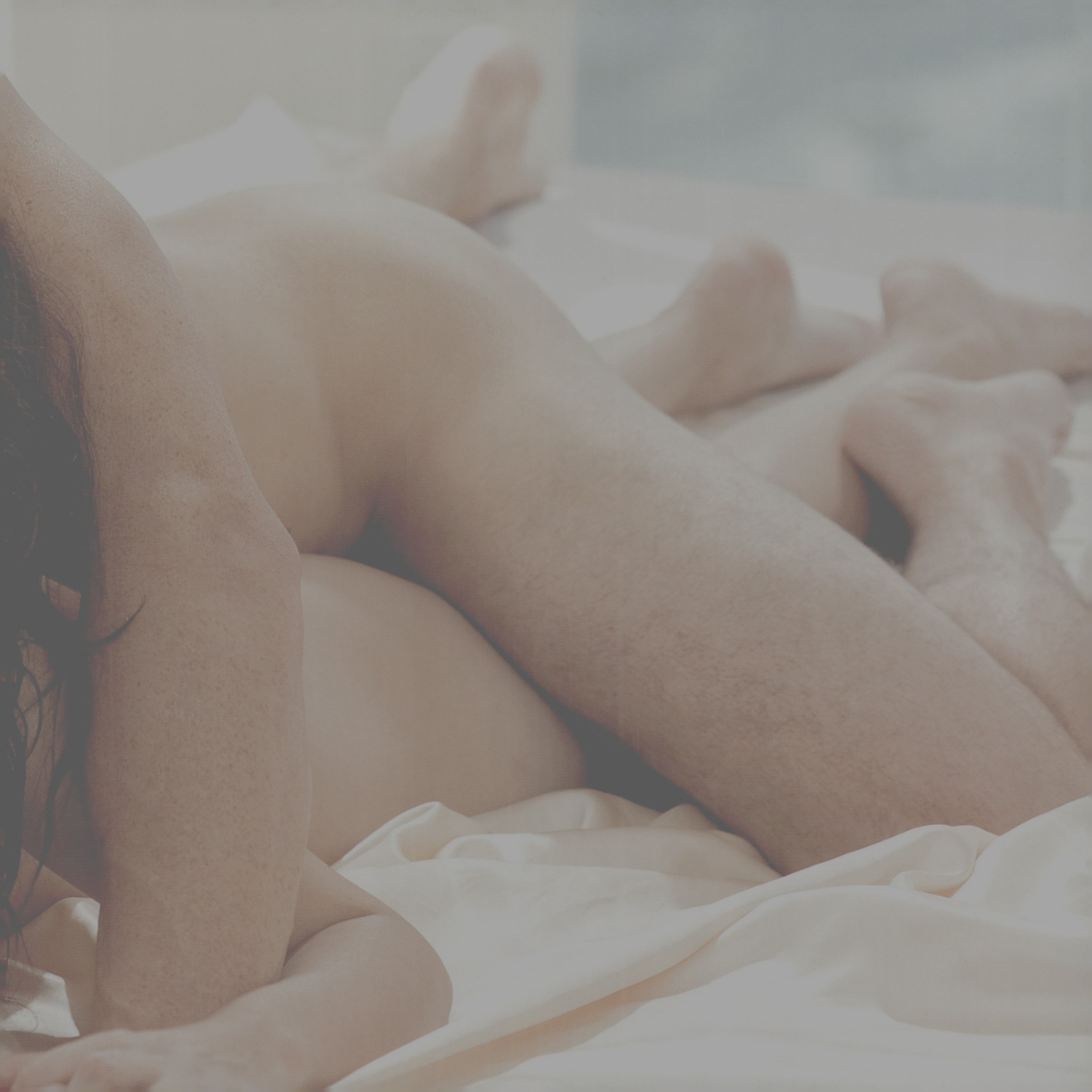

Zehn Antworten auf eine Frage

Ich habe zehn Männer, die ein Spiel der St. Louis Cardinals besuchten, gefragt:

Was weiß Ihre Frau nicht über Ihr Sexleben?

„Sie weiß nicht, dass ich weiß, dass sie Orgasmen vortäuscht. Wir sind nun fast vier Jahre zusammen. Einer von uns sollte mit der Wahrheit rausrücken, aber bisher ist das nicht geschehen. Ich weiß, dass sie es macht, damit ich mich gut fühle, aber das funktioniert nicht. Ich möchte, dass sie echte Orgasmen hat." – Randy, 37

„Ich hole mir zwei-, dreimal die Woche bei Cyberporn einen runter, während sie schläft. Sie geht immer zuerst zu Bett. Wüsste sie es, sie würde sich betrogen fühlen." – Ted, 44

„Ich mag ein ausgedehntes Vorspiel. Ich hätte gerne mehr davon. Sie glaubt, sie brauche mich nicht so viel zu berühren. Aber ich wüsste eine nette Rückenmassage nach dem Sex auch zu schätzen." – Ben, 33

„Es ist nicht in Ordnung, dass sie mich nicht an ihren Arsch lässt. Ich sage zwar, dass es okay ist, aber das stimmt nicht. Ich bin des Bettelns müde geworden. Und sie vertraute mir nicht mehr, dass ich nicht doch einfach versuche, ihn ihr dort reinzustecken. Von da an hatte ich darüber die Klappe zu halten." – Devonne, 29

„Ich hatte in zwanzig Ehejahren zwei Affären und diverse beiläufige One-Night-Stands auf Geschäftsreisen. Sie hat davon keine Ahnung." – G, 50

„Sie weiß nicht, dass ich mit ihrer Schwester geschlafen habe, bevor wir geheiratet haben. Ich weiß, dass ihre Schwester ihr nichts sagen wird, aber ab und zu habe ich deshalb Alpträume." – Ron, 40

„Sie ist nicht der beste Sex meines Lebens. Ich bin der beste Sex ihres Lebens. Und sie glaubt, dass sie meiner ist, aber das ist sie nicht." – Brett, 31

„Ich bekomme die besten Blowjobs meines Lebens von einer anderen Frau. Wir schlafen nicht miteinander, deshalb rede ich mir ein, dass es nichts ist, was zwischen mich und meine Frau kommen könnte. Ich habe deshalb schon ein paar Schuldgefühle, aber zum Teufel, diese Frau machts mir so unglaublich!" – Chris, 35

„Ich lecke Frauen nicht gern. Ich mach's. Ich tu so, als würde ich es mögen. Ich mache sogar eine Riesenshow daraus, wie lecker ich nicht ihre süße Muschi finde. Aber in Wahrheit steh' ich nicht so drauf." – Jon, 33

„Sie bemüht sich zu sehr darum, heißen Sex zu haben. Wann immer sie in High Heels und Strapsen auftritt, weiß ich, dass ich für eine lange Zeit nicht zum Schlafen kommen werde. Und am Morgen danach werden mich Rückenschmerzen quälen." – Jim, 45

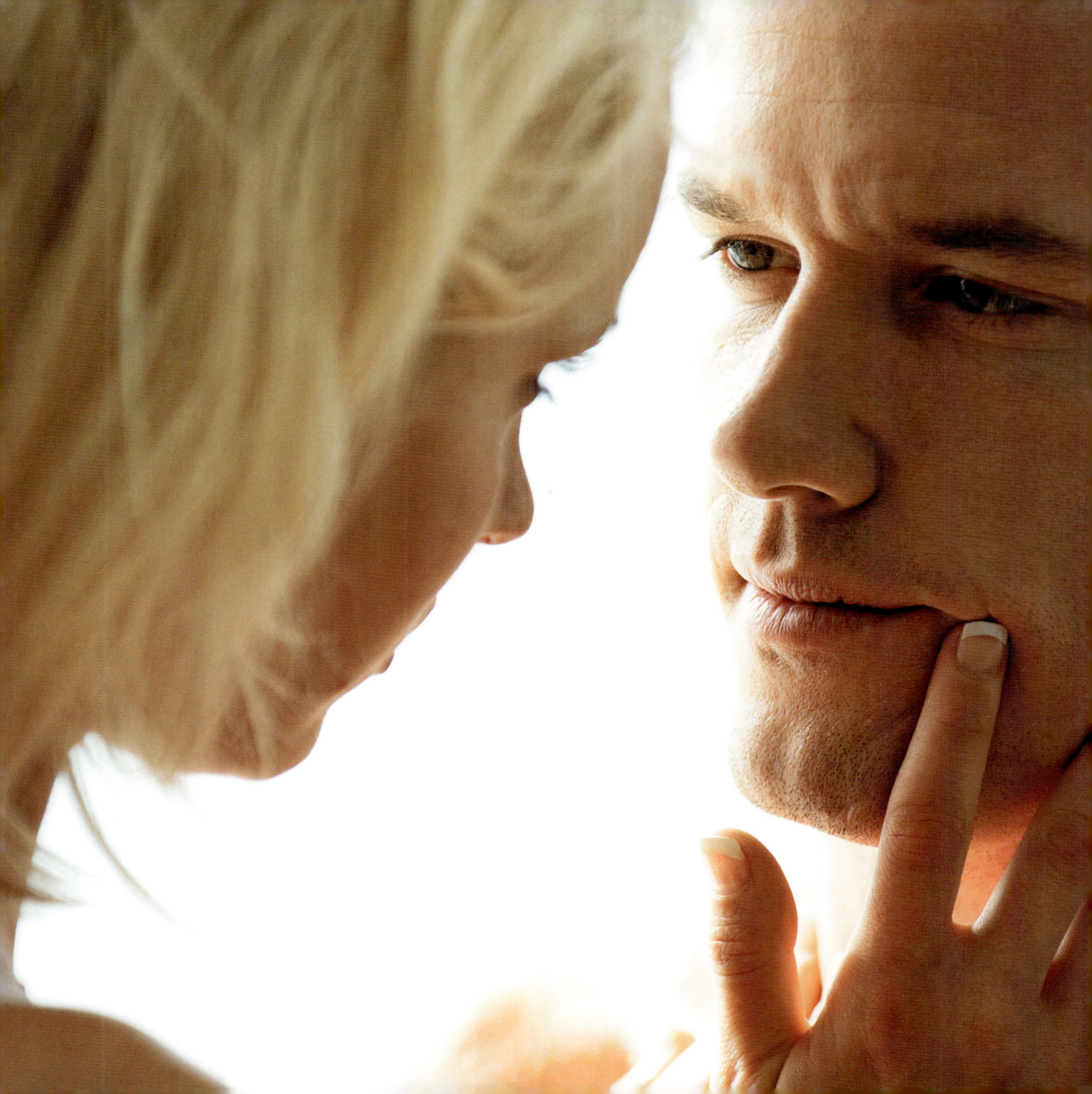

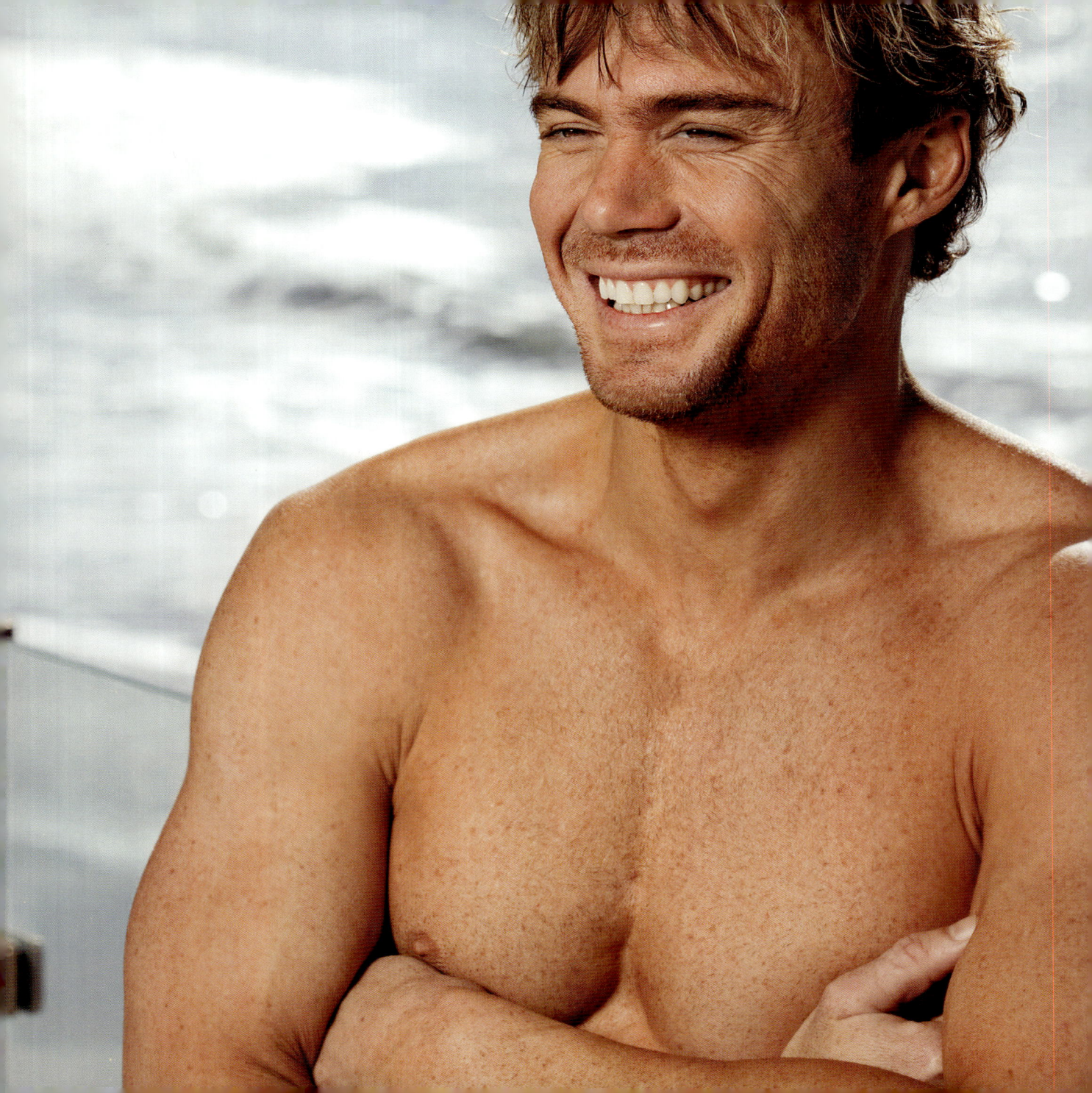

Zehn Antworten auf eine Frage

Und dann habe ich zehn Frauen in eben diesem Baseballstadion der St. Louis Cardinals dieselbe Frage gestellt:

Was weiß Ihr Mann nicht über Ihr Sexleben?

„Ich täusche häufig Orgasmen vor. Ich kann das richtig gut. Das Geheimnis ist, es nicht zu übertreiben. Er glaubt, ich komme jedes Mal, aber nein." – Mindy, 34

„Ich hatte mehr Sexpartner als er glaubt. Die echte Zahl ist doppelt so hoch wie die, die ich ihm genannt habe: sechs. Und als ich ihm das sagte, hielt er es schon für viel." – Chandra, 27

„Oh, da gibt's einiges! Ich täusche Orgasmen vor, ich hatte mehr Partner als er glaubt, ich habe ihn betrogen und er ist lange nicht so gut im Bett, wie er denkt. Ja, ich glaube, das deckt es ab." – Debbie, 43

„Ich hatte Analsex, das weiß er nicht. Ich mochte es nicht und will es nicht wieder machen. Wenn er wüsste, dass ich es vor ihm bereits mit einem anderen Mann probiert habe, würde er mich so lange nicht mehr in Ruhe lassen, bis er in meinen Arsch kommt." – Veronica, 31

„Ich habe eine emotionale Affäre mit einem Arbeitskollegen. Wir küssen und streicheln uns, aber nichts geschieht unter der Gürtellinie. Mein Mann wäre außer sich, wenn er davon wüsste." – Gina, 39

„Ich habe Fantasien, in denen ich angebunden und ausgepeitscht werde. Manchmal stelle ich mir auch vor, wie eine Reihe von Männern auf mein Gesicht abspritzt. Oder wie ich von einer Gruppe gevögelt werde. Er fände meine Fantasien abstoßend. Ich will sie nicht ausleben; ich finde sie auch abstoßend." – Sasha, 32

„Er ist Ehemann Nr. 3. Es gibt so viel, was er nicht über mich weiß, dass es eine Woche bräuchte, um es ihm zu erzählen. Ich hatte ein wesentlich zügelloseres Leben, als er sich vorstellen kann. Mein zweiter Mann und ich waren Swinger. Der Jetzige geht in die Kirche." – Gloria, 52

„Ich weiß, dass er für Sex bezahlt, wenn er auf Geschäftsreise ist. Ich habe seine Kreditkartenabrechnung gesehen und die Ausgaben nachgeprüft. Ich halte diese Information in Reserve, falls ich sie mal benötige." – Maria, 44

„Ich masturbiere. Manchmal, wenn ich vor ihm nach Hause komme, befriedige ich mich. Dann sage ich ihm, ich sei zu müde für Sex. Wüsste er, dass ich's mir selber mache, wär er ganz schön angefressen." – Carla, 49

„Wir führen eine offene Ehe, daher erzählen wir einander alles – bloß hält er sich nicht immer an die Spielregeln. Ich höre seine Nachrichten am Anrufbeantworter ab, nachdem er schlafen gegangen ist, schaue seine E-Mails durch und stöbere in seinem Kalender. Er sieht diese Frau öfter, als er es mir gegenüber behauptet. Aber jetzt bin ich vollständig im Bilde." – Nancy, 50

Sind Sie beim einen oder anderen dieser Kommentare blass geworden? Ich weiß, dass sie sich besonders für Frauen in der Bindungsphase sehr hart anhören müssen. Für Frauen, die der Beziehung eine so enorme Bedeutung beigemessen haben, dass sie allein der Gedanke, er könne sie betrügen, oder sie könnten ihn betrügen, oder einer könnte ein Geheimnis haben, das den anderen ekelt, zutiefst erschüttert. Jüngere oder ältere Frauen sind nicht so idealistisch. Sie können es sich erlauben, nicht naiv zu sein.

Die Wahrheit ist: Er kann eine Affäre haben, dreimal in der Woche zu Pornos masturbieren oder alle möglichen Lügen verbreiten – und Sie dennoch immer noch lieben.

Eine weitere Wahrheit ist: Sie können eine Affäre haben, von Dingen fantasieren, die er widerlich findet, oder alle möglichen Lügen verbreiten – und ihn immer noch lieben.

Es ist nicht immer alles heile Welt, nicht wahr?

Und doch lieben wir sie, und sie lieben uns, und wir versuchen aus all dem ein wenig Glück für uns zu formen. Vielleicht strengen wir uns sogar zu sehr an. Und vielleicht scheitern wir manchmal.

So viel wir auch über unsere(n) Liebste(n) zu wissen glauben – es ist und kann nicht alles sein, genauso wenig wie er oder sie alles über uns weiß oder wissen kann.

Sexuelle Selbstbestimmung erreicht man durch Selbsterkenntnis, durch Akzeptanz und Verständnis für unser sexuelles Reiz-Reaktions-System, durch das Einfordern von Genuss in jeder Phase unseres Sexlebens und vielleicht auch, indem wir unseren Lovern auch einmal eine Pause zugestehen, etwas Freiraum, und zur Kenntnis nehmen, dass wir sie niemals besitzen werden. Zum Erwachsensein gehört auch, zu akzeptieren, dass es keinen Weihnachtsmann gibt – und trotzdem an den Geist der Weihnacht zu glauben.

Es gibt keine heiße Monogamie für alle Zeiten. Aber es gibt die quälend köstliche und sehr reale Chance, ein gutes Sexleben zu führen – und eine unendliche Vielzahl an Wegen, diese Möglichkeit zu Ihrer persönlichen Wirklichkeit zu machen. Gehen Sie's an!

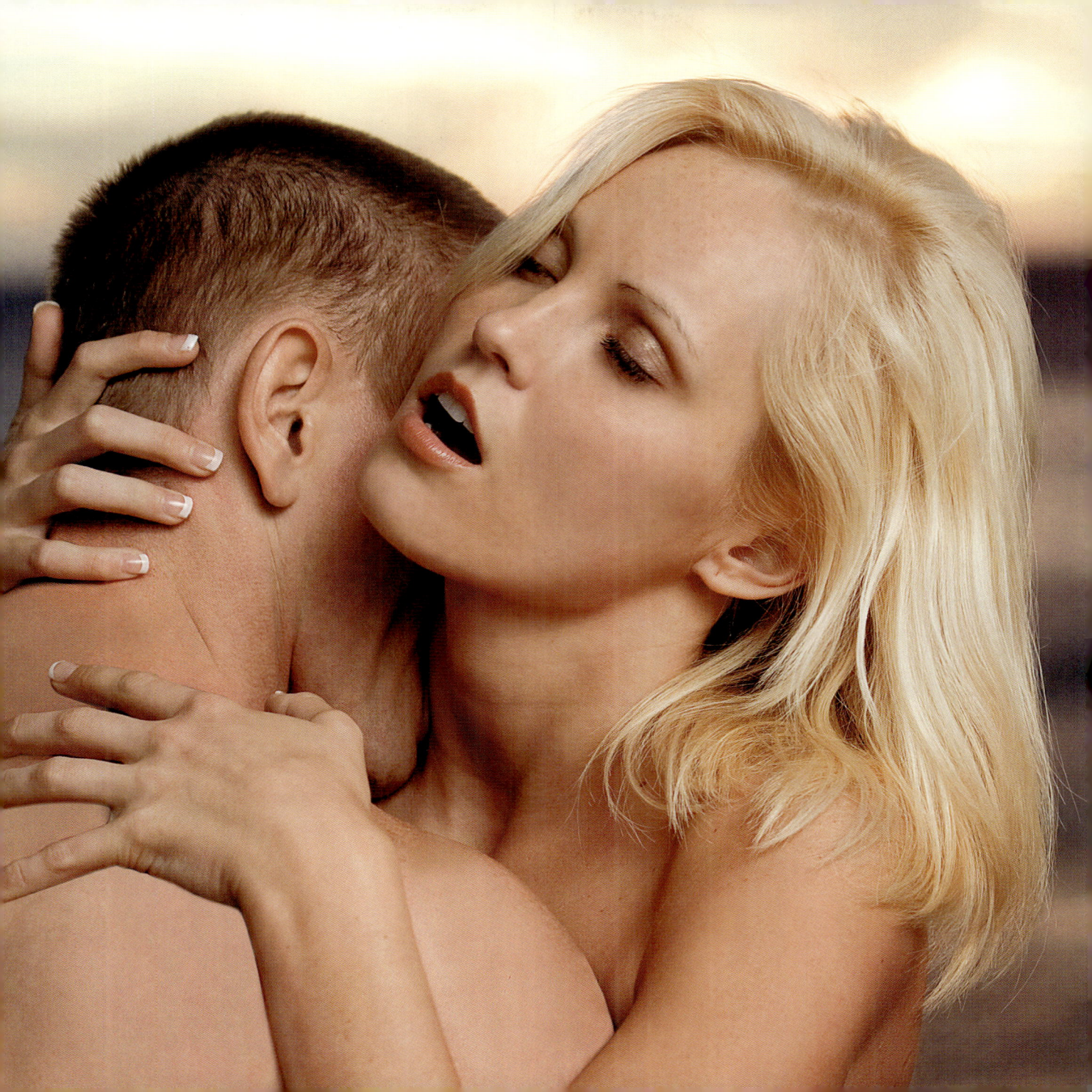

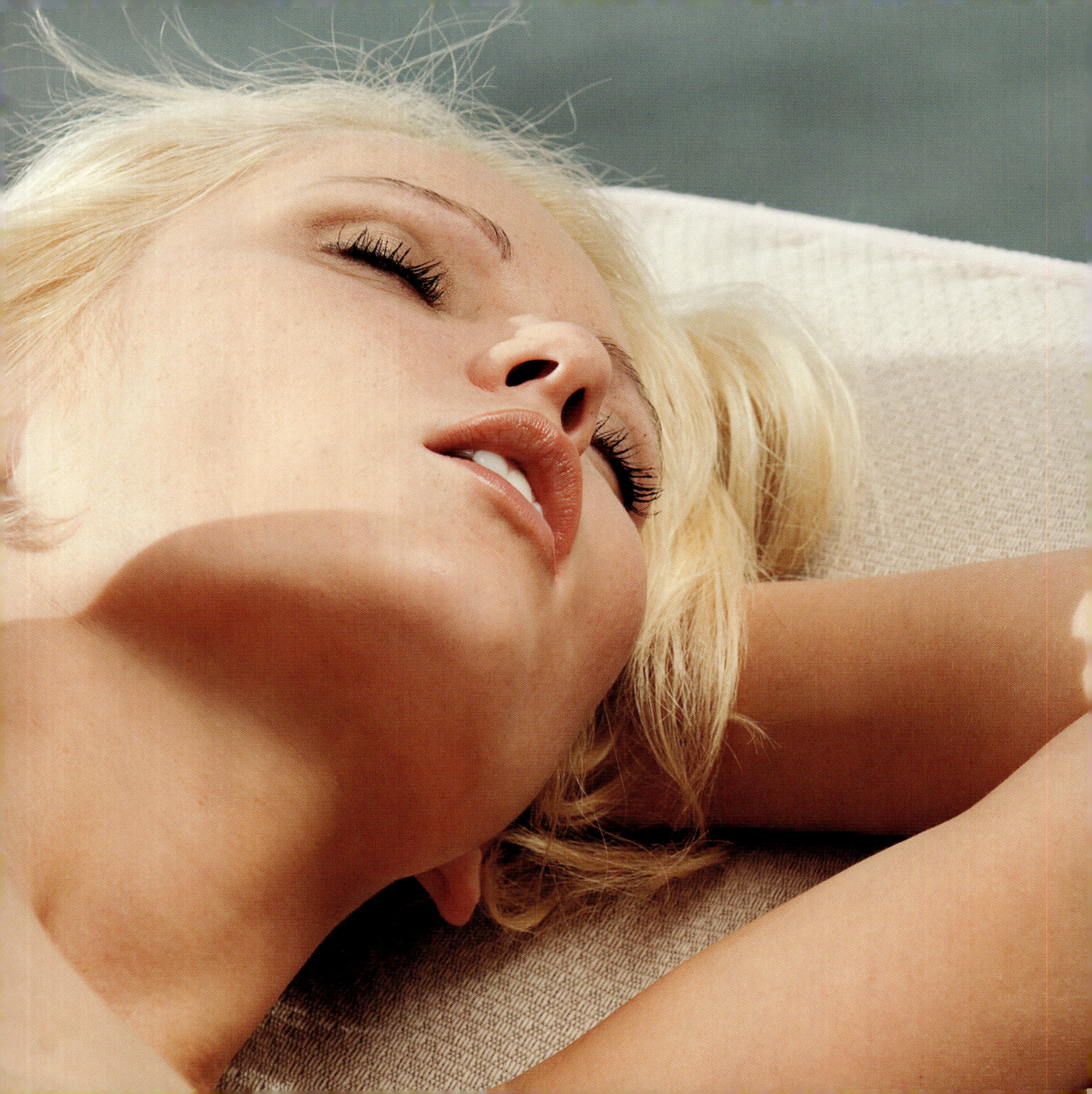

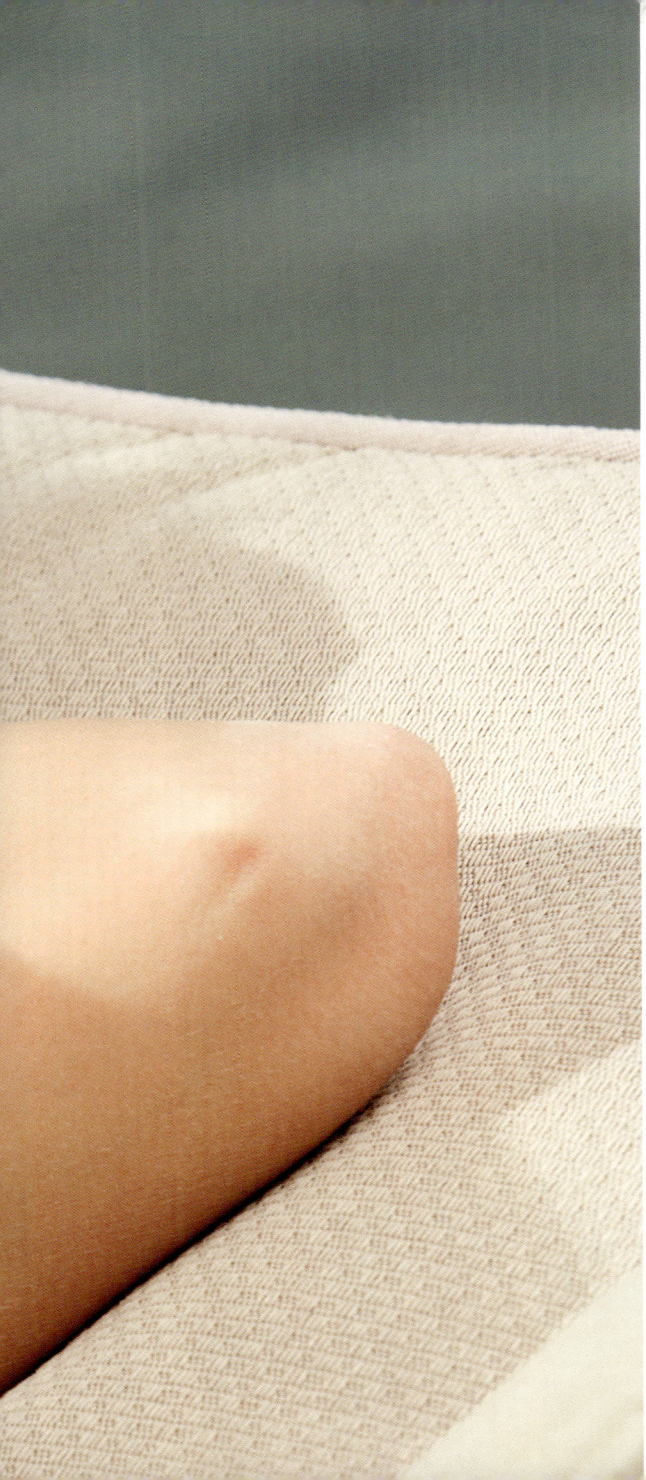

DANKSAGUNG

Mein Dank gilt:

Zuallererst, wie immer, meinem Agenten Richard Curtis.

Dem wunderbaren Team von Quiver: Will Kiester, Herausgeber; Jill Alexander, Lektorat; Rosalind Wanke, Creative Director; Amanda Waddell, Projektleitung; und dem brillanten Grafikteam.

Den Fotografen Jacques Seurat und Harry Hara.

Ein besonderer Dank gebührt Andrea Mattei, die mich im Entstehungsprozess unterstützt hat.

Jeder hat eine emotionale Unterstützergruppe – das hier ist meine:

Meine besten Freunde Carolyn Males, Michael und Barb Hasamear, Alex Zola und Joe Rinaldi.

Meine Schwiegertochter Tamm, der wir die unvergleichliche Marcella und die Zwillinge Alex und Evan verdanken.

Nan Wise, Freundin, Kollegin und Kollaborateurin.

Die neuen Freunde in Harlem: Elizabeth und Reggie, Val Bradley, Kathryn Williams, alle im St. Nicks Pub und im Native Restaurant.

Meine O-Schleife wurde inspiriert von: Dr. Eileen Palace, Dr. Barry Komisaruk, Dr. Gina Ogden, dem spätberufenen Sexualwissenschaftler Marc Meshorer und Dr. Annie Sprinkle.

Dank auch an Babeland, Candida Royalle's Femme Productions und Adam and Eve für Sexspielzeuge und Produkte, die für die Fotoshootings für dieses und andere Bücher gespendet wurden, darunter *Die Orgasmus-Bibel* und *The Orgasm Loop Workbook* („Praxisbuch Orgasmus-Schleife").

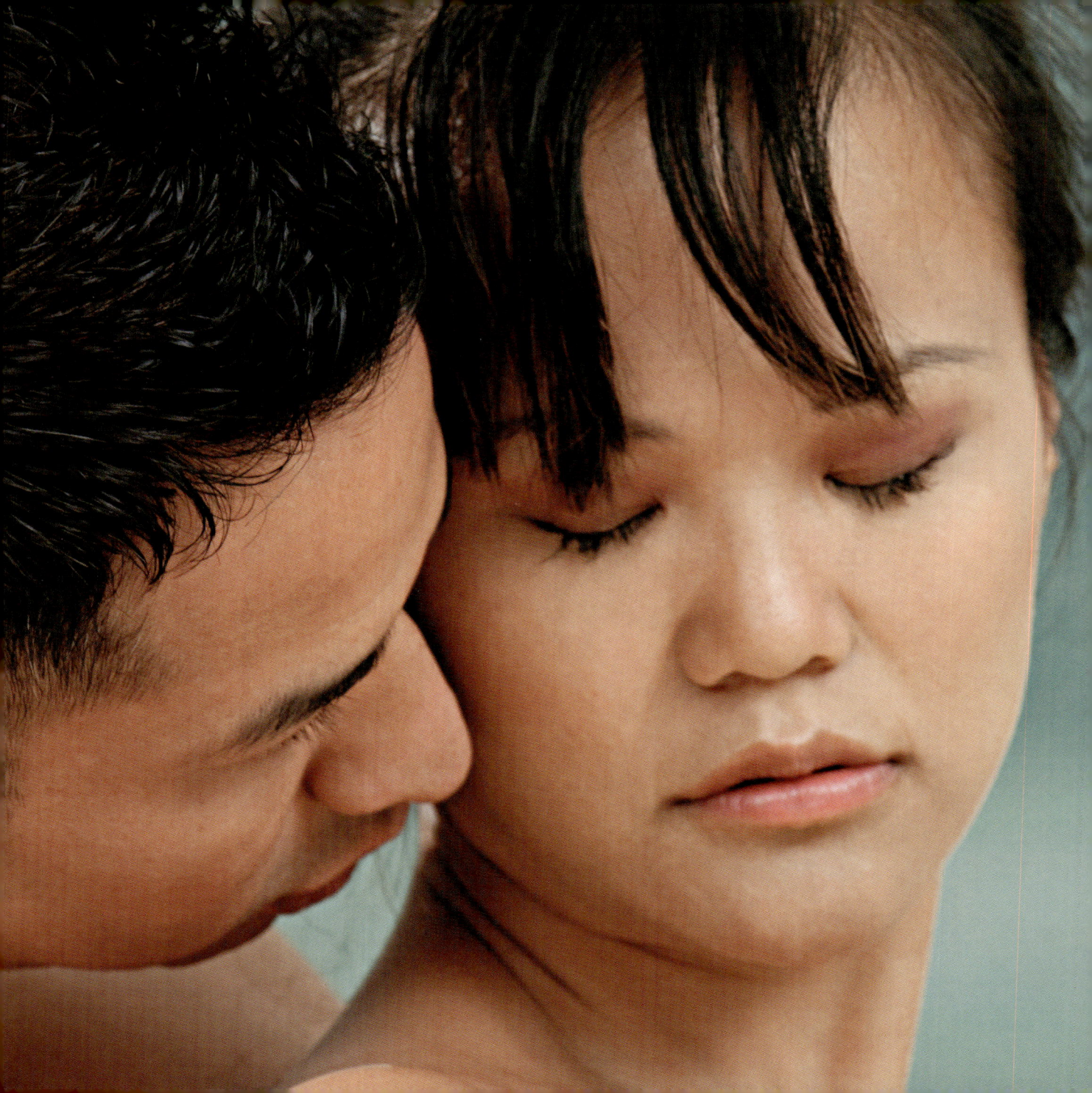

ÜBER DIE AUTORIN

Susan Crain Bakos ist eine international anerkannte Autorität in Sachen Sex, die zu diesem Thema zwölf Bücher verfasst hat, darunter *The Sex Bible: The Complete Guide to Sexual Love* und *Die Orgasmus-Bibel: Die neuesten Forschungsergebnisse und Techniken für mehr fantastische Höhepunkte*. Sie schreibt seit mehr als zwei Jahrzehnten über Sex und hat in zahlreichen Magazinen veröffentlicht: *Redbook*, *Cosmopolitan*, *Men's Health*, *Penthouse*.

Als frühere Mitarbeiterin und Kolumnistin des *Penthouse Forum*, hat Susan mit Legenden wie Dr. Ruth Westheimer und Helen Gurley Brown zusammengearbeitet und Tausende von Männern und Frauen zu ihrem Sexleben interviewt. Sie hatte einen Auftritt bei *Oprah, Good Morning America* sowie in zahlreichen anderen Fernseh- und Radiosendungen. Sie lebt in New York City und hält unerschütterlich an dem Glauben fest, dass jede Frau einen Schrank voller Vibratoren haben sollte und zumindest einen Orgasmus pro Tag.

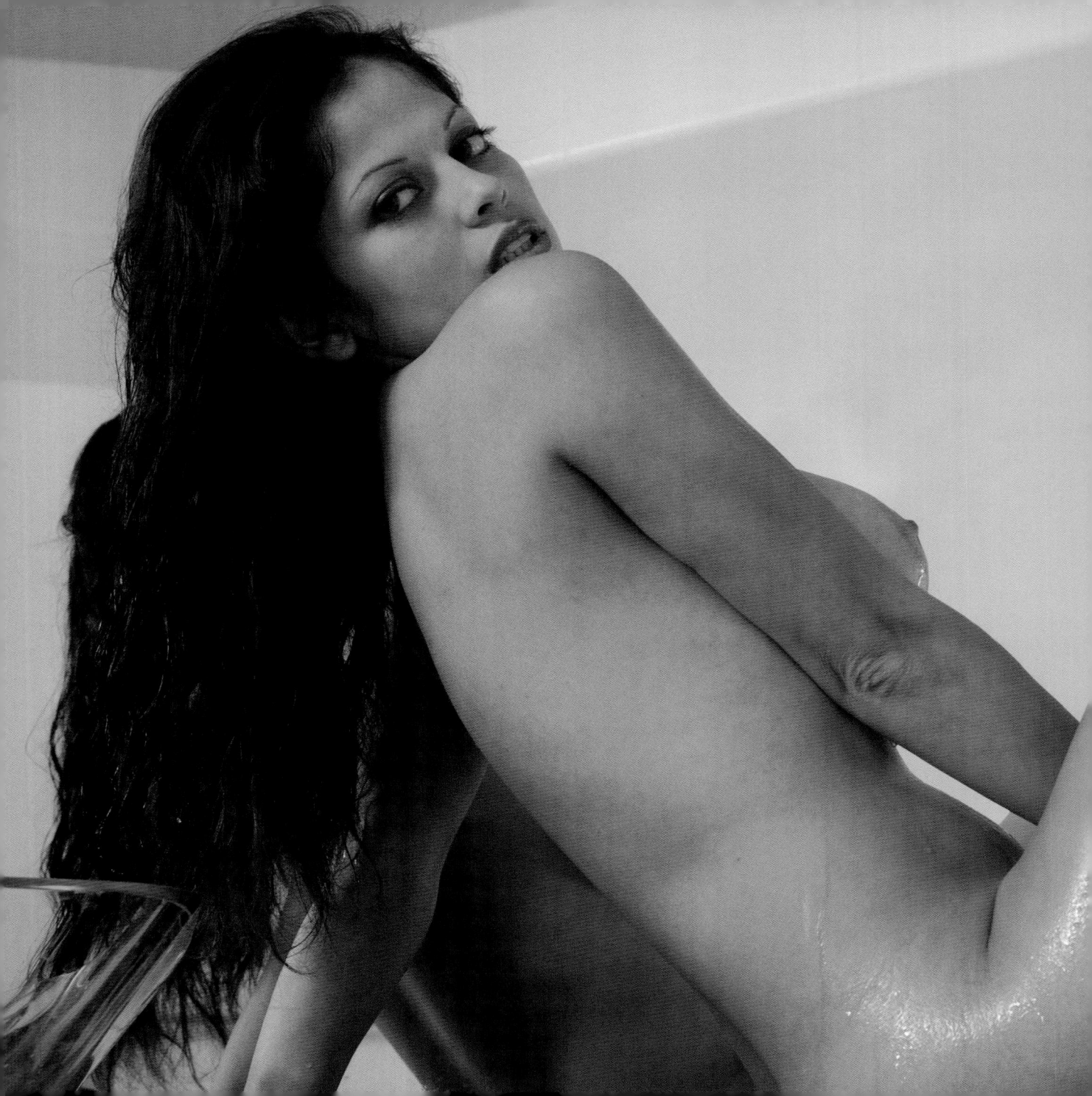

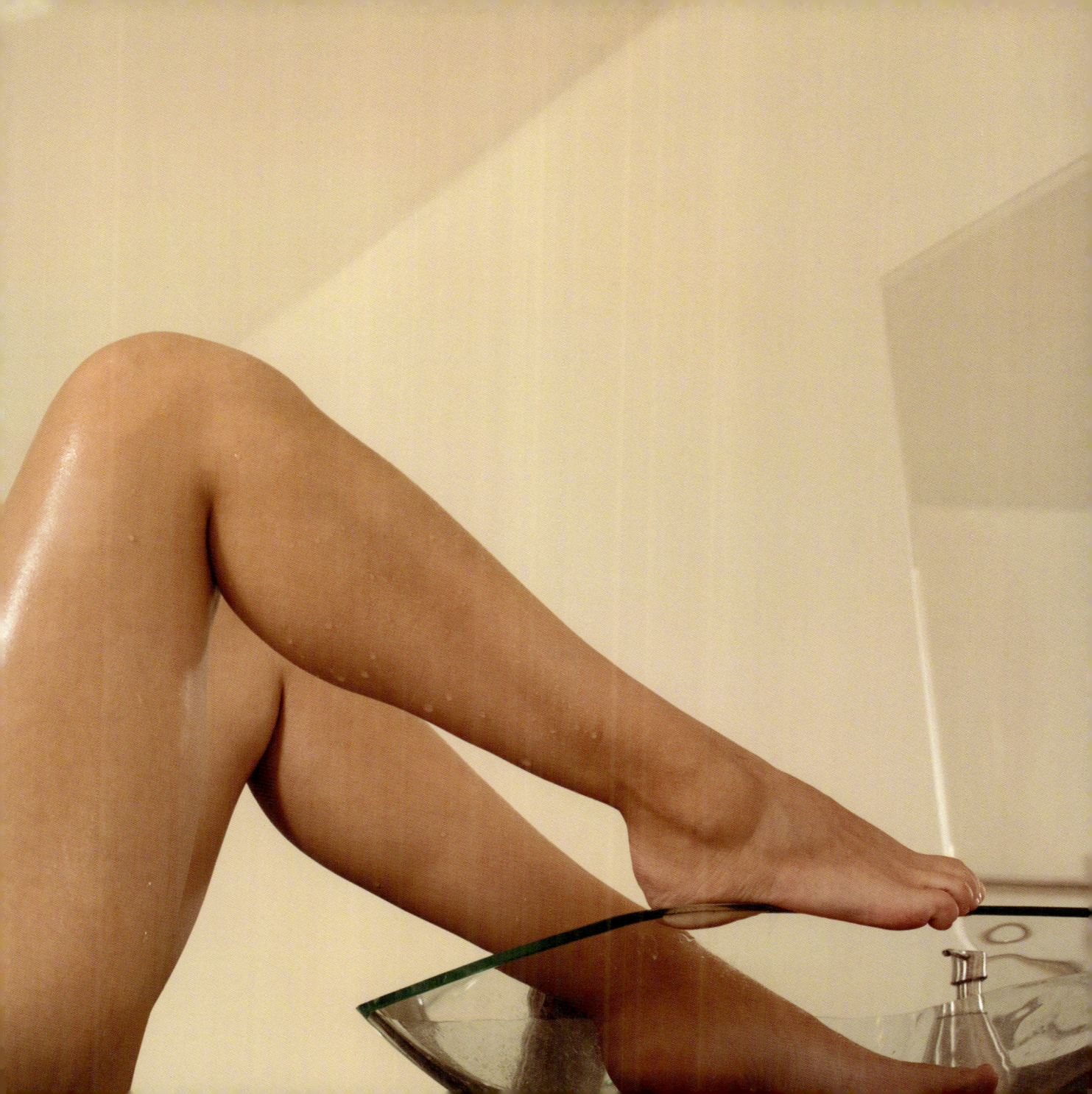

REGISTER

A

A-Punkt, 76
„Abartig", „pervers" 169–181
Abschleppen, 192–193
Abstoßung, 34
Abtrocknen, 128
Affären, 206. *Siehe auch* betrügen
AIDS, 184
Alman, Isadora, 120
Altern, 103, 206
Alternative zum Analverkehr, 149
Altersdiskriminierung, 11
Amphetamine, 30
Analdildos, 231
Analkugeln, 231
Anales Vorspiel, 165–166
Analingus, 166
Analplugs, 231
Analsex. *Siehe* Analverkehr; Analspiele
Analspiele, 62, 64, 77, 166–167, 167.
   Siehe auch Analverkehr
   Analdildos, 231
   anales Vorspiel, 165–166
   Analingus, 166
   Analkugeln, 231
   Analsexspielzeuge, 231
   Analverkehr, Alternative zum, 149
   Analvibratoren, 226
Analtoys, 231
Analverkehr, 93, 119, 120, 165–167, 221.
   Siehe auch Analspiele
Analvibrator, 226
Anderson, Pamela, 17
Androgynie, 183–184
Anregende Spielchen, 128
Anspannen, 49, 51, 53
Anterior fornix erogene (AFE) Zone. *Siehe* A-Punkt
Antibabypille, 102
Anus, 165–167. *Siehe auch* Analverkehr; Analspiele
Anziehen, 128
Aphrodisiaka, 106
ArginMax, 106
Armstrong, Carolyn, 102
Ärzte, 104
Astroglide, 167

Aufliegevibratoren, 225
Aufstehkuss, 96
Außenvibratoren, 224
Augenkontakt, 123
Augenlider, 77

B

Baker, Josephine, 17
Bakos, Susan Crain, 47, 169
Barkin, Ellen, 205
Barton, Debra L., 38
Basson, Rosemary, 37
Baumgardner, Jennifer, 120
Beatty, Warren, 110
Beckenbereich, Eingriff im, 46
Behar, Joy, 90
Bentley, Toni, 165
Berenson, Abbey, 89
Berman, Jennifer, 46
Berman, Laura, 46, 52, 90
Berühren, 123, 128. *Siehe auch* erogene Zonen
Besondere Zungenfertigkeiten, 133
Betrügen, 12, 27, 186, 206–207
Beyer-Flores, Carlos, 49
Beziehungen, 17
   Bindung, 197–203
   Dates, 191–192
   Freundschaft mit Extras, 193
   „Fick-Kumpel", 193
   intime, 27
   Probleme in, 38
Bindung, 197–203
Bindung, Entstehen von, 30, 32
Binik, Irv, 44
Bisexualität, 114, 170, 183–184
Bisse, 172
Blowjobs, 61, 77, 93, 96, 120, 121, 135, 137. *Siehe auch* Oralsex
Bondage, 172, 174, 175. *Siehe auch* SM
Borderline-Persönlichkeitsstörung, 113
Bowie, David, 183
Brown, Helen Gurley, 17
Brüste. *Siehe auch* Stillen,
   Sexuelle Erregung beim
   Ejakulation auf, 81
   Sensitivität der, 103
Bryner, Jeanna, 24
Butterfly (Vibrator), 224

C

Chemie. *Siehe* Sexuelle Chemie
Chirurgische Eingriffe, 46
Chlamydien, 173
Cialis, 117
Coaching, 77
Cone, the (Vibrator), 226
Corona, 77
Cougars, 206
Crawford, Cindy, 88
Cremen, 33, 106
Crenshaw, Teresa, 32
Cunnilingus, 53, 119, 132–133, 167, 226. *Siehe auch* Oralsex
Curtis, Jamie Lee, 88
Cutler, Winnifred B., 41

D

Dates, 191–192
Deep Throat, 220
DeGeneres, Ellen, 17
Depp, Johnny, 184
Depression, 38
Desire Curves, 29, 30–36, 37, 40, 100
Desperate Housewives, 17
Dessous, 128
DHEA, 103, 106
Diät, 105
Dildos, 229
Dodson, Betty, 58
Doggy-Style-Stellung, 141, 148–149
Dominanz. *Siehe* SM
Dopamin, 30, 114
Dopamin-D-4-Rezeptorgen (DRD$_4$), 114
Dreier, 185–186
drittes Jahr, das verflixte, 32, 197–198
Drogenmissbrauch, 38
Drücktechnik, 64
Dysfunktion. *Siehe* weibliche Sexuelle Dysfunktion

E

Edge Play, 220
Eheleben, 191
Eichel, 77. *Siehe auch* Große E, das
Eindringen, 64–65, 141. *Siehe auch* Geschlechtsverkehr
Einstellungen, 12, 17
Einzel-Orgasmen, 49, 57
Ejakulation
 auf die Brüste, 81
 weibliche, 80
Emotionale Intelligenz, 29
Emotionale Geborgenheit, 12
Emotionale Verletzlichkeit, 14
Emmanuelle, 220
Energie. *Siehe* Sexuelle Energie
Energiefokus, 68, 71
Epstein, Mark, 21
Erektionen, 21, 40, 95
Erhebungen, 22–232
Erholungsphase, 24
Erniedrigung, 172
Erogene Zonen, 75–77, 121, 163
 erkunden der, 80
 männliche, 77
 weibliche, 75–76
Eroscillator (Vibrator), 224
Erotische Filme, 128, 165, 187, 220–221
Erotische Gelegenheiten ergreifen, 14, 17
Erotische Massage, 78–79
Erregung, 11, 19, 21–27, 43–47
 bei Männern, 24, 40, 41, 43–44, 67
 bei Frauen, 40, 43–44, 46, 61, 67, 103, 172
 beim Stillen, 103
 Sexuelle Orientierung und, 43
Erregungsphase, 24
Erweiterte Orgasmen, 54
Experimentieren, 35
Extragenitale Orgasmen, 53

F

F-Punkt, 77
Faludi, Susan, 114
Fantasien, 177–181
Fellatio, 61, 77, 93, 96, 120, 121, 137. *Siehe auch* Oralsex
Fesselungen, 172
„Fickkumpel", 193
Finger, 166
Fingervibrator, 224
Fisher, Helen, 27, 185
Fisher, Terri, 23
Flirt, die Kunst des, 123
Flirten, 123
Form, 226
Fortpflanzung
 Sexualität und, 102–103
Frau-oben-Stellung, 142–145

Frauen
  ältere, 206
  Erregung bei, 40, 43–44, 46, 67
  Lust-Basiswerte der, 30
  Orgasmen bei, 41, 46, 51, 54, 61–65
  Pathologisierung der Sexualität von, 113–117
  Single-, 191
  verheiratete, 191
  Verlangen von, 40
  Zahl an Sexpartnern von, 22–23
Frenulum, 77
Freud, Sigmund, 51
Freundschaft mit Extras, 193
Friday, Nancy, 177
Friedan, Betty, 114
Fukuoku 9000 (Vibrator), 224

G
G-Punkt, 44, 51, 52, 53, 58, 64, 76, 77, 80, 93
G-Punkt-Vibratoren, 225, 226
G-Schuss, 52
G-String-Aufhängung, 229
G-Swirl (Vibrator), 225
Gale, David, 22
Ganzkörper-Orgasmen, 49, 54
Geborgenheit, emotionale, 12
Geburt, 12, 89
Geburtenkontrolle, 99, 102
Gels, 106
Gemeinsame Masturbation, 82–83
Gemischte multiple Orgasmen, 54, 57
Gemischte Orgasmen, 53, 54, 57
Genitalien, 43, 44, 47, 88–89. *Siehe auch spezifische Geschlechtsteile*
Gerte, 176
Geruchssinn, 123
Geschlechtskrankheiten (STD), 173, 192
Geschlechtsverkehr, 43, 53, 119, 141–163. *Siehe auch* Analverkehr; Eindringen
Gesundheitsprobleme, 100
Gewichtsprobleme, 38, 100
Gewichtszunahme, 100
Gewohnheit, 35
Gleitmittel, 33
Gräfenberg, Ernst, 76
Große E, das, 77. *Siehe auch* Eichel
Gruppensex, 120, 185–186
Gürtel, 172, 175, 176

H
H-Punkt, 76
Haarbürste, 176
Hals, 77
Halsbänder, 172
Hand-Jobs, 80, 81, 198
Handgelenke, 128
Handschellen, 172, 175
Happy End, 79
Harnröhre, 76
Hasameat, Rick, 68
Häufigkeit von Sex, 25, 41
Heißes Nein, 133
High-Tech-Vibratoren, 226
Hinduismus, 87
Hinterbacken, 77
Hitachi Magic Wand (Vibrator), 224, 225, 226
Hite, Shere, 52
Hoden, 80
Homosexualität, 12, 40, 43, 120, 184
Honey Dust, 77
Hormone, 30, 32, 38, 41, 103, 104, 110. *Siehe auch spezifische Hormone*
Hormonersatztherapie, 38, 104
Hutcherson, Hilda, 75
Hymen, 89
Hysterektomie, 46

I
Im Sitzen (Stellung), 141, 152–155. *Siehe auch* Yab-Yum-Stellung
Im Stehen (Stellung), 141, 156, 160–161
Infektion des Harntrakts, 166, 167
Inkontinenz, 89
Innen-Vibratoren, 225
Intimität vs. Technik, 121

J
Jagger, Mick, 183
„Jake" (*Glamour*-Magazin), 194
Jameson, Jenna, 17
Joannides, Paul, 40
Johnson, Virginia, 24, 52, 65, 117
Jolie, Angelina, 17, 184
Jong, Erica, 17

K
Kabbazah, 199, 200

Kaiserschnitt, 46
Kamasutra, 76
Kama Sutra (Film), 220
Kaplan, Helen Singer, 24, 52, 117
Karezza, 199, 200
Keesling, Barbara, 58
Kegelübungen, 49, 52, 57–58, 90, 105, 201
Kerner, Ian, 52
Kinsey, Albert, 52, 117, 184
Kinsey Institute, 93
Kipnis, Laura, 114
Kissenschlacht, 100
Klappsen, 172
Klettbänder, 172, 175
„Klit"-Gel, 33
Klitorale Orgasmen, 51, 52, 53, 54, 58
Klitorale Stimulation, 54, 71
Klitoris, 43, 51, 52, 53, 54, 61, 71, 76
    Blutfluss zur, 103
    Cremen zur Stimulation der, 106
    „Klit"-Gel, 33
    klitorale Orgasmen, 51, 52, 53, 54, 58
    klitorale Stimulation, 54, 71
Klitorisgel, 193
Knebel, 175
Kneifen (Zwicken), 172
Knie, 76
Kognitiv-physiologische Feedback-Schleife, 67
Komisaruk, Barry, 44, 49, 51
Kondome, 173
Körper
    Beziehung zum, 87–97
    Lebensphasen und, 99–111
    Selbstbild, 38, 88
Körperliche Probleme, 99–105
Körperselbstwahrnehmung, 38, 88
Krankheit, 38
Krokodilklemmen, 231
Kundalini, 71
Künstliche Befruchtung, 12, 102
Kuschelhormon, 30, 103
Küssen, 123, 126, 127, 128

L

Labioplastie, 89
Langsamkeit beim Sex, 107–109
Laser-Vaginalverjüngung (LVR), 89
Last-Minute-Rettungsmethoden, 95

Laya Spot (Vibrator), 225
Lebensphasen, 14, 38, 189–209
Lecken, 128
Leiblum, Sandra, 24, 37, 104
„Lesbisch bis zum Studienabschluss" (LUG), 184
„Lesbischer Bettentod", 40
Libido. *Siehe* Verlangen; Sextrieb
Liebhaber, auswählen, 17
Lineal, 176
Lingam, 87
Löffelstellung, 141, 150–151
Lotionen, 33
Lubrikation, 24, 33, 103, 104, 166, 167
Lust. *Siehe* Verlangen
Lust-Basiswert, 30, 31, 32, 34, 36
Lustmangel, 37–38. *Siehe* Lust-Basiswerte

M

Machtspiele, 175
Madonna, 17, 183
„Mami-Faktor", der, 201
Manipulation, 12
Mann-oben-Stellung, 141, 146–147
Männer
    Erektionen und, 21–23
    Erregung bei, 24, 40, 41, 43–44, 67
    jüngere, 206, 209
    Orgasmen von, 41, 46, 51, 54, 61–65
    Verlangen von, 21–23, 24, 30, 40
    Zahl der Sexpartner und, 22
Männlicher G-Punkt, 77
Männliches Ego, 12
Manuelle Stimulation, 53, 54, 61, 167, 226
Massage, erotische, 78–79
Masters, William, 24, 52, 65, 117
Masturbation, 81, 103–104, 201, 220
    bis zum Orgasmus, 51, 53–54
    gemeinsame, 82–83
    Männer und, 61
    sexuelle Selbstbestimmtheit und, 12
Medikamente, 38
Menopause, 12, 30, 99
Menstruationszyklen, 41
Missionarsstellung, 141, 146–147
Monogamie, 11, 12, 27, 114
Monroe, Marilyn, 17
Moral, 12
Multiple Orgasmen, 49, 54, 57

Multiple Partner, 21–23, 185–186
Musick, Kelly, 32
Mutterschaft, 201

N

NBE. *Siehe* Neue Beziehungs-Euphorie (NBE)
Nervi erigentes, 44
Nervus pudendus, 44 *Siehe auch* Schamnerv
Nervus terminales, 47
Nervus vagus, 44, 49, 52. *Siehe auch* Vagus
Neue Beziehungs-Euphorie (NBE), 30, 32, 34–36, 40, 100, 218
New Devil in Miss Jones, The, 220
Nin, Anaïs, 14, 17
Nippel, 63, 65, 76, 77, 103, 172
Nippelklammern, 119, 230, 231–232
Noradrenalin, 30
Nymphomanie, 27, 113

O

O-Schleife. *Siehe* Orgasmus-Schleife
Ogden, Gina, 52, 67, 184
OhMiBod (Vibrator), 226
Ohren, 76, 77
Online betrügen, 186
Online-Pornos, 187
Onlinechat, 186, 187
Operationale Intelligenz, 29
Orale Stimulation, 54
Oralsex, 119, 120, 131–139. *Siehe auch* Cunnilingus
Orgasmen, 17, 19, 24, 27, 41, 49–59, 110, 121, 192
    bei Frauen, 41, 46, 51, 53–54, 61–65, 172
    bei Männern, 41, 46, 51, 54, 61–65
    beim Stillen, 103
    Einzel-, 49, 57
    erweiterte Orgasmen, 54
    Erweiterung, Definition von, 51
    extragenitale Orgasmen, 53
    Ganzkörper-, 49, 54
    gemischte multiple Orgasmen, 57
    gemischte Orgasmen, 53, 57
    größere, 54
    klitorale Orgasmen, 51, 52, 53, 54, 58
    Masturbation zu, 51
    multiple Orgasmen, 49, 54, 57
    ohne Genitalstimulation, 67–68
    Perineum-, 62

plastische Chirurgie und, 88
Refraktärphase, 54
sequenzielle multiple Orgasmen, 57
serielle multiple Orgasmen, 57
sexuelle Selbstbestimmtheit und, 11–12
spontane, 53
Typologie weiblicher, 53–54
vaginale Orgasmen, 51, 52, 53, 54
Vergleich männlicher und weiblicher, 61–65
verlängerte Orgasmen, 49, 54, 82–83
vortäuschen, 100
zusammengesetzte Einzel-, 57
Orgasmen ohne Genitalstimulation, 67–68
Orgasmus-Schleife, 49, 53–54, 63, 67–71, 68, 163
O'Rourke, Meghan, 192
Östliche Liebeskunst, 54
Östrogen, 30, 32, 103
Oxytocin, 30, 32, 103, 110

P

P-Zone, 77
Paar-Vibratorspiele, 226
Paddles, 172, 176
Paget, Lou, 81, 135
Palace, Eileen, 67, 67–68
Partner, 183–187
    multiple, 120, 185–186
    virtuelle, 187
    Zahl der, 22–23
PC-Anspannung. *Siehe* Pubococcygeus-(PC-)Muskel
PC-Lustübung, 58
PC-Muskel. *Siehe* Pubococcygeus-(PC-)Muskel
PEA. *Siehe* Phenylethylamin (PEA)
Peitschen, 119, 172, 173
Perlen (an Vibrator), 225
Penis, 21, 40, 61, 65, 77, 90, 93. *Siehe auch* Fellatio
    Erektionen, 21, 40, 95
    Form des, 93
    Größe des, 90, 93
    Küssen des, 96
    Penisangst, 90, 93
    Schlaffheit des, 93
    Steifheit des, 93, 95
    Verehrung des, 87–88, 137, 139
Penisangst, 90, 93
Penisringe, 193, 225, 226
Perineum, 61, 62, 64, 77, 137

Perineum-Orgasmen, 62
Persönlichkeitsstörung, 27
Pfannenwender, 172, 176
Phasen
    Bindungsphasen, 197–203
    frühe Phasen, 191–195
    Lebensphasen, 99–111
    mittlere und späte Phasen, 205–209
Phenylethylamin (PEA), 30
Pheromone, 47
Pinzetten-Klemmen, 231
Plastische Chirurgie, 88
Plateauphase, 24
Pocket Rocket (Vibrator), 224, 226
Polyamory, 120, 185–186, 186
Pornografie, 119, 165, 187, 220–221. *Siehe auch* Erotica
Postorgastische Kontraktionen, 49
Privatsache, 235–242
Probleme im Sexleben, 213, 218
Prostata, 80
Pubococcygeus-(PC-)Muskel, 49, 51, 53, 57–58, 63, 67–68, 71, 95

Q

Querschnittlähmung, 52. *Siehe auch* Rückenmarks-Schädigung
Quickies, 201

R

R-Linie, 77
Rabbit (Vibrator), 225
Raphe, 77
Re-Virginalisierung, 89
Reden, 128
Refraktärphase, 54
Reich, Wilhelm, 51
Reitstellung, 65, 141, 142–145, 163
Risiken eingehen, 35
Rohrstock, 176
Rollenspiele, 172, 175. *Siehe auch* SM
Romance, 220
Ross, Carlin, 193
Royalle, Candida, 17
Rubbeln, 51
Rückenmarksschädigung, 49, 51, 52
Runderneuerung, 104

S

Sadomasochismus. *Siehe* SM
Safer Sex, 12, 173
Schals, 175
Schambehaarung, 89
Schamlippen, 43, 51, 61, 77, 89
Scheidung, 206
Schenkel, 76, 77
Schlaf, 105
Schläfen, 77
Schlagen, 172
„Schlampe", 113
Schließmuskel, 49
Schlucken, 137
Schmerz-Spiele, 172
Schmetterlingsklemmen, 231
Schnellsex, 198
Schwangerschaft, 12, 102
Second Life, 187
Seile, 172
Seitlich (Stellung), 141, 150–151
Selbstbestimmtheit. *Siehe* Sexuelle Selbstbestimmtheit
Selbstbild, 88
Selbstwert, 88
Sensitivität steigern, 33
Sequenzielle multiple Orgasmen, 57
Serielle Monogamie, 27, 185
Serielle multiple Orgasmen, 57
Sex, altern und, 206
Sex and the City, 17
Sex, Häufigkeit von, 25, 41
Sex zwecks Empfängnis, 199. *Siehe auch* Zeugungs-Sex
Sex-Coaching. *Siehe* Coaching
Sexercises, 105
Sexgöttinnen, 194
Sexhilfen, 220–221
Sexnervensystem, 44, 47
Sexspiel, 128. *Siehe auch* Vorspiel
Sexspielzeuge, 166, 172, 220, 223–232.
Sextoys, 166, 172, 220, 223–232.
Sexualerziehung, 218
Sexualinformations- und Erziehungsbeirat der USA (SIECUS), 184
Sexualität, 17
    im Lauf des Lebens, 99–111
    Fortpflanzung und, 102–103
    Pathologisierung der weiblichen, 113–117
    Übermedikamentierung der, 117
Sexualität und Physis, 73–117

Sexualverhalten, 119–187
Sexualtherapie, 37, 121
Sexuelle Befriedigung, 25
Sexuelle Chemie, 23–25, 123
Sexuelle Dysfunktion. *Siehe* weibliche sexuelle
    Dysfunktion (FSD)
Sexuelle Energie, 68, 71
Sexuelle Fähigkeiten, grundlegende, 121
Sexuelle Gewohnheiten, 35
Sexuelle Orientierung, 12, 120
    Erregung und, 43
Sexuelle Phasen, 189–209. *Siehe auch* Phasen
Sexuelle Reaktionen, 17, 19
Sexuelle Reaktionszyklen bei Frauen, 24
Sexuelle Selbstbestimmtheit, 11–17
    Aspekte der, 14
    Vorbilder, 17
Sexuelle Variationen
    Partner, 183–187
    Sexspiele, 169–181
Sexueller Zenit, 12
Sexuelles Verlangen. *Siehe* Verlangen
Sextechniken, 12, 17, 54, 121, 198, 199, 200.
    Siehe auch spezifische Techniken
Sextrieb. *Siehe auch* Verlangen
    Genetik und, 114
    nachlassender, 100
    starker, 114
Sexwoche, 214, 216
Sexy Kniebeuge (Übung), 105
Shortbus, 220
siebentes Jahr, das verflixte, 32
Singles, 191
Sitz, der (Übung), 105
Sitzender Lebensstil, 100
Skrotum, 77
SM, 120, 169, 170–177
Spanking, 172, 176–177
Spears, Britney, 183, 184
Spiele, 172
Spielregeln, 12
Spontane Orgasmen, 53
Spontanes Verlangen, 14, 21–23, 32, 37, 40
Sprinkle, Annie, 67
„Squirter", 80
Staatl. Zentr. f. Gesundheitsstatistik *(National Center for Health Statistics)*, 22
STD. *Siehe* Geschlechtskrankheiten
Stellungen, 141–163

Alternative zum Analverkehr, 149
Doggy-Style-Stellung, 141, 148–149
Frau-oben-Stellung, 141, 142–145, 146–147
im Sitzen, 141, 152–155
im Stehen, 141, 156, 160–161
Löffelchenstellung, 141, 150–151
Mann-oben-Stellung, 141
Missionarsstellung, 141, 146–147
seitlich, 141, 150–151
tantrische Stellungen, 155
von hinten, 141, 148–149, 167
Yab-Yum-Stellung, 154–155
Stepp, Laura Sessions, 192
Stereotypen, 27
Stillen, Sexuelle Erregung beim, 103
Stimulation, 51, 53, 54, 61. *Siehe auch* G-Punkt
    klitorale Stimulation, 54, 71
    manuelle Stimulation, 53, 54, 61, 167, 226
    vaginale Stimulation, 54
    Wechselreize (alternierende Stimulation), 64
Stockham, Alice Bunker, 200
Stoffe, 33
Stopp-Start, 64
Stöße, Kontrolle der, 64–65
Stress, 38
Stressbedingte Inkontinenz, 89
Swingen, 185–186

T

Talking Head (Vibrator), 226
Tantra, 54, 68, 155, 200
Tantrische Atmung, 68
Tantrische Stellungen, 155
Taoismus, 87, 200
Technik vs. Intimität, 121
Testosteron, 30, 32, 38, 41, 103
Testosteronsalbe, 38
Three Daughters, 220
Trauma, 14

U

Übung, 35, 105
    Kegelübungen, 49, 52, 57–58, 90, 105, 201
    PC-Lustübung, 58
    Sexübungen, 105
Umschnall-Vibratoren, 224, 226
Umschnalldildos, 229
Unbefriedigt sein, 27, 40–41. *Siehe auch*

weibliche sexuelle Dysfunktion
Unfruchtbarkeit, 12, 102, 173
Unterbauchnerv, 44
Unterdrückte Wut, 100
Unterwerfung. *Siehe* SM
Untreue, 12, 27, 186, 206
Urbane Kultur, 189
Uterus, 44, 49, 52

V

Vagina, 44, 49, 51, 52, 53, 54, 75
    Blutandrang auf die, 103
    Elastizität der, 103
    Hygiene der, 88–89
    Lubrikation der, 103
    Vagina-Angst, 88–89
    vaginale Orgasmen, 51, 52, 53, 54
    vaginale Stimulation, 54
    Vaginaplastie, 52, 89, 90
    Verkümmern der, 103
    Wachsen der, 89
Vaginaangst, 88–89
Vaginale Orgasmen, 51, 52, 53, 54
Vaginale Stimulation, 54
Vaginaplastie, 52, 89, 90
Vagus, 44, 49, 52. *Siehe auch* Nervus vagus
Verlangen, 12, 19, 21–27, 38, 110. *Siehe auch* Desire Curves; Lust-Basiswert; Sextrieb
    altern und, 103
    bei Männern, 24, 40
    bei Frauen, 40
    erweckbares, 14, 21–23
    definieren, 24–25
    niedriges, 103–105
    spontanes, 14, 21–23, 32, 37, 40
    steigern, 33, 106
    überdenken, 25
    unbefriedigt sein, 27, 40–41
    Verlust des, 25
    Wissenschaft vom, 29–41
Verlängerte Orgasmen, 49, 54
Verletzlichkeit, 14
Verliebtheit, 30. *Siehe auch* Neue Beziehungs-Euphorie (NBE)
Viagra, 117
Vibratoren, 33, 51, 76, 103, 105, 163, 166, 193, 201, 220, 223–226
Virtuelle Partner, 186, 187
Von hinten (Stellung), 141, 148–149, 167
Vorspiel, 43, 105, 119, 120, 123–128, 177. *Siehe auch* Sexspiel
Vulva, 51

W

Wärmebildgebung, 44
Wasser, 51
Water Dancer (Vibrator), 224
Webcams, 186
Wechseln der Stimuli, 65
Weibliche Ejakulation, 80
Weibliche sexuelle Dysfunktion (FSD), 25, 27, 117, 213. *Siehe auch* unbefriedigt sein
Whipple, Beverly, 44, 49, 52, 58, 76
Willis-Abonowitz, Nona, 192
Wise, Nan, 29, 32, 35, 40, 117
Wut, 38, 100

Y

Yab-Yum-Stellung, 154–155
Yoga, 35
Yohimbin, 106
Yoni, 87

Z

Zervix, 44, 52, 53
Zestra, 33, 106
Zeugungs-Sex, 14. *Siehe auch Sex zwecks Empfängnis*
Zuneigung, 30, 32
„Zuneigungs-Grippe", 32
Zunge, 166
Züngelkunst, 133
Zungenfertigkeit, besondere, 133
Zungenkuss, 127
Zusammengesetzte Einzelorgasmen, 57